Nachtigall / Heilman **Östrogen**

Prof. Dr. med. Lila Nachtigall
Joan R. Heilman

Östrogen

Für Jugendlichkeit und sexuelle Vitalität
Gegen Depressionen und Osteoporose

IRISIANA

IRISIANA

Die amerikanische Originalausgabe erschien unter dem Titel
»ESTROGEN. A Complete Guide to Menopause and Hormone
Replacement Therapy. Third Edition, Thoroughly Updated«
bei Harper Collins, NY

Die Deutsche Bibliothek – CIP-Einheitsaufnahme
Nachtigall, Lila:
Östrogen : für Jugendlichkeit und sexuelle Vitalität, gegen Depressionen
und Osteoporose / Lila Nachtigall ; Joan R. Heilman. Aus dem Amerikan.
übersetzt und bearbeitet von Ulla Schuler. – Aktualisierte Neuausg. –
Kreuzlingen ; München :
Hugendubel, 2002
(Irisiana)
Einheitssacht.: Östrogen <dt.>
ISBN 3-7205-2365-9

Umschlaggestaltung: Zembsch'Werkstatt, München
Produktion: Maximiliane Seidl
Satz: EDV-Fotosatz Huber / Verlagsservice G. Pfeifer, Germering
Druck und Bindung: GGP Media, Pößneck
Printed in Germany

ISBN 3-7205-2365-9

Inhalt

Vorwort

Mit dem Entschluss, dieses Buch zur Hand zu nehmen, haben Sie zugleich die begrüßenswerte Entscheidung getroffen, den vor ihnen liegenden Lebensjahrzehnten ungetrübte Daseinsfreude abzugewinnen. Sie haben sich dafür entschieden, sich selbst Klarheit zu verschaffen über die segensreichen Wirkungen einer *richtigen Östrogen-Gestagen-Behandlung*, wegen der es ja in der Vergangenheit immer wieder verwirrende Diskussionen und verunsichernde Befürchtungen gegeben hat.

Ich gehe davon aus, dass Sie – die Leserin dieses Buches – jetzt oder in Zukunft vom Problem der so genannten Wechseljahre betroffen sind oder sein werden. Doch auch ein männlicher Leser wird dieses Buch nicht ohne Gewinn studieren – schenkt es ihm doch Verständnis für eine entscheidende Lebensphase seiner Partnerin und nicht zuletzt die beglückende Erkenntnis, dass eine Frau auch jenseits der Menopause eine uneingeschränkt aktive und attraktive Gefährtin sein kann.

Die erfreulicherweise immer höher werdende Lebenserwartung in den westlichen Industrieländern hat auch die Folge, dass ein Großteil aller Frauen etwa ein Drittel ihres Lebens jenseits des Stadiums der Geschlechtsreife und Fortpflanzungsfähigkeit verbringen können. Während vor rund hundert Jahren die mittlere Lebenserwartung der Frau bei nur vierzig Jahren lag, reicht sie heute fast bis ins achte Jahrzehnt. Der Wunsch und die Notwendigkeit, auch diese gleichsam dazu gewonnene zweite Lebenshälfte aktiv und gesund genießen zu können, impliziert eine Reihe von sozialen und medizinischen Forderungen, wie sie sich vor einigen Jahrzehnten noch nicht so deutlich gestellt hatten.

Im Unterschied zum Mann beenden bei der Frau die Keimdrüsen im Klimakterium ihre Tätigkeit und leiten damit auf entscheidende

Weise den natürlichen Alterungsprozess ein, der ja gerade durch das Fehlen der Keimdrüsenhormone charakterisiert ist. Dieses Defizit ist die Ursache für viele unangenehme Beschwerden, die ab dem Alter von etwa fünfundvierzig Jahren die Lebensqualität zahlreicher Frauen spürbar herabsetzen.

Neben den bekannten Hitzewallungen und Schweißausnbrüche sind es vor allem psychische Veränderungen, unter denen klimakterische Frauen erheblich zu leiden haben: Leistungsabfall, depressive Verstimmungen, nicht zuletzt die Unlust am sexuellen Leben charakterisieren dieses Zustandsbild.

Es ist für den behandelnden Arzt eindrucksvoll, beobachten zu können, wie durch die Zufuhr jener Hormone, die dem Körper fehlen, da die Eierstöcke nicht mehr aktiv sind, beinahe über Nacht diese Beschwerden beseitigt und positive Wandlungen im Befinden der »leidenden« Patientin bewirkt werden.

Obwohl selbstverständlich nicht durchwegs alle Beschwerden, die im Laufe des Alters auftreten, auf einen Hormonmangel zurückzuführen sind, bleibt doch eine ganze Anzahl von Symptomen übrig, die schließlich durch den Ersatz fehlender Hormone wieder beseitigt werden können.

Auf anschauliche Weise beschreibt die führende New Yorker Gynäkologin und Endokrinologin Professor LILA NACHTIGALL in ihrem Buch das facettenreiche Bild all jener Symptome, die im Klimakterium auftreten und tatsächlich durch einen Hormonmangel bedingt sind. Vor allem weist die Autorin aber auf jenen Aspekt hin, der infolge einer weiten Verunsicherung in der Bevölkerung immer noch ein Problem ist, nämlich auf die Frage nach Nutzen und Schaden von Östrogengaben. Sie bestätigt die Tatsache, dass die *Vorteile* einer Hormonbehandlung um vieles die Nachteile überwiegen. Die bei der Behandlung menopausaler Beschwerden verwendeten *Östrogene* sind – im Unterschied zur »Pille« – natürliche Hormone, wie sie die Eierstöcke von der Geschlechtsreife an selbst bilden. Durch die so genannte Substitutionstherapie werden diese körpereigenen Substanzen von jenem Zeitpunkt an der Frau zugeführt, von dem an durch den Ausfall der Eierstöcke ein spürbares Defizit entsteht.

Die Hormonbehandlung schafft damit wieder jene natürlichen Verhältnisse im Körper, die normalerweise mit dem Klimakterium erloschen sind. Durch die gleichzeitige Zufuhr eines Gestagens als Ersatz für das Gelbkörperhormon *Progesteron* – das ja im Klimakterium ebenfalls fehlt – wird außerdem die Gefahr, dass die so behandelte Frau an einem Genitalkarzinom erkrankt, eindeutig reduziert. Viele Untersuchungen haben bewiesen, dass eine unbehandelte Patientin einem höheren Risiko, beispielsweise an einem Gebärmutterkrebs zu erkranken, ausgesetzt ist als Frauen, die sich nach der Menopause einer kombinierten Östrogen-Gestagen-Behandlung unterziehen.

Die in diesem Buch vorgestellte Östrogen-Gestagen-Substitution hat nicht nur den Vorteil, die augenblicklichen Beschwerden der Wechseljahre zu lindern, sondern gewinnt eine zusätzliche, vorbeugende Dimension:

Nach dem fünfzigsten Lebensjahr steigt bei den Frauen – wieder im Unterschied zu den Männern – die Gefahr eines Knochenbruches um das Zehnfache an! Bei 26 Prozent aller Frauen im Alter von sechzig Jahren sowie bei 50 Prozent aller Fünfundsiebzigjährigen müssen in der Wirbelsäule Bruchstellen diagnostiziert werden. Die berüchtigten und manchmal lebensgefährlichen Oberschenkelhalsfrakturen treten in 97 Prozent der Fälle nach dem fünfundsechzigsten Lebensjahr auf. Allein in der Bundesrepublik Deutschland erleiden jährlich 30000 Frauen einen solchen Knochenbruch, und davon sterben 15 Prozent an dieser Fraktur.

Die Kostenaufwendungen der Krankenversicherungsträger für die Folgen dieser postmenopausalen *Osteoporose* belaufen sich – um bei dem deutschen Zahlenbeispiel zu bleiben – auf etwa 100000 Millionen Euro pro Jahr. Obwohl das Entstehen der Osteoporose noch nicht mit letzter Genauigkeit geklärt ist, steht doch eines fest: Die gefürchtete Brüchigkeit der Knochen bei Frauen nach der Menopause kann durch die Anwendung von Östrogenen weitgehend verhindert werden. Allerdings – und auch darauf geht die Autorin dieses Buches ein – ist es wichtig, bereits frühzeitig Östrogene zu nehmen, ehe die Symptome der Osteoporose das Leben erschweren und die bis zur

Brüchigkeit gehende Veränderung der Knochensubstanz irreparabel ist. Dann ist es leider auch für eine Hormonbehandlung zu spät.

Die im vorigen Absatz genannten statistischen Zahlen unterstreichen nicht nur den persönlichen, sondern auch den sozialmedizinischen Aspekt dieser neuen Volkskrankheit, die durch Hormonmangel ausgelöst und durch eine entsprechende Therapie leicht verhindert werden kann.

Zu den angesprochenen und zahlreichen weiteren Wechseljahresproblemen gibt das Buch von Frau Professor NACHTIGALL Auskünfte, Ratschläge, Detailinformationen und verständliche, praktikable Anleitungen. Es schafft endlich Klarheit, räumt mit Vorurteilen und unbegründeten Vorbehalten auf und weist den Weg zu in vieler Hinsicht hilfreichen Maßnahmen. Es lässt keine Zweifel an den positiven Wirkungen einer sinnvollen und unbedenklichen Östrogensubstitutionstherapie – und gehört schon deshalb in die Hand jeder Frau über Vierzig.

Natürlich kann ich Ihnen – wenn ich Ihnen dieses Buch empfehle – keinen ewig währenden Jungbrunnen versprechen, aber immerhin eine entscheidende Verbesserung der persönlichen Lebensqualität. Und das ist doch schon etwas!

Universitätsklinik für Frauenheilkunde, Wien
Prof. Dr. Dr. med. Johannes Huber

1 Östrogen: ja oder nein?

Wenn Sie verunsichert sind und sich fragen, ob Sie nach den Wechseljahren wirklich Östrogen brauchen und ob es unbedenklich ist, stehen Sie keineswegs allein da. Das Thema Hormonsubstitution verwirrt heute viele Frauen. Es irritiert sogar eine große Zahl von Ärzten.

Kann der Mangel an Östrogen tatsächlich für die meisten kleineren Beschwerden und die ausgeprägten gesundheitlichen Probleme der Menopause verantwortlich gemacht werden? Ist die Hormonsubstitutionstherapie (HST) die einzige Möglichkeit, Ihre Knochen vor den verheerenden Folgen der Osteoporose zu schützen? Kann sie allein Ihnen ein erfülltes Geschlechtsleben bewahren? Kann sie Ihre Arterien jung und gesund erhalten? Haben die Frauen, die sich zu einer HST entschließen, eine signifikant höhere Lebenserwartung als nicht behandelte Frauen? Verhindert die Hormonsubstitution die hartnäckigen Scheiden- und Harnwegsinfektionen? Bewirkt sie, dass Ihre Haut jünger und straffer bleibt? Ist sie die beste Methode, Sie von Hitzewallungen, Schlaflosigkeit, unangenehmen Hautempfindungen und weiteren lästigen Symptomen der Menopause zu befreien?

Selbst wenn alle diese Fragen mit einem *Ja* beantwortet werden können – und müssen, denn es trifft für alle diese Fragen zu –, selbst wenn Östrogen alle diese Wunderdinge bewirkt: Ist es das wert? Ist es sicher? Oder kann es vielleicht Krebs oder andere schlimme Krankheiten erzeugen? Sollen Sie etwa Medikamente einnehmen, die nicht unbedingt notwendig sind? Geht es vielleicht auch ohne? Mit anderen Worten: Sollen Sie Östrogen nehmen oder die Finger davon lassen?

Dieses Buch wird Sie mit dem allerneuesten, aktuellsten Wissen vertraut machen, das derzeit zum Thema *Hormonsubstitutionstherapie* (HST) abrufbar ist – was sie bei Ihnen bewirken kann und was nicht. Es informiert Sie über die Vorteile, die Nebenwirkungen und mögliche Probleme dieser Therapie. Für den Fall, dass Sie sich gegen eine solche Therapie entscheiden, finden Sie Kompromisslösungen und naturgemäße oder andere Alternativen. Sie werden sich über neue, nicht hormonelle Medikamente informieren können, die Knochensubstanz aufbauen und Osteoporose verhüten. Und Sie werden etwas über Hormone erfahren, die in einigen Regionen des Körpers als Antiöstrogene, in anderen hingegen wie Östrogen wirken. Sie können also die segensreichen Wirkungen dieser Substanzen miteinander vergleichen.

Besonders wichtig ist, dass Sie die Fakten über die Menopause erfahren und dann wissen, was in Ihrem Körper vor sich geht, wenn die Hauptquelle Ihrer weiblichen Hormone versiegt.

Wenn Sie alle Fakten kennen, können Sie Ihre eigene Entscheidung treffen, ob eine Hormonbehandlung für Sie richtig ist oder ob Sie lieber davon Abstand nehmen wollen.

Die sachgemäße, sichere Behandlung mit Östrogen

Dieses Buch klärt Sie darüber auf, *wie* Östrogen anzuwenden ist – sofern Sie es nehmen sollen und wollen –, sodass Sie sich nicht wegen Ihrer künftigen Gesundheit sorgen müssen. Die Hormonsubstitutionstherapie hat sich in den vergangenen Jahren radikal gewandelt. Heute ist sie sicher. Tatsächlich ist sie mehr als das. Bei richtiger Anwendung – nämlich kombiniert mit Progesteron, dem zweiten wichtigen weiblichen Hormon – erhöht Östrogen *keineswegs* Ihr Risiko, an Gebärmutterkrebs zu erkranken. Vielmehr *schützt* es Sie sogar davor. Es mindert Ihr Risiko, ein Herzleiden zu bekommen, um 50 Prozent und beugt der Osteoporose, der gefährlichen Knochenbrüchigkeit vor. Alles weist darauf hin, dass Östrogen die Entwicklung der Alzheimer-Krankheit verzögert oder verhindert und der altersbedingten Gedächtnisschwäche gegensteuert. Es kann der Makuladegeneration vorbeugen, einer Erkrankung der Netzhaut des Auges, die zu Erblindung führt und die Entstehung eines grauen Stars, der so genannten Katarakt, fördert. Außerdem sind die profiliertesten Fachleute auf diesem Gebiet überzeugt, dass die HST Ihr Risiko, an Brustkrebs zu erkranken, *nicht* erhöht.

Die Kompetenz der Autorin

Als Ärztin konsultieren mich jahraus, jahrein Tausende klimakterischer Frauen, aber auch jüngere Frauen mit hormonabhängigen Störungen. Als Wissenschaftlerin hatte ich in den vergangenen drei Jahrzehnten praktisch mit jeder neuen wissenschaftlichen Entwicklung auf dem Gebiet der Hormonsubstitution zu tun.

Ich bin Endokrinologin mit dem Spezialgebiet der weiblichen Hormone. Am weltweit bekannten, angesehenen Zentrum für Medizin der New Yorker Universität lehre ich Geburtshilfe und Frauenheilkunde, und ich bin Direktorin des Frauengesundheitsprogramms am Zentrum für Medizin der Universität von New York. 25 Jahre lang war ich Leiterin des Fachbereichs Gynäkologische Endokrinologie des Goldwater Memorial Hospital, wo ich das wissenschaftliche Team leitete, das die erste Langzeitstudie (eine sogenannte Prospektivstudie) über die Wirkungen der Hormonsubstitutionstherapie (HST) auf die Gesundheit von Frauen durchführte.

Dies bedeutet nun nicht, dass ich alles über Östrogen weiß, aber es besagt schon, dass ich wahrscheinlich alles darüber weiß, was man derzeit darüber wissen *kann.* Und dieses Wissen möchten meine Mitautorin Joan R. Heilman, eine renommierte Autorin für Gesundheitsthemen, und ich mit Ihnen teilen.

Vorab möchten wir noch klarstellen, dass wir von keinem Pharmahersteller abhängig sind und selbstverständlich nichts an irgendeinem der genannten Medikamente verdienen. Alles, was Sie hier erfahren, ist aus wissenschaftlicher Sicht so seriös und unparteiisch wie nur möglich.

Ist die Angst vor Östrogen berechtigt?

Sowohl Ärzte als auch Patientinnen suchen mich, die Spezialistin für weibliche Hormone auf, um sich über die Menopause und über Östrogen zu informieren. Kein Tag vergeht, an dem ich nicht mindestens fünfmal meinen Standpunkt in Bezug auf die Hormonsubstitutionstherapie (HST) erklären muss.

Jede Woche begegnen mir Frauen, die sich verzweifelt und elend fühlen, weil ihre Menopausensymptome und die körperlichen Veränderungen so unerträglich sind, dass sie nicht normal leben können. Freunde und Verwandte jedoch bedrängen sie, nur ja kein Östrogen zu nehmen – »sonst bekommst du Krebs!« –, und sogar mancher Arzt kann diesen Frauen ihre Fragen nicht beantworten.

Nehmen wir zum Beispiel Frau G.: Als sie mich sechs Monate nach ihrer Menopause zum ersten Mal konsultierte, hatte sie tagsüber und nachts regelmäßig dreißig bis vierzig Hitzewallungen, nach denen sie immer klatschnass war. Sie litt unter schweren Schlafstörungen, konnte keine Nacht durchschlafen. Sie bekam beängstigende Anfälle von Herzklopfen. Und da ihre Menopause früh, nämlich mit 41 Jahren eingetreten war und sie einen zarten Knochenbau hatte, war ihr Risiko, an Osteoporose (Knochenbrüchigkeit) zu erkranken, groß. Außerdem bestand bei ihr eine erhöhte Wahrscheinlichkeit, dass sie eine koronare Herzkrankheit bekommen und mit Fünfundfünfzig oder Sechzig keinen normalen Geschlechtsverkehr mehr haben könnte, weil dieser zu schmerzhaft sein würde.

Doch Frau G. hatte furchtbare Angst vor Östrogen. »O nein«, wehrte sie heftig ab, »das will ich nicht nehmen. Davon kriegt man Krebs.«

Sie wusste freilich nicht, dass sie bei richtiger Östrogeneinnahme *weniger* krebsgefährdet sein würde als bisher. Bei Frauen, die eine HST durchführen, ist die Häufigkeit des Gebärmutterkrebses signifikant *geringer*, während die Häufigkeit des Brustkrebses unbeeinflusst bleibt. Mehr noch: einer neuen Studie der Amerikanischen Krebsgesellschaft zufolge wird bei Frauen unter HST das Risiko, an einem lebensgefährlichen Kolonkarzinom zu erkranken, ebenfalls gesenkt.

Im Durchschnitt haben Frauen unter HST eine signifikant längere Lebenserwartung als andere Frauen. Außerdem haben sie gesündere Arterien, einen niedrigeren Cholesterinspiegel, einen höheren HDL-Wert (high density lipoprotein, die gesunden Blutfette) und bekommen seltener einen Herzinfarkt oder Schlaganfall. Möglicherweise sind sie auch besser imstande, potentiell gefährliche Blutgerinnsel aufzulösen.

Heute dürfen viel mehr Frauen Östrogen nehmen

Sogar Frauen, bei denen Östrogengaben bisher zu riskant waren, weil sie bestehende pathologische Zustände, wie Erkrankungen der Gallenblase und der Leber, eine bestimmte Form des Bluthochdrucks sowie Blutgerinnungsstörungen, verschlimmern konnten, dürfen jetzt unbedenklich Östrogen nehmen. Dies wird ermöglicht, weil die potentiell ungünstige Wirkung einer Einnahme von Östrogen in Tablettenform auf diese Zustände ausgeschlossen werden kann, indem man das Östrogen als Hautpflaster oder neuerdings als Gel oder Dosiergel zum Einreiben in die Haut anwendet, aus dem das Hormon über die Haut in den Blutkreislauf geschleust wird – unter Umgehung der Verdauungsorgane.

Somit bleibt nur eine kleine Zahl von Frauen übrig, die das Hormon noch immer nicht gefahrlos nehmen können – Frauen, die einen östrogenabhängigen Brustkrebs in ihrer Krankengeschichte aufweisen.

Hören Sie auf, sich zu ängstigen

Die Experten – und ich darf mich zu ihnen rechnen – sind sich heute einig, dass Frauen, falls nötig, nach der Menopause unbedingt Östrogen nehmen und sich auf keinen Fall darüber beunruhigen sollten. Falls Ihre Symptome und körperlichen Veränderungen Sie hindern, ein normales Leben zu führen, dann lassen Sie sich nicht durch Ängste oder Freundinnen davon abbringen, sich einer HST zu unterziehen. Sofern Sie sich an die hier ausgeführten Richtlinien halten, wird die Therapie Ihnen nicht schaden, sondern Ihren Gesundheitszustand und Ihre Lebensqualität grundlegend verbessern.

Nicht jede Frau benötigt eine HST

Die Tatsache, dass die Hormonsubstitutionstherapie heute praktisch für jede Frau sicher ist, bedeutet nicht, dass jede Frau nach der Menopause Hormone nehmen muss. Viele Frauen brauchen sie nicht. Manche wollen keine Hormone anwenden, obwohl es angebracht wäre. Und andere kommen ohne aus, vielleicht weil ihnen eine der in diesem Buch erläuterten anderen Möglichkeiten hilft. Viele Frauen benötigen nur eine vorübergehende Unterstützung durch Östrogen, bis sich ihr Organismus auf die veränderten Hormonspiegel der Postmenopause umgestellt hat. Bei anderen ist vielleicht eine mehrjährige, womöglich sogar lebenslange Hormonsubstitution angezeigt, wenn sie den Rest ihres Lebens fit und gesund zubringen wollen.

Frau G., von der bereits die Rede war, ist ein gutes Beispiel für eine Frau, die wahrscheinlich einer langfristigen Hormonsubstitution bedarf, weil sie ein hohes Risiko hat, an besonders schweren Folgen eines Östrogenmangels zu erkranken. Aufgrund ihres leichten Knochenbaus, der vorzeitigen Menopause und der Krankengeschichte ihrer Familie ist sie stark gefährdet, eine Osteoporose, ein Herzleiden und schwere sexuelle Probleme zu bekommen. Dies alles ließe sich durch ergänzende Östrogengaben ohne Gefahr verhüten.

Eine andere meiner Patientinnen, Frau J., die kräftige Knochen hat und in deren Familie weder Herzkrankheiten noch Makuladegeneration noch Alzheimer–Krankheit vorkommen, musste bloß ein paar Jahre lang Hormone nehmen, bis ihre Hitzewallungen und die Schlafstörungen überstanden waren. Danach kam sie sehr gut zurecht, wenn sie gelegentlich eine östrogenhaltige Creme für die Scheide benutzte (eine lokale Form der HST), die ihr eine unbehinderte sexuelle Aktivität ermöglichte.

Frau F. wiederum entschied sich gegen jegliche Anwendung von Hormonen. Bei ihr waren die Hitzewallungen so geringfügig, dass sie kaum etwas davon wahrnahm. Sie hatte ihre Menopause mit 59 Jahren, und das bedeutet, dass sie nicht so bald Symptome einer Osteoporose oder ein Herzleiden bekommen wird. Da sie überdies verwitwet ist und ohne Sexualpartner lebt, macht sie sich um ihre Kohabitationsfähigkeit keine Sorgen.

Für wen kommt die HST in Frage?

Wenn es Ihnen und dem betreuenden Arzt nicht gelingt, die nachstehend erläuterten Probleme in den Griff zu bekommen, sollten Sie sich über eine Hormonsubstitution ernsthaft Gedanken machen.

Ausgeprägte Symptomatik

Ungefähr 75 Prozent der Frauen leiden mindestens ein oder zwei Jahre, manche viel länger, unter Wechseljahresbeschwerden, als da sind Hitzewallungen, schlaflose Nächte, unangenehme Hautempfindungen, Stimmungsschwankungen und Herzklopfen. Bei manchen Frauen sind diese Symptome belanglos, bei anderen erträglich. Vielen Frauen jedoch machen sie das Leben zur Hölle.

Sollten Sie so ausgeprägte Menopausensymptome haben, dass ihre ganze Lebensweise beeinträchtigt ist, dann rate ich Ihnen, etwas dagegen zu unternehmen. Es ist sinnlos zu leiden, nur weil Sie meinen, es gäbe keine sichere Alternative, während Ihnen in Wirklichkeit sehr wohl geholfen werden kann. Eine HST kommt durchaus für Sie in Betracht, nichts spricht heute gegen eine auch nur kurzfristige Anwendung, es sei denn, Sie hätten einen östrogenabhängigen Brustkrebs gehabt. Sie können zuerst alternative Maßnahmen versuchen (siehe sechstes Kapitel), aber bedenken Sie, falls diese nicht helfen, dass es bisher keine Therapie gibt, die diese Symptome so nachhaltig zu lindern vermag wie Östrogen. Über die Wirkungsweise der Hormonsubstitution informiert Sie ausführlich das siebte Kapitel.

Osteoporose

Vier von zehn Frauen bekommen nach der Menopause eine deutliche Osteoporose. Falls Sie zu den Betroffenen gehören, ist eine Hormonsubstitution unerlässlich. Mit die gefährlichste Folge der verminderten körpereigenen Östrogenproduktion nach der Menopause ist der Verlust an Knochenmasse, der dazu führen kann, dass die Knochen viel zu leicht brechen. Er ist auch für die Misere der älteren Frauen in Ihrem Bekanntenkreis verantwortlich, die sich den Oberschenkelhals oder den Arm brechen oder einen krummen Rücken bekommen.

Bis zur Menopause trägt das körpereigene Östrogen dazu bei, dass die Knochen stabil bleiben. Wenn diese Hormonproduktion abnimmt und nicht ersetzt wird, kommt es zu einem raschen Abbau der Knochensubstanz, *egal, wie viel Kalzium Sie schlucken und wie viel +Sie treiben.* Wenn Sie besonders zu Osteoporose neigen, können Sie noch soviel Kalzium schlucken, noch soviel Sport treiben – Sie werden trotzdem nicht verhindern, dass Ihre Knochen schließlich brüchig werden, sofern Sie kein Östrogen zuführen oder, falls Sie kein Östrogen nehmen dürfen, sich keiner freilich weniger wirksamen Alternativbehandlung unterziehen.

Osteoporose lässt sich kaum rückgängig machen. Falls Sie zu den gefährdeten Frauen gehören, müssen Sie dem unvermeidlichen extremen Verlust von Knochensubstanz vorbeugen, *bevor* er beginnt. Da die Hormonsubstitution die einzige wirksame Methode der Prävention überhaupt ist, vergessen Sie bitte die Altweibermärchen und denken Sie ernsthaft darüber nach, sich gegebenenfalls einer HST zu unterziehen, wobei Sie idealerweise unmittelbar nach der Menopause damit beginnen sollten. Im zehnten Kapitel finden Sie ausführliche Informationen über Ihre Knochen und was ihnen bevorstehen kann. Anhand der Checkliste können Sie herausfinden, ob Sie ein hohes Osteoporoserisiko haben, und sich gründlich über die neuen alternativen Behandlungen der Osteoporose informieren, die für Frauen gelten, die kein Östrogen nehmen dürfen oder die zusätzlich zur Hormonsubstitution noch andere Medikamente benötigen.

Erkrankungen des Herzens

Wenn in Ihrer Familienanamnese bereits bei jüngeren Angehörigen gehäuft koronare Herzkrankheit oder Herzinfarkte aufgetreten sind, vor allem in der mütterlichen Linie, dann ist es sinnvoll, sehr bald nach der Menopause mit der Östrogensubstitution zu beginnen und diese viele Jahre fortzusetzen. Die HST ist auch eine kluge vorsorgliche Maßnahme, wenn Ihr bislang stets normaler HDL– Wert nach der Menopause deutlich abzusinken beginnt.

Obwohl noch nicht alle Fakten hinsichtlich des Zusammenhangs zwischen Östrogen und Herzkrankheit zusammengetragen sind und die amerikanische Arzneimittelbehörde FDA Östrogen für diese spezielle Indikation noch nicht zugelassen hat, wissen wir, dass die Mortalität an Herzkrankheiten bei Frauen unter Hormonsubstitution viel geringer ist als bei den Frauen, die keine Hormone nehmen. Mehr darüber erfahren Sie im zweiten Kapitel.

Probleme beim Geschlechtsverkehr

Es ist ziemlich sicher, dass Sie irgendwann nach der Menopause auf den Beischlaf verzichten müssen, weil er Ihnen einfach zu große Beschwerden bereitet oder überhaupt unmöglich ist – sofern Sie das fehlende Östrogen nicht ersetzen.

Schmerzen beim Geschlechtsverkehr zählen zu den häufigsten und quälendsten Beschwerden, an denen Frauen, wenige Jahre nachdem ihre Hauptproduktionsstätte für Östrogen versiegt ist, leiden. Nach den Hitzewallungen sind sie auch der häufigste Anlass für eine Frau, einen Gynäkologen aufzusuchen. Dennoch sind die Frauen meist erstaunt, wenn sie erfahren, dass ihr vermeintlich ganz persönliches Problem praktisch jeder Frau zu schaffen macht.

Etwa fünf bis zehn Jahre nach der Menopause empfinden die meisten Frauen den Geschlechtsverkehr als ausgesprochen unangenehm, selbst wenn sie Gleitmittel anwenden und regelmäßig sexuell aktiv sind. Der Östrogenmangel führt zu degenerativen Gewebeveränderungen, in deren Folge das Scheidengewebe schrumpft: Es wird dünn, trocken, empfindlich, rigide, verletzbar und anfällig für Infektionen. Eine Zeitlang können Gleitmittel die Mängel kompensieren, aber im allgemeinen benötigen die Frauen sehr bald wirksamere Hilfen. Bei manchen Frauen sind dies vaginale Feuchtigkeitsspender, die mitunter deutlich Abhilfe schaffen, aber die Östrogensubstitution stellt die einzige Möglichkeit dar, diese empfindlichen Gewebe wirklich zu verjüngen. Deswegen sollten Sie sich mit dieser Therapieform auseinandersetzen, auch wenn Sie sich schließlich dagegen entscheiden. Dieses Problemfeld wird im achten Kapitel ausführlich erläutert.

Rezidivierende Infektionen der Harnwege

Falls Sie nach der Menopause immer wieder Harnwegsinfektionen bekommen, können Sie Ihren gesunkenen Östrogenspiegel dafür verantwortlich machen. Genau wie in der Scheide schrumpft allmählich auch die Schleimhaut der Harnröhre, trocknet aus und wird somit anfälliger für die Besiedlung durch Bakterien und andere Mikroorganismen. Es gibt viele Möglichkeiten, die Infektionen zu verhüten und auszurotten, aber einzig die Östrogensubstitution kann das Gewebe verjüngen und gegen Infektionen widerstandsfähiger machen. Kompetenten Rat und Behandlungsmöglichkeiten für dieses klassische Postmenopausenproblem finden Sie im neunten Kapitel.

Vorzeitige Menopause

Wenn Sie beim Eintritt der Menopause – bei Ihrer allerletzten Periode – noch keine vierzig Jahre alt oder erst Anfang Vierzig sind, sollten Sie unbedingt eine Hormonsubstitution erwägen, es sei denn, sehr handfeste Gründe sprächen dagegen. Da Sie in diesem Fall nämlich zehn bis fünfzehn Jahre länger als die Durchschnittsfrau ohne Östrogen leben müssen, werden Sie im Hinblick auf die langfristigen Folgen des Östrogenmangels – Osteoporose, Probleme mit der Sexualfunktion und den Harnwegen – einen unliebsamen Vorsprung haben und darüber hinaus verstärkt gefährdet sein, einen Herzinfarkt oder einen Schlaganfall zu bekommen.

Abrupte Menopause

Sollte Ihre Menopause schlagartig eintreten, weil Ihre Eierstöcke vorzeitig operativ entfernt wurden oder plötzlich irreparabel geschädigt sind, bekommen Sie wahrscheinlich sehr schwere Menopausensymptome. Fast immer wird Ihnen der Arzt in diesem Fall, wenigstens für einen kürzeren Zeitraum (etwa bis zu fünf Jahren) eine HST verordnen, sofern Sie keinen östrogenabhängigen bösartigen Tumor hatten – manchmal aber sogar auch dann.

Falls Sie kein Östrogen nehmen und sich nach einer plötzlichen Menopause elend fühlen, weil Sie Hitzewallungen oder andere Symptome haben, dann vergewissern Sie sich, ob Ihr Arzt alle Darreichungsformen der Östrogensubstitution – Pille, Pflaster, Dosiergel, Vaginalcreme und -zäpfchen – bedacht hat, welche die Behandlung auch für jene kleine Gruppe von Frauen sicher machen, bei denen sie früher kontraindiziert war.

Argumente für die HST

Das stärkste Argument für die Hormonsubstitution

Bei Frauen sind Herzleiden die bei weitem häufigste Todesursache. Tatsächlich haben Frauen ein Risiko von 23 Prozent, einer Herzkrankheit zu erliegen, während das Risiko, an Brustkrebs zu sterben, nur 4 Prozent beträgt. Die Hälfte dieser Todesfälle durch Herzinfarkt oder Schlaganfall könnte durch eine Hormonsubstitution vermieden werden.

Östrogen schützt das Herz auf mehrfache Weise. Zuallererst bewirkt es, dass die Arterien elastisch bleiben und sich dem verstärkten Blutstrom anpassen, der erforderlich ist, um zusätzlichen Sauerstoff dorthin zu transportieren, wo er gebraucht wird. Das Hormon stimuliert die Leber, mehr HDL (das gute Blutfett) und weniger LDL (das schädliche Blutfett) zu bilden. Außerdem bewahrt es die Wände der Blutgefäße davor, dass sich Plaques und Gerinnsel darauf ablagern.

Frauen, in deren Familienanamnese koronare Herzkrankheit oder Schlaganfall dokumentiert sind oder die selbst an einem dieser Leiden erkrankt sind, tun gut daran, sich mit dem Gedanken an eine Hormonsubstitution vertraut zu machen. Mehr zu diesem Thema finden Sie im zweiten Kapitel.

Ein Riesenvorteil: verbesserte Gehirnfunktion

Als einschneidendster Nutzen der Östrogensubstitution wird sich wahrscheinlich ihre Wirkung auf das Gehirn herausstellen. Die Beweise häufen sich, dass die Hormongaben mit einem geringeren Risiko einhergehen, an Alzheimer zu erkranken, und dass sie der altersbedingten Verlangsamung der kognitiven Funktionen entgegenwirken; das heißt, Ihr Gedächtnis bleibt länger funktionstüchtig. Das folgende Kapitel informiert ausführlicher über den Zusammenhang zwischen Östrogen und Gehirnfunktion.

Weitere erfreuliche Nebenwirkungen der Hormonsubstitution

Die Hormonsubstitution kann einige bemerkenswerte und gelegentlich ganz auffallend günstige Nebenwirkungen haben. Beispielsweise sehen die Frauen unter HST im Allgemeinen deutlich jünger aus, als sie sind. Da auch die Haut Östrogenrezeptoren enthält, bleibt sie zarter, feuchter, fetthaltiger und geschmeidiger, wenn ihr das Hormon kontinuierlich zugeführt wird. Natürlich kann Östrogen nicht die Uhr anhalten oder das normale Altern der Haut aufhalten, aber es vermag die Vorgänge in der Haut zu beeinflussen, die speziell durch dieses Hormon gesteuert werden. (Einzelheiten hierzu finden Sie im elften Kapitel.)

Dies bedeutet nun nicht, dass Sie Östrogen nur aus kosmetischen Gründen nehmen sollten. Schließlich handelt es sich um ein Medikament, das wohlüberlegt und mit Vorsicht – also nur bei strenger Indikationsstellung – anzuwenden ist. Doch Ihre Haut wird durchaus davon profitieren.

Die therapeutische Hormonsubstitution hat weitere zusätzliche Wirkungen, die als erfreulich zu werten sind. Östrogen trägt beispielsweise dazu bei, dass die Muskeln fest und stark, die Haare kräftiger und die Brüste straffer bleiben. Es beschleunigt die Wundheilung und mindert dadurch das Infektionsrisiko. Es verringert das Risiko, an einer Katarakt (grauem Star) oder Makuladegeneration (Zerstörung des gelben Flecks der Netzhaut) zu erkranken. Es hebt die Stimmung und bewirkt ein Gefühl des Wohlbefindens. Es beugt dem Verlust der Zähne vor, indem es auch die Kieferknochen stabil erhält. Inzwischen belegen einige Studien, dass Östrogen vor Dickdarmkrebs und Zuckerkrankheit schützen kann. Es gibt sogar Hinweise, dass Östrogen die Inzidenz der Osteoarthritis senkt.

Die Menopause im Wandel der Zeiten

Lange Zeit war die Menopause etwas Geheimnisumwittertes, worüber viele Frauen nicht einmal mit ihrer besten Freundin oder mit ihrem Arzt reden mochten. Die Frauen waren bemerkenswert schlecht über dieses natürliche Ereignis in ihrem Leben informiert und wussten oft nicht, ob das, was ihnen da widerfuhr, häufig oder selten vorkam und ob es normal oder unnormal war.

Dagegen ist es heute selbstverständlich und sogar gesellschaftsfähig, über die Menopause und die Zeit danach zu sprechen. Die meisten Frauen wollen genau wissen, wie ihr Körper funktioniert und haben keine Hemmungen, frisch von der Leber weg über die Menopause zu reden – sei es im Hörsaal, bei geschäftlichen Treffen oder bei einer Abendgesellschaft. Aufgeschlossen gegenüber einem einst tabuisierten Bereich des Lebens, sind sie wissbegierig und wollen sich über diesen biologischen Prozess gründlich informieren, um vernünftig damit umgehen zu können.

Das vorliegende Buch will Sie gründlich über die Postmenopause informieren, Ihnen darlegen, was dabei in Ihrem Körper vorgeht und was Sie selbst tun können, um etwaige Beschwerden zu lindern.

Sie haben die Wahl

Immer mehr Frauen interessieren sich heute sehr für ihren Körper und sind darauf bedacht, auch mit zunehmendem Alter fit und gesund zu bleiben. Unsere Lebenserwartung ist größer als je zuvor, und es gibt keinen Grund, dieses Leben nicht in optimaler körperlicher Verfassung zu genießen. Weibliche Neugeborene der weißen Rasse haben heute eine Lebenserwartung von 79,5 Jahren, und eine Frau, die mit fünfzig Jahren einigermaßen gesund ist, kann sogar noch länger leben. Ihre Lebenserwartung beträgt etwa 92 Jahre. Dies bedeutet, dass die meisten Frauen bei der Menopause noch mindestens ein Drittel ihres Lebens vor sich haben.

Und es ist weder fair noch nötig, dass Frauen dieses kostbare Drittel ihres Lebens zubringen, ohne im Bedarfsfall die Hilfe weiblicher Hormone in Anspruch zu nehmen.

Die Welt, in der wir leben

Noch nie ist die Gesellschaft mit den Frauen, die ihre Wechseljahre hinter sich haben, sehr freundlich umgegangen. Meist fand man sie lächerlich, unattraktiv und entbehrlich. Zum Teil liegt das daran, dass die Menopause ein relativ neues Phänomen darstellt. Früher wurden die Frauen selten so alt, dass sie ihre Menopause erlebten, und falls doch, wurden sie Matronen, deren Lebensinhalt darin bestand, Plätzchen zu backen, die Enkelkinder zu hüten und sich um ihren eigenen Kram zu kümmern.

Zum Teil wurden die Frauen in diesem Lebensabschnitt auch unterdrückt und abgewertet, weil die gesellschaftlichen Regeln und Vorurteile zumeist von Männern gemacht sind – mit weiblicher Duldung. Stets haben Männer bestimmt, was bei Frauen erwünscht, schön und nützlich ist. Mit Frauen, deren Fortpflanzungsorgane nicht mehr funktionieren, hatten sie wenig im Sinn.

Die Zeiten ändern sich, und allmählich wird die Mitte des Lebens als neuer Abschnitt gewertet, als Chance, sich neu zu orientieren, Neues zu beginnen und sich weiterzuentwickeln. Heute sind die meisten Frauen vielseitig interessiert und haben keine Zeit, sinnlos um das leere Nest zu flattern, nachdem die Kinder es verlassen haben. Sie werden nicht ungepflegt oder fett und träge, und sie werden auch nicht unweiblich oder sexuell desinteressiert. Tatsächlich wachsen vielen Frauen in dieser Zeit neue Kräfte zu, weil sie nun Gelegenheit haben, einen ganz neuen Lebensabschnitt mit oft geringeren Verpflichtungen, mit mehr Zeit, Erfahrung und Geld, mehr Chancen und mehr Energie zu gestalten.

Das bedeutet, dass viele von uns Frauen die Mitte des Lebens vielleicht nicht geradezu begeistert, aber doch heiter und gelassen als einen Lebensabschnitt begrüßen, in dem sie viele Probleme gelöst, ihre Identität gefunden haben, ihr Horizont sich geweitet hat und sie das Leben intensiver genießen können.

Tatsächlich sind dies oft die besten Jahre unseres Lebens.

Neues Interesse an der Menopause

Noch bis vor wenigen Jahrzehnten wurde zum Thema Menopause erstaunlich wenig gründliche Forschungsarbeit geleistet. Diese wichtige Zeit im Leben der Frau wurde aus mehreren Gründen schon immer sträflich vernachlässigt. Einerseits stellt die Menopause ja keine lebensbedrohliche Erkrankung dar, noch ist sie überhaupt eine Krankheit. Andererseits hören viele Beschwerden, die einer Frau während der Wechseljahre und kurz danach zu schaffen machen, schließlich auf, auch ohne dass sie behandelt werden. Und die potentiell gefährlichen Langzeitfolgen der Menopause sind erst neuerdings erkannt worden.

Wahrscheinlich wurde die Menopause aber vor allem deshalb von der Forschung vernachlässigt, weil sie ein *weibliches* Problem ist. Männer haben keine Menopause. Hätten Männer eine Menopause und würden sie aufhören, Testosteron zu bilden, das entscheidende Hormon für ihre Männlichkeit – können Sie sich vorstellen, dass sie nicht alles täten, um es zu ersetzen? Und würde nicht jeder gescheite Mann, der das Leben genießt, Hormonpillen schlucken, wenn sie nachweislich unbedenklich sind?

Außerdem sind praktisch alle Ärzte und Forscher Männer und gehören somit dem Geschlecht an, das sich wegen der Menopause keine Gedanken machen muss, sich aber dennoch durch sie bedroht fühlen kann. Die Menopause war kein Thema, mit dem sie sich hätten gründlich beschäftigen müssen. Sie betrachteten sie allenfalls als komisch oder banal oder als eine Angelegenheit, um die Frauen unnötigerweise einen Riesenwirbel machten.

Heute aber, da Millionen Frauen der geburtenstarken Jahrgänge die Lebensmitte erreicht haben, zahlreiche Frauen Medizin studiert haben, da die Frauen fordern, gleich behandelt und ernst genommen zu werden, und da männliche und weibliche Mediziner aufgeschlossener sind, wird den ausschließlich weiblichen Problemen schon viel mehr Aufmerksamkeit zuteil.

Und noch ein Grund

Ein weiterer Grund für das gestiegene Interesse an der Gesundheit und dem Wohlbefinden der Frauen jenseits der Mitte des Lebens ist die Überalterung unserer Bevölkerung. In den USA leben mehr als 43 Millionen Frauen über Fünfzig, und täglich kommen einige tausend hinzu. Entsprechend wächst auch der relative Anteil der über fünfzigjährigen Frauen in den europäischen Ländern. Da die meisten Frauen künftig einige Jahrzehnte länger leben werden, ist es ökonomisch, medizinisch und generell sinnvoll, sie ernst zu nehmen.

Wegweiser durch die Postmenopause für gescheite Frauen

Kann man sich auf eine gesunde Postmenopause vorbereiten? Bis zu einem gewissen Grad ja. Sie können sich vernünftig ernähren, ausreichend Sport treiben, das Rauchen aufgeben, sich mit der Krankengeschichte Ihrer Familie vertraut machen und sich regelmäßig ärztlich untersuchen lassen, insbesondere, wenn irgendwelche Befunde außerhalb der Norm liegen.

Vor allem können Sie sich genauestens darüber informieren, was geschieht, wenn die Eierstöcke ihre Funktion einstellen. Was Sie durch dieses Buch lernen, kann sich in den Jahren, die Ihnen bleiben, entscheidend auf Ihre Lebensqualität auswirken.

Die erste Auflage dieses Buches erschien in den USA 1986 (eine revidierte Fassung 1991), die deutsche Übersetzung 1987. Es war der allererste vollständige Leitfaden für die Postmenopause und die Hormonsubstitutionstherapie, mit dem eine international anerkannte Expertin auf diesem Gebiet sich an intelligente Frauen wandte. Eine aktualisierte Neuausgabe erschien 1997. Die jetzt vorliegende, vollständig überarbeitete und aktualisierte Übersetzung folgt der dritten, auf den neuesten Wissensstand gebrachten amerikanischen Auflage und wird Ihnen alle Fragen erschöpfend beantworten, die Ihnen schon immer zum biologischen Ereignis der Menopause, seinen Auswirkungen auf den Körper und eventuell nötigen und möglichen Maßnahmen auf den Nägeln brannten.

2 Ist Östrogen ungefährlich?

Wenn die Hormonsubstitutionstherapie imstande ist, Knochen und Blutgefäße gesund zu erhalten, wenn sie für ein erfreuliches Sexualleben sorgt, Hitzewallungen und Schlaflosigkeit beseitigt und weitere positive Veränderungen bewirkt, warum nehmen es dann nicht alle Frauen nach der Menopause? Erstens braucht nicht jede Frau eine solche Therapie. Zweitens ziehen viele Frauen vor, so wenig Medikamente wie möglich zu nehmen, und wollen es darauf ankommen lassen, ob ihre Entscheidung gegen eine Hormonsubstitution ihnen keine Probleme bereiten wird. Manche wollen nicht erneut allmonatlich Abbruchblutungen bekommen, besonders wenn sie das endgültige Ausbleiben der Periode als einen Segen der Menopause begrüßen. Andere Frauen wiederum – auch Frauen, für die es dringend geboten wäre – sträuben sich, Östrogen zu nehmen, weil sie Angst vor Nebenwirkungen haben und fürchten, es könnte gefährlich sein.

Im Folgenden gebe ich Ihnen eine Übersicht über den Stand der Untersuchungen zur Sicherheit der Hormonsubstitutionstherapie, und zwar beginnend mit der Krebspanik der siebziger Jahre bis zu den neueren Erkenntnissen aus den neunziger Jahren. Auf die Details gehe ich jeweils in den Folgekapiteln ein, wenn die einzelnen Problemfelder erläutert werden. Ich bespreche den Einfluss von Östrogenen auf Gebärmutterkrebs und Brustkrebs, auf Herzleiden, Blutgerinnungsstörungen, Erkrankungen der Gallenblase, Leberfunktionsstörungen, Myome (gutartige Gebärmuttergeschwülste), Arthritis, Bluthochdruck – und alle weiteren möglichen Zusammenhänge zwischen HST und Ihrer Gesundheit.

Wenn Sie alle Fakten kennen und eine ausgewogene Sicht der möglichen Vor- und Nachteile des Hormonersatzes gewonnen haben, können Sie sich mit Hilfe Ihres Wissens für oder gegen eine Hormonsubstitution entscheiden.

Die aktuelle Einschätzung

Aus praktisch allen neuen und seriösen Studien ergibt sich unter dem Strich, dass die Hormonsubstitutionstherapie so außerordentlich sicher wie wirksam ist. Fast jede Frau darf sie unbedenklich anwenden, abgesehen von wenigen, die kein Östrogen nehmen dürfen, und einigen, bei denen aus bestimmten Gründen Vorsicht geboten ist.

Vielleicht wird Sie das Ergebnis einer kürzlichen Befragung von 1500 Ärztinnen, die den Wechsel hinter sich hatten, beruhigen: Von allen nahmen 47 Prozent Östrogen, das sind praktisch doppelt so viele wie in der weiblichen Durchschnittsbevölkerung. Von den jüngeren Ärztinnen unter Fünfzig, die schon die Menopause erreicht hatten, nahmen sogar fast 60 Prozent Östrogen.

Angst vor Östrogen

In den sechziger Jahren wurde Östrogen als Wundermittel gepriesen, das den Alterungsprozess verlangsamen und die Frauen ewig jugendlich, attraktiv und weiblich erhalten sollte. Viele Ärzte verschrieben den Frauen, die darum baten, oft Jahre vor der Menopause riesige Tagesdosen und empfahlen eine lebenslange Einnahme. Dann wiesen Wissenschaftler 1975 einen Zusammenhang zwischen Östrogengaben und Gebärmutterkrebs nach und kamen zu dem Ergebnis, dass Frauen unter Östrogenbehandlung ein vier- bis achtmal höheres Risiko hatten, an dieser Krebsform zu erkranken.

Als diese schlechte Nachricht Schlagzeilen machte, stürzten die Östrogenverordnungen jäh in den Keller. Frauen, die bislang Hormone geschluckt hatten, setzten sie ab. Und wer keine genommen hatte, war jetzt mit Sicherheit nicht dazu bereit. Im übrigen weigerten die Ärzte sich standhaft, Medikamente zur Östrogensubstitution zu verschreiben, auch wenn eine Frau es bitter nötig hatte. Östrogen galt als gefährlich, und dabei blieb es, gleichgültig, wie elend es einer Frau unter dem Hormonmangel gehen mochte. Leider ging es vielen

Frauen wirklich ganz elend, denn es gab keine wirksamen therapeutischen Alternativen.

Comeback des Östrogens

Praktisch jeder gut informierte Gynäkologe verordnet heute wieder Östrogen, und ein Beratungsgremium der amerikanischen Arzneimittelbehörde (FDA) hat einstimmig dafür plädiert, dass vernünftige Frauen bei Eintritt der Menopause eine Einnahme ernsthaft in Erwägung ziehen sollten.

Zwei wichtige Punkte haben sich geändert: Heute wird Östrogen in sehr niedrigen Dosen verordnet. Und bei Frauen, deren Gebärmutter nicht operativ entfernt wurde (Hysterektomie), wird es mit einem weiteren weiblichen Hormon, dem Progesteron (oder Gestagen) kombiniert, das die potentielle Gefahr ausschaltet, durch Östrogen an einem Gebärmutterkarzinom zu erkranken.

Die Folge ist, dass Sie, wenn Sie mit dem Östrogen ein Gestagen nehmen, ein *geringeres* Risiko haben, Gebärmutterkrebs zu bekommen, als wenn Sie gar keine Hormone nehmen. Auch die Gefahr einer Osteoporose ist *geringer*. Und wenn Sie eine normal gesunde Frau sind, wird Ihr Brustkrebsrisiko durch eine kunstgerechte Hormontherapie in keiner Weise beeinflusst.

Die richtige Anwendung von Östrogen

Östrogen richtig anzuwenden bedeutet, folgende Regeln zu beachten (für die Details siehe siebtes Kapitel):

- Einnahme niedriger Dosen – täglich 0,9 mg oder weniger konjugierte Östrogene (z.B. Presomen®) oder die entsprechende Dosis anderer Östrogene, es sei denn, besondere Umstände erfordern eine andere Dosierung.
- Die Dosierung muss individuell angepasst werden, weil die Östrogenempfindlichkeit der Frauen unterschiedlich ist. Manche Frauen benötigen weniger als die Standarddosis, andere mehr, um die gleiche Wirkung zu erzielen.

- Falls Sie noch Ihre Gebärmutter haben, ist für mehrere Tage im Monat oder durchgehend die begleitende Gabe eines Gestagens erforderlich.
- Die Hormonsubstitution muss durch regelmäßige, gründliche gynäkologische Untersuchungen überwacht werden.

Östrogen und Gebärmutterkrebs

Die ersten Berichte über ein gehäuftes Auftreten von Gebärmutterkrebs bei Frauen, die mit Östrogen behandelt wurden, waren zutreffend, obwohl die Studien selbst fehlerhaft waren. In den sechziger und frühen siebziger Jahren wurde Östrogen meist in sehr hohen Dosen verschrieben und nicht mit einem Gestagen kombiniert, dem anderen wichtigen weiblichen Hormon. Wie sich herausstellte, war diese Verordnungsweise gefährlich, und zwar aus folgendem Grund:

Zwar ist Östrogen *kein* Karzinogen und verursacht keinen Gebärmutterkrebs, aber es kann, wenn es über lange Zeit angewandt wird, die Gebärmutterschleimhaut überstimulieren und dadurch eine extreme Verdickung, die sogenannte Endometriumhyperplasie, herbeiführen. Bei der Hyperplasie handelt es sich nicht um Krebs, doch kann sie, unbehandelt, bei entsprechend disponierten Frauen zu Krebs entarten.

Selbst wenn eine Hyperplasie vernachlässigt wird, entwickelt sie sich nicht in jedem Fall zu einem Karzinom, aber sie darf *niemals* übersehen werden. Bei jedem Gebärmutterkarzinom gibt es nämlich ein Stadium der Hyperplasie, bevor die Zellveränderungen bösartig werden. Wenn man die Hyperplasie beseitigt, schließt man auch die Möglichkeit aus, dass sie zu Krebs entartet.

Glücklicherweise äußert sich eine Hyperplasie fast immer durch ein Warnsignal: Sie blutet. Sie verursacht Blutungen außer der Reihe, und bei Frauen in den Wechseljahren führt sie zu sehr starken Menstruationsblutungen. Wann immer Sie bei einer unregelmäßigen oder ungewöhnlich starken Blutung Ihre Frauenärztin konsultieren, wird sie untersuchen, ob Sie eine Hyperplasie haben, und diese gegebenenfalls behandeln. Eine routinemäßige Abstrichuntersuchung (nach PAPANICOLAOU) genügt in diesem Fall nicht, da sie die Hyperplasie oft nicht erfasst.

Falls die Untersuchung eine Hyperplasie ergibt (und diese Möglichkeit besteht auch bei Frauen, die *kein* Östrogen nehmen), besteht die beste Behandlung in einer mehrmonatigen reinen Gestagenbehandlung, um die verdickte Gebärmutterschleimhaut abzubauen. Eine beginnende Endometriumhyperplasie ohne atypische Zellen bildet sich meist vollständig zurück und spricht fast immer fantastisch auf Gestagene an.

Bei ungefähr 17 Prozent der Frauen, die Östrogen ohne das ergänzende Progesteron nehmen, und in seltenen Fällen auch bei Frauen, die beide Hormone nehmen, kommt es zu einer Hyperplasie, wahrscheinlich weil sie besonders östrogenempfindlich sind und deswegen allmonatlich höhere Gestagendosen als der Durchschnitt benötigen, um die Wirkung des Östrogens auf die Gebärmutterschleimhaut zu kompensieren. Soll die Hormonsubstitution absolut sicher sein, ist deswegen die kontinuierliche fachärztliche Überwachung unerlässlich.

Wie wirken die Hormone?

Ob Sie körpereigenes Östrogen bilden oder ob Sie das Hormon von außen zuführen, es hat in jedem Fall die Aufgabe, die Gebärmutterschleimhaut aufzubauen. Das Progesteron dagegen soll die Abstoßung dieser verdickten Schleimhaut bewerkstelligen. Wenn zusätzlich zu minimalen Östrogendosen jeden Monat genügend Progesteron zugeführt wird, verhindert dies eine Wucherung der Schleimhaut, die schließlich zu Krebs entarten könnte.

Noch wichtiger ist jedoch, dass Sie bei dieser Form der Östrogensubstitutionstherapie ein *geringeres* Risiko haben, Gebärmutterkrebs zu bekommen, als Frauen, die noch nie mit Hormonpillen in Berührung gekommen sind.

Östrogen kann ein vorhandenes Karzinom aktivieren

Obwohl Östrogen keinen Krebs erzeugt, kann es das Wachstum eines Karzinoms, das sich bereits in der Gebärmutter eingenistet hat, beschleunigen. Das muss jedoch nicht unbedingt ein Nachteil sein, denn es kann bedeuten, dass die Diagnose früher gestellt wird. Gebärmutterkrebs ist eine seltene Krankheit, und sofern er rechtzeitig erkannt wird, sterben nur sehr wenige Frauen daran. Diese geringe Mortalität rührt daher, dass diese Krebsart so leicht entdeckt wird und daher schon in einem sehr frühen Stadium behandelt werden kann. Wenn nun ein Karzinom infolge von Östrogengaben früher blutet und Sie dadurch veranlasst, einen Gynäkologen zu konsultieren, wird es wahrscheinlich früher erkannt.

Selbstverständlich wird kein Arzt einer Frau Östrogen verschreiben, wenn er weiß, dass sie Endometriumkrebs hat.

Hormonersatztherapie nach Hysterektomie

Bis vor wenigen Jahren verschrieben Ärzte nach einer Hysterektomie, sofern diese wegen eines Gebärmutterkrebses erfolgt war, niemals Östrogen – auch nicht, wenn eine Patientin es dringend nötig gehabt hätte. Vorausgesetzt, das Karzinom befindet sich im frühesten Stadium und beschränkt sich sicher auf die Gebärmutter, bieten heute jedoch immer mehr Gynäkologen diesen Frauen Östrogen an, weil die Vorteile die Risiken überwiegen.

Nachweis der Unbedenklichkeit

Viele umfassende Studien haben die Unbedenklichkeit von Östrogengaben, richtige Anwendung vorausgesetzt, bestätigt – auch meine eigene Langzeitstudie, die 1979 in der Fachzeitschrift *Obstetrics and Gynecology* (Zeitschrift für Geburtshilfe und Frauenheilkunde) publiziert wurde. Es war die allererste wissenschaftliche Untersuchung über Östrogensubstitution überhaupt, eine kontrollierte, prospektive Doppelblindstudie, welche die Langzeitwirkungen der Hormonsubstitutionstherapie an 168 Frauen über einen Zeitraum von zehn Jahren erforschte. Die Probandinnen waren wegen verschiedener chronischer Erkrankungen im Goldwater Memorial Hospital in

New York in stationärer Behandlung und waren deshalb ständig für eine sorgfältige Überwachung in kontrollierter Umgebung verfügbar. Sie wurden alle sechs Monate klinisch und labordiagnostisch untersucht.

Zehn Jahre lang verglichen wir eine Gruppe von Frauen, die Östrogen und Gestagen erhielten, mit einer Gruppe, die Placebos bekam. Weder die Ärzte noch die Patientinnen wussten, welche Frauen welche Pillen nahmen (= Doppelblindversuch), und erst nach Abschluss der Studie wurde die Verschlüsselung offen gelegt. Obwohl wir höhere Dosen verabreichten, als heute üblich ist, erkrankte keine der Frauen, die eine Hormonsubstitutionstherapie erhalten hatten, an Gebärmutterkrebs *oder* an Brustkrebs. In der Placebogruppe dagegen traten im Verlauf der Studie ein Endometriumkarzinom und vier Mammakarzinome auf, was der Erkrankungsziffer dieser Altersgruppe im Bevölkerungsdurchschnitt weitgehend entspricht. Zwölf Jahre später ergab eine Nachuntersuchung, dass bei den Frauen, die sich 10, 12 oder ganze 22 Jahre einer Hormonsubstitution unterzogen hatten, *kein* einziger Fall von Gebärmutter- oder Brustkrebs aufgetreten war.

Andere Untersuchungen kamen zu gleichen Ergebnissen. Zu den wichtigsten zählt wohl die vor über zehn Jahren publizierte Studie von Dr. R. DON GAMBRELL von der Medizinischen Hochschule in Georgia, die 8000 Frauenjahre erfasste und den Nachweis erbrachte, dass hormonsubstituierte Frauen nur halb so oft an Gebärmutterkrebs erkrankten wie Frauen, die keine Hormone nahmen. JOHN STUDD und MALCOLM I. WHITEHEAD, Ärzte am King's College in London, und später auch andere Kollegen kamen aufgrund ihrer Auswertung von Endometriumbiopsien bei Tausenden von Frauen zu dem Ergebnis, dass sich eine Hyperplasie und ein Karzinom der Gebärmutterschleimhaut zu 100 Prozent verhindern ließen, wenn die Frauen die Östrogeneinnahme allmonatlich durch ausreichende Gestagengaben ergänzten.

Östrogen und Brustkrebs

Schon immer befürchteten die Ärzte, dass Östrogen, weil es das Brustdrüsengewebe beeinflusst und das Wachstum bereits bestehender östrogenabhängiger Tumoren stimuliert, neue bösartige Wucherungen auslösen oder alte reaktivieren könnte. Nach unserer Erkenntnis trifft dies nicht zu.

Eine 1990 publizierte schwedische Studie sorgte für einigen Wirbel, als die Medien berichteten, dass bei Frauen, die 15 Jahre mit Östrogen behandelt wurden, die Brustkrebserkrankungsrate leicht über dem Durchschnitt lag (Risikofaktor 1.1). Die Studie erfolgte jedoch mit einer sehr kleinen Fallzahl; die Risikozunahme wurde nur bei Langzeitbehandlung mit Östrogen beobachtet; eine kombinierte Gabe von Östrogen und Progesteron wurde nicht geprüft; und die Schweden verwendeten ein anderes Hormon als das in den USA übliche. Außerdem wurde bei dieser Studie nicht berücksichtigt, dass die Brustkrebsinzidenz mit zunehmendem Alter ansteigt – wie die Inzidenz aller anderen Krebsarten.

Eine weitere Studie – sie wurde in den USA mit Kurzzeitkonsumentinnen durchgeführt – zeigte ebenfalls eine geringfügige Risikozunahme. Diese trat jedoch ausschließlich bei Frauen auf, die neben der Östrogensubstitution täglich mehr als 28 Gramm reinen Alkohol tranken. Bei den Frauen, die in der Vergangenheit Östrogen genommen hatten, wurde keine Zunahme des Brustkrebsrisikos nachgewiesen, gleichgültig, wie lange die Hormonsubstitution gedauert hatte.

Die meisten in den USA durchgeführten Studien konnten bei hormonsubstituierten Frauen keinerlei erhöhtes Brustkrebsrisiko nachweisen, während andere Studien, auch meine Langzeitstudie über 22 Jahre, ein geringeres Brustkrebsrisiko fanden.

Die bereits erwähnte Untersuchung von Dr. GAMBRELL begleitete sieben Jahre lang 5563 Frauen nach der Menopause. Sie ergab, dass Frauen, die nur Östrogen erhielten, seltener an Brustkrebs erkrankten als nicht substituierte Frauen und dass die Erkrankungsrate bei Frauen unter kombinierter Therapie (Östrogen und Gestagen) sogar noch geringer war.

1991 veröffentlichten WILLIAM D. DUPONT und DAVID L. PAGE, zwei Mediziner von der Vanderbilt University, ihre Auswertung aller neueren wissenschaftlichen Arbeiten über Brustkrebs und Hormonsubstitution einschließlich der schwedischen Studie und der aktuellen Forschungsergebnisse aus den USA. Ihr Fazit: »Die Auswertung zahlreicher Studien ergibt den schlüssigen Beweis, dass die tägliche Gabe von 0,625 mg konjugierten Östrogenen bei Frauen nach der Menopause das Brustkrebsrisiko nicht erhöht.«

Auch eine von der American Heart Association (Verband der amerikanischen Herzspezialisten) publizierte kontrollierte Studie ergab weder für Frauen, die nur mit Östrogen, noch für Frauen, die kombiniert mit Östrogen *und* Gestagen behandelt wurden, ein erhöhtes Brustkrebsrisiko.

Und schließlich wären noch Ärzte am Rush-Presbyterian St. Luke's Medical Center in Chicago und an fünf weiteren renommierten medizinischen Zentren zu erwähnen, die alle vorausgegangenen Studien über einen Zusammenhang zwischen Östrogen und Brustkrebs auswerteten. Sie kommen zu dem Schluss, dass kein Beweis die bisherige Sorge begründet, schlummernde Krebszellen könnten durch Östrogensubstitution reaktiviert werden, und dass die Vorteile der Therapie alle etwaigen Risiken aufwiegen.

1999 konnte der Bericht über die Frauengesundheitsstudie von Iowa, in deren Rahmen 37105 postmenopausale Frauen über einen Zeitraum von zehn Jahren beobachtet wurden, keinen Zusammenhang zwischen Hormonsubstitution und den häufigsten Formen von Brustkrebs nachweisen. Vielmehr zeigte sich eine geringfügige Zunahme des Risikos für einige seltene, eher gutartige Brustkrebsformen, die in der Regel sehr gut auf eine Behandlung ansprechen und keine starke Ausbreitungstendenz haben. Es gab keinen Unterschied zwischen Frauen, die bis zu fünf Jahre lang Östrogen genommen hatten, und den Frauen unter Plazebos. Bei Frauen, die länger als fünf Jahre Hormone bekommen hatten, war das Risiko minimal angestiegen (Faktor 1,11). Nach Ansicht der Leiterin der Studie, Dr. SUSAN M. GAPSTUR, einer Krebsepidemiologin an der Medizinischen Fakultät der Northwestern University in Chicago, sprechen die

Ergebnisse dafür, dass die Vorteile der Hormonsubstitution größer sind als das Risiko, an Brustkrebs zu erkranken.

Die Fachzeitschrift *Journal of the National Cancer Institute* veröffentlichte 2001 eine Studie, in der zwei Gruppen von Frauen miteinander verglichen wurden, die eine Brustkrebserkrankung überstanden hatten. Die eine Gruppe erhielt eine Hormonsubstitution, die andere nicht. Nach einem bis sechs Jahren waren bei den hormonsubstituierten Frauen nur halb so viele Rückfälle aufgetreten wie bei den nicht substituierten. Desgleichen war die Mortalität nur halb so groß wie bei den nicht behandelten Frauen.

Über das Brustkrebsrisiko

Brustkrebs ist die häufigste Krebserkrankung bei Frauen, während Lungenkrebs die häufigste Todesursache ist.

Bei Frauen unter 30 Jahren tritt Brustkrebs selten auf, wird aber mit zunehmendem Alter häufiger. Zwei Drittel der Erkrankungen treten bei Frauen über Fünfzig auf, wobei die über 65jährigen Frauen am häufigsten betroffen sind.

Die meisten Brustkrebserkrankungen sind nicht genetisch bedingt. Wenn allerdings Ihre Mutter oder eine Schwester von Ihnen vor der Menopause Brustkrebs bekam, haben Sie ein doppelt so großes Risiko wie der Durchschnitt, im Laufe Ihres Lebens daran zu erkranken. Falls Ihre Mutter jedoch jenseits der 60 erkrankte, ist Ihr Risiko nicht größer, als wenn Sie bei Ihrer ersten Schwangerschaft älter als 25 Jahre gewesen wären. Wenn Ihre Mutter mit über 80 Brustkrebs bekam, ist Ihr Risiko durchschnittlich. Unter 200 Frauen hat aber statistisch eine ein fehlerhaftes Gen geerbt, das sie mit einem Risiko belastet.

Falls Sie eine Zystenbrust oder andere gutartige Knötchen in den Brüsten haben, ist Ihr Risiko nicht höher als beim Durchschnitt – es sei denn bei einer seltenen Variante, der sogenannten atypischen Hyperplasie.

Das Brustkrebsrisiko ist statistisch leicht erhöht, wenn Sie früh in die Pubertät oder spät in die Menopause kamen oder keine Kinder geboren haben. Es ist etwas geringer, wenn Sie bei Ihrer ersten

Schwangerschaft sehr jung waren, öfter schwanger waren und Ihre Kinder gestillt haben.

Der aktuelle Stand der Dinge

So wie ich glauben die meisten Experten, dass die Östrogensubstitution – auch über mehrere Jahre – keinen Brustkrebs verursacht, wenngleich sie das Wachstum östrogenabhängiger Karzinome stimulieren kann. Zwar kann eine langjährige Substitution das Krebsrisiko geringfügig erhöhen, doch werden die Folgen des erhöhten Risikos durch die Vorteile der Hormonbehandlung bei weitem überwogen. Die übersteigerte Angst vor Brustkrebs veranlasst viele Frauen, eine Östrogentherapie abzulehnen, die ihnen ein Herzleiden oder einen Schlaganfall ersparen könnte, bei denen die Wahrscheinlichkeit, dass sie zum Tode führen, viel größer ist.

Tatsache ist, dass die Gefahr einer größeren Inzidenz des Brustkrebses stark übertrieben wurde. Selbst wenn man sich an die Zahlen der beunruhigendsten Studie hält, ist die Wahrscheinlichkeit bei der einzelnen Frau, nach zehnjähriger Behandlung mit Östrogen an Brustkrebs zu erkranken, nur geringfügig größer als bei einer Frau, die nicht substituiert wurde: Sie steigt von 1,5 je tausend auf 2,2 je tausend Frauen.

Ist Brustkrebs östrogenabhängig oder nicht?

Bei einem bestehenden östrogenabhängigen Brustkrebs wird man in der Regel auf die Gabe von Östrogen verzichten, weil das Hormon, auch wenn es den Tumor nicht verursacht hat, doch sein Wachstum beschleunigen kann. Ebenso wird Östrogen normalerweise nicht verordnet – außer über kürzere Zeiträume (weniger als fünf Jahre) bei sehr quälenden Wechseljahresbeschwerden –, wenn in der Familie einer Frau gehäuft Brustkrebs aufgetreten ist.

Derzeit sind die Experten allerdings dabei, die Kontraindikation der HST bei Frauen, speziell bei jungen Frauen, die Brustkrebs im Frühstadium hatten, neu zu überdenken. Da die Heilungsrate des im Frühstadium erkannten und behandelten Mammakarzinoms heute sehr beachtlich ist, sodass viele der betroffenen jungen Frauen eine normale Lebenserwartung haben, überlegt man inzwischen, ob es nicht unverantwortlich wäre, wenn man ihnen für so viele Jahre die heilsamen Wirkungen des Hormons vorenthielte.

Eine 1999 im *Journal of Clinical Oncology* veröffentlichte Studie kann die Frauen einigermaßen beruhigen, die sich gern einer Hormonsubstitution unterziehen würden, nachdem sie einige Jahre zuvor wegen eines örtlich begrenzten Mammakarzinoms behandelt wurden und keinen Rückfall erlitten hatten. Von 319 Frauen nach der Menopause, die im Mittel 9,5 Jahre nach der Behandlung nicht wieder erkrankt waren, entschieden sich 39 Frauen für eine Östrogensubstitution und 280 dagegen. Nach vierzig Monaten erkrankte eine der hormonsubstituierten Frauen (das entspricht drei Prozent) erneut an Brustkrebs. Von den nicht substituierten Kontrollen bekamen 14 (entsprechend 5 Prozent) einen neuen Tumor oder ein Tumorrezidiv.

Übrigens handelt es sich bei Frauen, die *vor* der Menopause Brustkrebs bekommen, meist um die östrogenabhängige Form des Tumors, die eigentlich typisch für die reproduktive Phase im Leben von Frauen ist. Frauen, die *nach* der Menopause, vor allem fünf Jahre danach oder noch später, an Brustkrebs erkranken, haben fast immer ein östrogenunabhängiges Karzinom.

Ein Muss: die Untersuchung der Brüste

Da im Laufe des Lebens das Risiko, Brustkrebs zu bekommen, allein deshalb größer wird, weil Sie lange genug gelebt haben, um daran zu erkranken, wird die Untersuchung der Brüste wichtiger als je zuvor. Glücklicherweise wird es nach der Menopause leichter, die Brüste zu untersuchen, da sich das Bindegewebe allmählich zurückbildet und erschlafft.

Untersuchen Sie Ihre Brüste unbedingt mindestens einmal im Monat, und zwar gleich nach der Periode, falls Sie diese noch bekommen, oder andernfalls jeden Monat um die gleiche Zeit. Nehmen Sie die Gelegenheit zur jährlichen Vorsorgeuntersuchung wahr, bei der auch die Brüste untersucht werden. Falls Sie zu einer Risikogruppe gehören, lassen Sie sich öfter fachärztlich untersuchen.

Achten Sie stets darauf, Knoten oder Verdickungen aufzuspüren, die Sie bei der letzten Selbstuntersuchung nicht ertasteten. In jeder Brust befinden sich größere und kleinere Knötchen, die gar nicht so leicht voneinander zu unterscheiden sind. Ein empfindlicher, weicher und gut verschiebbarer Knoten stellt sich meist als harmlose Drüsenschwellung heraus. Bei sehr harten kleinen Knoten, die sich eher wie eine Trockenerbse anfühlen, ist es wahrscheinlicher, dass sie zu der bösartigen Sorte gehören. Beurteilen Sie das aber bitte nicht allein, sondern lassen Sie jede neue Veränderung von ihrem Arzt überprüfen! Bis dahin heißt es Ruhe bewahren. Vier von fünf Knoten oder verdächtigen Befunden sind nachweislich harmlos.

Mammographien sind unerlässlich

Entgegen neueren Empfehlungen, erst ab dem fünfzigsten Lebensjahr regelmäßig Mammographien durchzuführen, plädieren wir dafür, dass jede Frau über Vierzig sich alle zwei Jahre routinemäßig einer Mammographie (Röntgenuntersuchung der Brüste) oder einer Magnetresonanztomographie (MRT oder Kernspintomographie) der Brüste unterziehen sollte. Nach dem 45. Lebensjahr sollten diese Untersuchungen jährlich erfolgen, bei Risikogruppen oder ungewöhnlichen Beobachtungen sogar öfter. Die Mammographie kann Krebs in einem sehr frühen Stadium, in dem noch nichts zu tasten ist, aufspüren und ist besonders hilfreich bei bindegewebigen Zysten und bei sehr großen Brüsten. Zwar ist weder der eine noch der andere Befund häufiger mit Brustkrebs verbunden, aber in beiden Fällen kann die Ertastung neuer Knoten beträchtlich erschwert sein.

Die modernen Mammographiegeräte arbeiten mit sehr geringen Strahlendosen und müssen nicht mehr als karzinogen gefürchtet werden. Allerdings sollten Sie sich vergewissern, dass Sie mit einem der neuen Geräte untersucht werden, die für die vier erforderlichen Aufnahmen insgesamt nicht mehr als 0,6 Röntgen (heute wird in der Maßeinheit Coulomb gemessen; 1 R entspricht $2{,}58 \times 10^{-4}$ C/kg) verbrauchen, und dass die Apparatur regelmäßig technisch überprüft wird. Wichtig ist auch, dass Sie sich in einer radiologischen

Praxis mammographieren lassen, für die diese Untersuchungen zum Alltagsgeschäft gehören.

Mammographien sind lebenslang vonnöten

Je älter die Frauen werden, desto seltener gehen sie zur Mammographie. Das National Cancer Institute (Krebsforschungsinstitut) in den USA berichtete 1988, dass 62 Prozent der über 40jährigen Amerikanerinnen noch nie mammographiert worden waren und dass nur 6,5 Prozent im Vorjahr zur Mammographie gegangen waren. Die Frauen über Sechzig waren besonders nachlässig, obwohl ihr Risiko, an Brustkrebs zu erkranken, höher ist als bei jüngeren Frauen.

Was sind die Gründe für dieses erschreckende Ergebnis? Die Frauen gaben unter anderem an, ihr Arzt habe sie nicht auf die Notwendigkeit dieser Untersuchung hingewiesen. Manche fürchteten, bei der Untersuchung könnte sich eine schlimme Diagnose herausstellen. Oder in der Familie hatte es nie Brustkrebs gegeben. Weitere Gründe waren: Angst vor der Strahlenbelastung; die Kosten der Untersuchung; die Annahme, es müsse nur einmal im Leben eine Mammographie gemacht werden.

Östrogen und Herzfunktion

Es gibt immer mehr Hinweise, dass die Östrogensubstitution – mit oder ohne Gestagen – gegen Erkrankungen des Herzens schützt, indem sie die Konzentration der gesunden Blutfette (HDL = Lipoproteine hoher Dichte) erhöht und die der schädlichen Blutfette (LDL = Lipoproteine geringer Dichte) senkt und dadurch dazu beiträgt, die Arterienwände glatt und elastisch zu erhalten. Östrogen wirkt außerdem als Antioxidans, das heißt, es hemmt die Oxidation von LDL und verhindert dadurch, dass sich Ablagerungen an die Arterienwände heften. Das ist der Hauptgrund, warum hormonsubstituierte Frauen meist deutlich länger leben als andere Frauen.

Bei Frauen unter Fünfzig – mit anderen Worten: vor der Menopause – treten Herzinfarkte selten auf. Männer zwischen 30 und 39

Jahren erleiden 20-mal so oft einen Herzinfarkt wie Frauen der gleichen Altersgruppe. Zwischen 40 und 49 Jahren haben die Männer mit sieben zu eins noch einen klaren Vorsprung, aber danach holen die Frauen die Männer bald ein, und mit 72 Jahren sind Infarkte bei beiden Geschlechtern gleich häufig.

Leider ändert sich diese günstige Situation, wenn die Menopause vorzeitig eintritt. Wenn Sie beim Eintritt der Menopause noch keine vierzig Jahre alt sind oder wenn Ihre Eierstöcke entfernt werden, bevor die Östrogenbildung auf natürliche Weise erlischt, nimmt Ihr Herzerkrankungsrisiko erheblich zu. Innerhalb weniger Jahre (sofern Sie das fehlende Östrogen nicht substituieren) haben Sie dann das gleiche Risiko, eine koronare Herzkrankheit zu bekommen, wie ein Mann.

Offensichtlich haben junge Frauen einen Schutzfaktor, der bei Männern und bei älteren Frauen fehlt, und zweifellos ist dies die reichliche Versorgung mit weiblichen Hormonen. Bis die so genannten Statine, das sind Cholesterinsynthesehemmer, auf den Markt kamen, war körpereigenes oder therapeutisch zugeführtes Östrogen die einzige und allen Lipidsenkern überlegene Möglichkeit für Frauen, den Cholesterinspiegel zu senken. Freilich muss, wie sich inzwischen herausgestellt hat, bei diesen Medikamenten wegen möglicher unerwünschter Nebenwirkungen und Interaktionen die Indikation besonders streng gestellt werden. Normalerweise ist das Verhältnis der Blutfette bei Frauen anfangs günstiger als bei Männern, aber das ändert sich deutlich mit der Menopause: Dann nämlich nimmt der HDL-Blutspiegel (die »guten« Blutfette) meist ab, während der LDL-Blutspiegel (die »bösen« Blutfette) nach oben tendiert, sodass die Frauen anfälliger für Erkrankungen der Herzkranzgefäße werden.

Die Östrogensubstitution ändert die Lage, indem sie den HDL-Spiegel erhöht und den LDL-Spiegel senkt. In einer Studie mit östrogensubstituierten Frauen stieg das HDL um 10 Prozent, während das LDL um 11 Prozent sank – genau was der Arzt erreichen wollte. Eine weitere Studie, die 1993 in der Verbandszeitschrift der Amerikanischen Herzspezialisten veröffentlicht wurde, kam zu dem Ergebnis, dass die kardiovaskuläre Schutzwirkung des Östrogens bei

Frauen »bis weit in das achte Lebensjahrzehnt« anhält und dass Ultraschalluntersuchungen der Halsschlagadern bei östrogensubstituierten Frauen über 65 signifikant weniger arteriosklerotische Veränderungen zeigten.

Es wurde außerdem nachgewiesen, dass Östrogen die Elastizität der Arterien erhält, die Durchblutung durch Erweiterung der kleinen Arterien verbessert sowie direkt Ablagerungen von der Gefäßwand abträgt und die Blutplättchenaggregation hemmt. Und eine neue Untersuchung deutet darauf hin, dass Östrogen sogar die Auflösung kleiner Blutgerinnsel fördern könnte.

Der Beweis

Viele umfassende Studien belegen die Hypothese, dass Östrogen einen günstigen Einfluss auf das Herz ausübt. Die erste wichtige Untersuchung dieser Frage wurde von Dr. TRUDY L. BUSH und Mitarbeitern für das Nationale Gesundheitsinstitut durchgeführt und 1983 veröffentlicht. Im Rahmen dieser Studie wurden 2269 Frauen zwischen 40 und 69 Jahren im Durchschnitt 5,6 Jahre beobachtet, um herauszufinden, ob die Frauen, die nach der Menopause Östrogen nahmen, länger lebten als nicht behandelte Frauen.

Dies war tatsächlich der Fall. Verglichen mit den nicht behandelten Frauen betrug die Sterbeziffer bei den Frauen unter Östrogen nur ein Drittel, wogegen die Lebenserwartung bei den Frauen, denen vor der Menopause die Eierstöcke chirurgisch entfernt worden waren, am stärksten abnahm. Bei diesen Frauen schnellt das Risiko, herzkrank zu werden, hoch, weil sie ihre wichtigste Östrogenquelle sehr früh eingebüßt haben. Bei den Frauen dieser Gruppe, die Östrogen einnahmen, war die Sterbeziffer fast zehnmal niedriger als bei den unbehandelten Frauen.

Eine aktuellere Untersuchung, die das Mitarbeiterteam von Dr. BRIAN E. HENDERSON, dem Leiter des Allgemeinen Krebszentrums der Universität von Südkalifornien in Los Angeles, durchführte, ergab Hinweise, dass die Östrogensubstitution die Zahl der Todesfälle durch Herzleiden und Schlaganfälle senkt. HENDERSON und Mitarbeiter führten über einen Zeitraum von 7,5 Jahren eine Langzeitstudie mit

9000 postklimakterischen Frauen durch. 1991 berichteten sie, dass bei den Frauen, die nach der Menopause eine Zeit lang Östrogen genommen hatten, die Mortalität insgesamt um 20 Prozent niedriger lag als bei den Frauen, die nie Hormone erhalten hatten. Damit nicht genug, nahm die Mortalität ab, je länger die Frauen Östrogen nahmen. Bei Frauen, die mindestens 15 Jahre lang Östrogen bekommen hatten, lag die Mortalität um 40 Prozent niedriger als bei den nicht substituierten Frauen. Außerdem ergab sich in der Studie keine Zunahme der Todesfälle durch Brustkrebs bei den mit Östrogen behandelten Frauen. Fazit eines der Wissenschaftler: »Je länger Östrogen genommen wird, desto größer ist die Lebenserwartung.«

Eine andere große Studie mit knapp 49000 Frauen ergab, dass sich bei den Frauen, die nach der Menopause Östrogen nehmen, das Herzerkrankungsrisiko nahezu halbiert. Und bei einer weiteren Untersuchung, bei der Daten ausgewertet wurden, die man während durchschnittlich etwa 12 Jahren bei 1910 Frauen erhoben hatte, stellte sich heraus, dass die Häufigkeit von Schlaganfällen um 31 Prozent, die Häufigkeit tödlicher Schlaganfälle um 63 Prozent sank.

Eine weitere umfassende Studie, die im Januar 1995 publiziert wurde und landesweit 875 gesunde postklimakterische Frauen an sieben Klinikzentren erfasste, bestätigt die bisher gewonnenen Erkenntnisse. Diese sogenannte PEPI-Studie (Postmenopausal Estrogen/Progestin Interventions) wies nach, dass alle untersuchten Formen der Hormonsubstitutionstherapie – sei es Östrogen allein oder mit Gestagen kombiniert – den HDL-Blutspiegel signifikant erhöhten und den LDL-Blutspiegel signifikant senkten. Die Schutzwirkung war bei Kombination mit Gestagen nur geringfügig schwächer. Darüber hinaus wurde festgestellt, dass die HST weder den Blutdruck noch die Tendenz des Blutes, Gerinnsel zu bilden, erhöhte.

Noch mehr frohe Botschaften über Herz und Hirn

Mehrere neue Untersuchungen bestätigen frühere Erkenntnisse, denen zufolge die Hormonsubstitution das Risiko mindert, einen Herzinfarkt oder Schlaganfall zu erleiden. Forscher der Kardiologischen Abteilung des Nationalen Instituts für Herz-, Lungen- und

Blutkrankheiten fanden heraus, dass Östrogengaben bei gesunden postmenopausalen Frauen nicht nur die Wirkung von Lipidsenkern verstärken, sondern zugleich auch Entzündungs- und Gerinnungsfaktoren im Blut verringern, die zu einem Herzinfarkt oder einem Schlaganfall führen können.

Damit nicht genug! In einer Studie haben Ärzte der Medizinischen Fakultät der Johns Hopkins Universität 1998 festgestellt, dass kurz nach einem Schlaganfall verabreichtes Östrogen sowohl bei Frauen als auch bei Männern dazu beitragen kann, die Schädigung des Gehirns zu begrenzen. Ebenfalls 1998 publizierten Dr. ROBERT ROSENSON und seine Kollegen vom Rush-Presbyterian-St.-Luke's Medical Center ihren Befund, dass durch die Hormonsubstitution die Viskosität oder Zähflüssigkeit des Blutes bei Frauen verringert und dadurch ihr Risiko, eine Herzkrankheit zu bekommen, gesenkt wird.

Eine kontroverse Untersuchung

The Journal of the American Medical Association veröffentlichte 1998 Ergebnisse einer Studie, die Zweifel an der Wirksamkeit der Hormontherapie bei Frauen mit nachgewiesenem Herzleiden weckten. Die Forscher prüften 2763 postklimakterische Frauen mit koronarer Herzkrankheit (KHK) und stellten fest, dass die Östrogen-/Gestagen-Therapie die Folgen der KHK insgesamt nicht verringerte. Vielmehr erlitten die hormonbehandelten Frauen im ersten Jahr mehr Herzinfarkte, später aber weniger, und nach vier Jahren hatten sich die Zahlen angeglichen.

Das war natürlich eine sensationelle Nachricht. Allerdings hatten viele dieser mit sehr hohem Risiko behafteten Frauen, deren Krankengeschichte mindestens ein pathologisches Ereignis auswies, bereits schwere Blutgerinnungsstörungen und hätten deswegen vor Beginn einer Hormontherapie auf diese Komplikation hin untersucht werden müssen. Bei gefäßgesunden Frauen wird die Blutgerinnung durch niedrig dosiertes Östrogen nicht verstärkt. Dies kann aber bei Frauen geschehen, die bereits schwere Gerinnungsstörungen haben. Die gleiche Wirkung kennen wir auch von Diuretika, weil sie das Blut konzentrieren.

Des Pudels Kern

Wir wissen, dass die primäre Prävention von Herzleiden durch Östrogen über mehrere Schienen erfolgt. Die Östrogentherapie senkt das Gesamtcholesterin; was aber noch wichtiger ist: sie steigert die HDL-Konzentration. Sie verbessert die Durchblutung des Herzens, wirkt antioxidativ und hält die Gefäßwände glatt und flexibel.

Zur sekundären Prävention – *sie betrifft die Frauen, die bereits an KHK erkrankt sind* – ist es erforderlich, die Frauen auf Gerinnungsstörungen zu untersuchen, bevor man sie mit Östrogen behandelt. Da während des ersten Behandlungsjahrs Herzinfarkte anfangs zunehmen, in den Jahren danach aber seltener werden, besteht durchaus die Möglichkeit, dass sich unter Langzeitbeobachtung dieser Frauen doch ein deutlicher Nutzen der Hormonsubstitution herausstellen wird.

Welche Rolle spielt das Gestagen?

Seit vielen Jahren ist bekannt, dass Östrogen Frauen gegen Herzinfarkt schützt, doch hegte man bis vor kurzem Befürchtungen, die zusätzliche Gabe von Gestagen im Rahmen der Hormonsubstitution könnte diese schützende Wirkung zunichte machen. In einer Studie, die mehr als 5000 Frauen umfasste, wiesen Wissenschaftler an der Universität Michigan jedoch kürzlich nach, dass die Cholesterinwerte (Blutfette) der Frauen, die Östrogen und Gestagen nahmen, genauso günstig waren wie die Werte der Frauen, die nur Östrogen erhielten. Die Forscher kamen zu dem Ergebnis, dass in beiden Gruppen das Risiko der koronaren Herzkrankheit um 40 Prozent gemindert wurde.

Eine aktuellere Drei-Jahres-Studie an fast 900 Frauen, die Dr. TRUDY BUSH, Epidemiologin an der John Hopkins School of Medicine, und Dr. ELIZABETH BARRETT-CONNOR, Hormonspezialistin an der University of California in San Diego, 1994 der Amerikanischen Herz-Gesellschaft vorlegten, stellte fest, dass die Kombination der beiden Hormone für das Herz genauso sicher war. Sie schützte die Frauen nicht nur vor Gebärmutterkrebs, sondern auch vor Erkrankungen des Herzens. Außerdem ergab sich kein Anhalt für ein erhöhtes Brustkrebsrisiko. Auch die oben erwähnte PEPI-Studie spricht dafür, dass die zusätzliche Progesteron-Gabe die Besserung der Cholesterinwerte durch Östrogen allenfalls geringfügig beeinträchtigt.

Was bewirkt Testosteron?

Viele Endokrinologen, die sich auf Reproduktionsendokrinologie spezialisiert haben, verordnen heute winzige Dosen (1 bis 2 mg) des männlichen Hormons Testosteron zusätzlich zum Östrogen, das Frauen nach den Wechseljahren nehmen, wenn sie diese körpereigenen Hormone nicht mehr bilden. Testosteron kann Hitzewallungen beseitigen, die auf die niedrig dosierte HST nicht ansprechen, und wurde von der amerikanischen Arzneimittelbehörde FDA für diese Indikation zugelassen. Es wird außerdem angewandt, um die Libido zu steigern und um die bei manchen hormonsubstituierten Frauen auftretende Schmerzempfindlichkeit der Brüste und Kopfschmerzen zu beseitigen. Diese winzige Testosterondosis hat im allgemeinen keinen nachteiligen Einfluss auf die Blutfettwerte. Mehr über Testosteron lesen Sie im achten Kapitel.

Die Wirkung der Hormonsubstitution auf einige Organfunktionen

In den folgenden Abschnitten erfahren Sie, wie die Hormonsubstitution verschiedene Organfunktionen beeinflusst.

Blutgerinnung

Vor vielen Jahren, als die Antibabypillen noch hochdosierte Hormone enthielten, förderten sie die Bildung von Blutgerinnseln und damit Herzinfarkte und Schlaganfälle. Hat die moderne Hormonsubstitution die gleichen Folgen?

Die Antwort lautet nein. Bei der HST wird noch viel weniger Östrogen zugeführt, als in den sehr niedrig dosierten oralen Kontrazeptiva der neuesten Generation enthalten ist, und letztere wurden von der FDA als unbedenklich für Nichtraucherinnen bis Fünfzig deklariert.

Eine Dosis bis zu 0,625 mg konjugierte Östrogene täglich – oder die entsprechende Menge anderer Östrogene – hat *keine* Wirkung auf die gerinnungshemmenden Faktoren des Blutes außer bei wenigen Frauen, deren Blut ohnehin abnorme Analysewerte zeigt.

Sollten Sie jedoch irgendwann eine Thrombophlebitis oder Embolie durchgemacht haben, vor allem wenn Sie stark übergewichtig sind, dann ist von einer Hormonsubstitution mit Tabletten abzuraten, weil Sie zu Blutgerinnseln neigen und auch nicht das geringste Risiko einer Nebenwirkung eingehen sollten. Falls Sie dringend Östrogen benötigen, kann Ihnen der Arzt versuchsweise eine kleine Dosis verabreichen und dann bei einer Blutuntersuchung prüfen, ob die Gerinnungshemmung weiterhin normal funktioniert.

In jedem Fall scheinen östrogenhaltige Scheidencreme oder -zäpfchen sowie das Hautpflaster selbst bei Frauen mit hohem Risiko die Gefahr der Gerinnselbildung zu bannen. Sofern also Komplikationen mit oralem Östrogen nicht auszuschließen sind, sollte das Hormon in Form von Creme, Zäpfchen oder Hautpflaster und eventuell als Gel oder Dosiergel zum Einreiben in die Haut zugeführt werden. Dabei ist freilich zu bedenken, dass mit dem Pflaster und dem Gel/Dosiergel ein systemischer Hormonersatz erreicht wird, während Creme und Zäpfchen praktisch nur auf das Gewebe der Scheide und der benachbarten Harnröhre einwirken.

Krampfadern

Falls Sie Krampfadern (Varizen) haben, bestehen trotzdem keine Bedenken gegen eine Hormonsubstitution, denn diesem Problem liegt keine verstärkte Blutgerinnselbildung zugrunde. Vielmehr handelt es sich um oberflächliche Venen, deren Klappen versagt haben. Alle Venen sind mit feinen Klappen versehen, die (wie Einwegventile) den Rückstrom des Blutes zum Herzen gewährleisten und ein Versacken des Blutes infolge der Schwerkraft verhindern. Wenn die Klappen versagen, gerät der Blutfluss ins Stocken und dehnt die Venenwand. Die HST macht Sie weder anfälliger für Krampfadern noch verschlimmert sie vorhandene.

Bluthochdruck

Bei etwa einer von zwanzig Frauen bewirkt orales Östrogen, dass zwei Enzyme freigesetzt werden, und zwar Renin von den Nieren und Angiotensin von der Leber. Dies kann mitunter zu einem vorübergehenden, reversiblen Blutdruckanstieg führen. Dennoch ist diese Erscheinung kein Grund, sich wieder mit Hitzewallungen, Schlaflosigkeit oder Schmerzen beim Geschlechtsverkehr zu plagen. Führen Sie das Östrogen transdermal (über die Haut) zu, was keine derartige unerwünschte Nebenwirkung auf Leber und Nieren hat. Und wenn nur eine örtliche Wirkung erwünscht ist, benutzen Sie Scheidencreme oder -zäpfchen.

Gallensteine

Orales Östrogen Östrogen, orales kann zu vermehrter Gallensteinbildung führen, weil es die von der Leber gebildete Gallenflüssigkeit einzudicken und zu konzentrieren vermag. Deswegen mussten früher viele Frauen mit Gallenleiden ihre postklimakterischen Beschwerden ertragen und ohne hormonelle Hilfe auskommen.

Doch das Problem ist heute leicht zu lösen, indem Sie das Östrogen z.B. über ein Hautpflaster zuführen. Da transdermal angewandtes Östrogen nicht in den Verdauungstrakt gelangt, beeinträchtigt es weder die Leber noch die Galle und fördert deswegen auch nicht die Bildung von Gallensteinen. Sie können auch unbedenklich Scheidencreme oder -zäpfchen anwenden, allerdings beschränkt sich die Wirkung dann auf die Besserung von Scheiden- und Harnwegsproblemen, und Ihren Knochen oder Ihrem Herzen ist damit nicht gedient.

Falls Ihre Gallenblase entfernt wurde, spielt es übrigens keine Rolle, in welcher Form Sie Östrogen nehmen, denn Sie können ja keine Gallensteine mehr bekommen.

Leberfunktionsstörungen

Die Leber hat die Aufgabe, das Östrogen, das in sie hineingelangt, abzubauen. Eine geschädigte Leber kann diese Funktion nicht richtig ausüben, sodass das Hormon dann toxische Konzentrationen erreichen kann. Deswegen dürfen Sie, falls Ihre Leberfunktion gestört ist, niemals orales Östrogen nehmen. Bei der transdermalen und bei der vaginalen Anwendung passiert das Hormon die Leber nicht direkt, sodass auch in diesem Fall ein großes Problem gelöst ist.

Zuckerkrankheit

Manche Diabetikerinnen haben Angst, Hormone zu nehmen. Die Östrogendosierung ist aber heute so niedrig, dass sie kaum in den Zuckerstoffwechsel eingreift, selbst wenn mitunter eine kurze Anpassungsphase unvermeidlich ist.

Nach den Erkenntnissen der bereits zitierten PEPI-Studie hat die Hormonsubstitutionstherapie keine nachteilige Wirkung auf den Zuckerstoffwechsel. Dennoch ist es für Diabetikerinnen am besten, das Hormon transdermal (Pflaster, Gel) anzuwenden, weil sie ein höheres Risiko als der Durchschnitt haben, Gallensteine zu bekommen.

Wie neue Forschungsergebnisse belegen, die kürzlich bei einem Symposium der Amerikanischen Diabetesgesellschaft vorgestellt wurden, ist bei postklimakterischen Frauen unter Östrogensubstitution tatsächlich die Wahrscheinlichkeit geringer, dass sie Diabetes bekommen. Außerdem können sie ihren Blutzuckerspiegel besser in Schach halten als nichtsubstituierte Frauen. Dies bestätigen auch die Ergebnisse einer Studie von Wissenschaftlern der Universität von Wisconsin in Milwaukee; danach ist die Wahrscheinlichkeit, Diabetes zu bekommen, bei den nicht substituierten Frauen fast fünfmal größer als bei Frauen, die zehn Jahre lang kontinuierlich Östrogen genommen hatten. Ein wesentlicher Grund für dieses Phänomen ist, dass Östrogen die Insulinresistenz bekämpft, die Hauptursache des Typ-2-Diabetes oder Altersdiabetes.

Myome

Myome sind gutartige Muskelgeschwülste, die sich nahezu regelmäßig bei Frauen über Vierzig in der Gebärmutterwand nachweisen lassen und so klein wie ein Sandkorn oder so groß wie ein Basketball sein können. Wie groß sie auch werden mögen, es besteht kein Anlass, etwas dagegen zu tun, es sei denn, die durch sie verursachten Probleme werden Ihnen unerträglich. Obwohl Myome selten Schmerzen bereiten und nicht grundsätzlich gefährlich sind, können sie heftig bluten, Druckgefühl verursachen und in benachbarte Organe, wie Harnblase und Rektum, hineinwuchern und dort zu Störungen führen.

Myome werden nicht durch Östrogen ausgelöst, aber ihr Wachstum ist östrogenabhängig, und zwar gedeihen sie am besten in dem Lebensabschnitt mit der maximalen Hormonproduktion und schrumpfen, wenn diese erlischt – nach der Menopause. Ist es also unbedenklich oder gar ratsam, Östrogen zu nehmen, wenn Sie Myome haben? In den meisten Fällen: ja. Nur selten geschieht es, dass die niedrigen Östrogenmengen, die heute bei der HST zugeführt werden, das Wachstum von Myomen fördern. Falls Sie jedoch eine der Ausnahmen von der Regel sind und falls Sie sehr große Myome haben, sind Sie gut beraten, die Östrogenbehandlung abzubrechen und erst nach ein paar Jahren, wenn sich die Myome zurückgebildet haben, einen neuen Versuch zu unternehmen.

Endometriose

Die Endometriose ist ein oft sehr schmerzhaftes chronisches Leiden, bei dem Gebärmutterschleimhaut sich außerhalb dieses Hohlorgans ansiedelt, zum Beispiel im Bereich der Eierstöcke oder des Darms. Diese versprengte Schleimhaut unterliegt den periodischen Veränderungen, wie sie in der Gebärmutter stattfinden.

Dürfen Sie, wenn Sie Endometriose hatten, nach der Menopause die fehlenden Hormone ersetzen, oder müssen Sie in dem Fall mit einer Wiederkehr des Leidens rechnen? Wahrscheinlich ist nichts zu befürchten, denn selten stimuliert Östrogen das Wachstum von versprengtem weiterem Gewebe, aber sicherheitshalber müssen Sie sich sorgfältig ärztlich überwachen lassen. Etwa fünf Prozent der betroffenen Frauen erleiden unter der Hormontherapie eine Rückkehr der Endometriosesymptomatik. Manche Frauen kommen am besten klar mit einer Dosis, die geringer ist als die übliche und die Menopausensymptome gerade noch unterdrückt, ohne die Endometriose wieder zu aktivieren.

Grauer Star

Ein Augenarzt der Universität von Wisconsin, der eine Untersuchung an fast 3000 Frauen durchführte, stellte fest, dass bei Frauen, die nach der Menopause mindestens fünf Jahre lang Östrogen nahmen, das Risiko, an grauem Star (Katarakt) zu erkranken, um 10 Prozent sank. Bei den Frauen, die 20 Jahre lang Hormone nahmen, verringerte sich das Erkrankungsrisiko um 35 Prozent. Außerdem häufen sich die Hinweise, dass eine Ernährung, die reichlich Antioxidantien zuführt – insbesondere Vitamin E, Vitamin C und Karotinoide –, uns weniger anfällig für grauen Star macht. Darüber hinaus ist es vorbeugend hilfreich, die Sonne zu meiden und das Rauchen aufzugeben.

Makuladegeneration

Vorläufige Ergebnisse weisen darauf hin, dass Östrogen das Risiko mindert, an einer altersbedingten Makuladegeneration (AMD) zu erkranken, die zu fortschreitendem Sehverlust und unbehandelt zu Erblindung führt. Mit zunehmendem Alter steigt das Erkrankungsrisiko. Bei den über 75-Jährigen sind annährend 35 Prozent betroffen. Frauen erkranken häufiger als Männer.

Arthritis

Die Hormonsubstitution wird eine degenerative Arthritis nicht verschlimmern, sondern kann sie sogar bessern und mitunter schon nach wenigen Wochen die Gelenkschmerzen beachtlich lindern. Tatsächlich kann Östrogen dazu beitragen, eine Arthritis zunächst einmal zu verhindern. In einer neuen Studie wurden fast 5000 Frauen nach den Wechseljahren auf degenerative Arthritis der Hüftgelenke untersucht. Bei den Frauen, die Östrogen erhielten, wurde ein um

30 Prozent geringeres Risiko nachgewiesen, an Arthritis zu erkranken, und ein noch geringeres Risiko für einen schweren Verlauf im Erkrankungsfall.

Östrogen vermag sogar die Entstehung einer rheumatoiden Arthritis zu verhindern, jener genetisch bedingten Autoimmunkrankheit, die normalerweise kurz vor der Menopause beginnt. Eine Gruppe niederländischer Epidemiologen fand bei der Überprüfung der Krankengeschichten von 1000 älteren Frauen, von denen jeweils die Hälfte an degenerativer beziehungsweise rheumatoider Arthritis erkrankt war, dass die rheumatoide Arthritis bei den Frauen, die sich früher einer HST unterzogen hatten, deutlich seltener auftrat.

Eine weitere Studie, sie wurde an der Universität von Kalifornien in San Francisco durchgeführt, zeigte, dass Frauen mit rheumatoider Arthritis unter Östrogengaben eine mildere Symptomatik aufweisen als die Frauen, die sich irgendwann in der Vergangenheit oder aber nie einer HST unterzogen hatten.

Die Wirkung von Östrogen auf das Gehirn

Eine tägliche Östrogengabe kann dazu beitragen, dass Ihr Gehirn fit bleibt, weil sie die altersbedingte Gedächtnisschwäche mildert und Sie von den Denkblockaden, die im Lauf der Jahre zunehmen, weitgehend verschont. Sowohl bei Frauen als auch bei Männern scheint Östrogen die Gehirnfunktion zu verbessern, indem es Schäden durch freie Radikale verringert, die Dichte der Dendriten (Ausläufer der Nervenzellen) steigert und die Bildung wichtiger Neurotransmitter stimuliert – das sind Botenstoffe zwischen den Nervenzellen, die für ein gesundes Nervengewebe unentbehrlich sind.

Für diese Möglichkeit sprechen beispielsweise auch Beobachtungen von Wissenschaftlern an der McGill University, die bei Dutzenden postmenopausaler Frauen das verbale Gedächtnis prüften und feststellten, dass sich das Gedächtnis der Frauen unter Östrogensubstitution signifikant besserte. Und Forscher der Yale University konnten mit bildgebenden Verfahren zeigen, dass die Gehirnaktivität während verbaler und nichtverbaler Gedächtnistests bei 46 postmenopausalen Frauen, wenn sie mit Östrogen behandelt wurden, größer war als unter Placebo. Die federführende Autorin dieser 1999 im *Journal of the American Medical Association* veröffentlichten Studie, DR. SALLY SHAYWITZ, stellt fest, dass bereits nach kurzer Östrogenbehandlung »die Vernetzung zwischen den Nervenzellen sich erneuert«.

Noch spannender sind die Ergebnisse einer Pilotstudie seit dem Jahr 1999, an der ich selbst mitarbeite: Bei einer kleinen Gruppe über 80-jähriger Frauen kam es zu einer dramatischen Verbesserung des Denkvermögens, als sie mit Östrogen behandelt wurden. Die Frauen, die nie zuvor Hormone genommen hatten, litten sämtlich unter der üblichen altersbedingten Einbuße des Kurzzeitgedächtnisses. Innerhalb eines Monats nahm ihre Gehirndurchblutung zu und ihre verbesserte Gedächtnisleistung fiel ihnen selbst und ihren Angehörigen auf. Die Studie wird mit einer größeren Zahl von Teilnehmerinnen unter sorgfältiger Placebokontrolle fortgeführt.

Östrogen und die Alzheimer-Krankheit

Immer mehr Hinweise belegen, dass die Einnahme von Östrogen nach der Menopause das Auftreten der Alzheimer-Krankheit um etwa zehn Jahre verzögert. Einer umfassenden und glaubwürdigen neuen Studie ist zu entnehmen, dass Frauen, die sich einer Hormonsubstitution unterziehen, erst gegen Ende der Achtzig an Alzheimer erkranken, während das Erkrankungsalter der Durchschnittsbevölkerung um Ende der Siebzig liegt.

In einer 1996 publizierten Studie fanden Forscher der Universität von Südkalifornien heraus, dass Östrogen offenbar den geistigen Abbau verhindert, indem es die Gehirnzellen gesund erhält. Unter den 8879 Frauen, die an der Studie teilnahmen, war die Wahrscheinlichkeit, an Alzheimer zu erkranken, bei den mit Östrogen substituierten um vierzig Prozent geringer.

Dieser Befund, sollte er sich im Lauf der Zeit erhärten, hat großes Gewicht, denn 72 Prozent der über 85-Jährigen sind Frauen, und von dieser Bevölkerungsgruppe leidet grob die Hälfte an Alzheimer. Frauen stellen nicht nur den höheren Anteil der alten Menschen, sondern sie erkranken auch früher an Alzheimer.

In einer weiteren umfassenden Untersuchung, die 1999 in der Zeitschrift *Neurology* veröffentlicht wurde, verglichen Forscher der Mayo Clinic 222 Alzheimer-Patientinnen mit einer entsprechenden Gruppe von 222 gesunden postklimakterischen Frauen. Ihre Hypothese war, dass die Frauen, die nach der Menopause mindestens sechs Monate lang Östrogen genommen hatten, signifikant seltener an Alzheimer erkrankten als Frauen, die niemals Hormone genommen hatten. Und das Erkrankungsrisiko war um so geringer, je länger die Frauen mit Östrogen behandelt wurden.

Heute ist weithin akzeptiert, dass Östrogen eine Schutzwirkung gegen Alzheimer entfaltet, indem es die Bildung eines Nerventoxins verringert, dass zur Entstehung der Plaques führt und die Gehirnzellen zerstört.

Eine Studie mit kleiner Fallzahl ergab, dass bei Frauen, die bereits an Alzheimer erkrankt waren und mit Östrogen behandelt wurden, eine deutliche, aber nur vorübergehende Besserung der Aufmerksamkeit und des Gedächtnisses eintrat, im Gegensatz zu den Frauen, die Placebo erhielten. In dieser Studie zeigte sich, dass Östrogen wirksamer ist als Tacrin (ein so genannter Cholinesterase-Hemmstoff), das erste Medikament, das entwickelt wurde, um das Fortschreiten der Alzheimer-Krankheit zu verlangsamen. Im Übrigen wirkt die Kombination des Nootropikums Tacrin (Cognex®) mit Östrogen stärker als die jeweilige Substanz einzeln.

Nach neuen Erkenntnissen aus einer klinischen Prüfung, die am New York Weill Cornell Center des New York Presbyterian Hospital durchgeführt wurde, gilt dies auch für das jüngere Nootropikum Donepezil (Aricept®). In einer Studie mit 603 postmenopausalen Alzheimer-Patientinnen zeigten 65 Prozent der Frauen, denen Aricept® mit Östrogen verabreicht wurde, eine deutliche Leistungsverbesserung bei den kognitiven Tests. Bei den Patientinnen, die nur mit Aricept® behandelt wurden, betrug die Leistungsverbesserung bloß 54 Prozent.

Östrogen und Dickdarmkrebs

Eine neue Studie der Amerikanischen Krebsforschungsgesellschaft deutet darauf hin, dass Frauen unter Östrogen ihr Risiko, an einem gefährlichen Kolonkarzinom zu erkranken, wesentlich verringern könnten. Falls dies zutrifft, könnte es darauf beruhen, dass Östrogen die Konzentration von Gallensäuren im Kolon verringert und dadurch die Entstehung von Tumoren unwahrscheinlicher macht.

Dass diese präventive Wirkung im Hinblick auf Kolon- und Rektumkarzinome tatsächlich besteht, belegen auch Untersuchungen an der Medizinischen Fakultät der Universität von Südkalifornien, wo im November 1999 Wissenschaftler über die Auswertung von 7701 Patientinnendaten über einen Zeitraum von 14 Jahren berichteten. 44 dieser Patientinnen waren 98 Jahre alt. Am Ende des Beobachtungszeitraums stellten die Wissenschaftler fest, dass bei den Frauen – keine von ihnen hatte am Beginn der Studie ein Karzinom –, die in letzter Zeit mit Östrogen substituiert wurden, das Risiko, an Dickdarmkrebs zu erkranken, um ein Drittel niedriger war als bei den Frauen, die das Hormon zeitlebens nicht genommen hatten.

Fassen wir noch einmal zusammen:

Wenn eine Behandlung mit Östrogen nach der Menopause bei Ihnen angezeigt ist, sollten Sie sich dazu entschließen und sich keine Sorgen mehr darüber machen. Die Hormonsubstitution ist vollkommen sicher, wenn sie kunstgerecht durchgeführt und regelmäßig überwacht wird. Sie wird Ihnen nicht nur *keinen* Krebs bescheren, sondern Sie sogar *gegen* Krebs schützen. Sie schützt Ihre Knochen und Ihr Herz. Und wenn sie auch die Uhr nicht anhalten kann, vermag sie doch Ihre Lebensqualität erheblich zu verbessern.

Wir wollen nun über die Veränderungen sprechen, die während der Wechseljahre in Ihrem Körper stattfinden. Wenn Sie darüber gut Bescheid wissen, können Sie auch richtig entscheiden, wie Sie am besten damit umgehen.

3 Wie sich der Körper auf die Menopause vorbereitet

Für erstaunlich viele Frauen ist die Menopause ein Geheimnis, über das sie bis dahin kaum nachgedacht haben. Es handelt sich jedoch um ein natürliches, normales Ereignis, das jeder Frau widerfährt, die alt genug wird, um es zu erleben.

Um die Menopause zu begreifen, müssen Sie sich zunächst klar machen, welche bedeutende Rolle Östrogen von der Pubertät an während der gesamten Phase Ihrer Fortpflanzungsfähigkeit gespielt hat. Während die Zeit der Fruchtbarkeit zu Ende geht und der Körper sich auf die Menopause vorbereitet, findet immer seltener ein Eisprung statt, und die Eierstöcke bilden immer weniger Östrogen und Progesteron, die beiden wichtigsten weiblichen Hormone. Diesen Lebensabschnitt nennen wir *Perimenopause* oder *Klimakterium* oder *Wechseljahre*. Für viele Frauen sind die Wechseljahre eine kritische Phase, weil die kommenden Ereignisse oft nicht abzusehen sind, und wenn Sie wie die meisten Frauen reagieren, wissen Sie nie so recht, was normal ist und was nicht.

Im folgenden wird kurz erläutert, was sich zwischen Pubertät und Menopause im weiblichen Organismus abspielt. Das anschließende Kapitel informiert über die Postmenopause, den Lebensabschnitt *nach* der allerletzten Menstruationsblutung.

Die Zeit der Fruchtbarkeit

Das Geschlechtshormon Östrogen ist dafür verantwortlich, dass sich der Organismus des kleinen Mädchens zu dem einer Frau entwickelt, dass er reif wird für Empfängnis und Schwangerschaft. Ein paar Jahre vor der *Menarche* (der ersten Menstruationsblutung) fangen die Eierstöcke des Mädchens an, als Reaktion auf das Follikelstimulierende Hormon (FSH), das in der funktionell übergeordneten Hirnanhangsdrüse (Hypophyse) gebildet wird, Östrogen zu sezernieren. Die Freisetzung von FSH wiederum wird durch den Hypothalamus ausgelöst, einen Teil des Zwischenhirns, der Gonadotropin-Releasing-Hormon ausschüttet (GnRH; setzt die Gonadotropine FSH und Gelbkörperhormon frei). Nachdem das Mädchen ein bis fünf Jahre lang Östrogen gebildet hat, setzt die Ovulation (Eisprung) ein: das Mädchen wird fruchtbar. Die Ovulation regt die Bildung von Progesteron an, dem zweiten wichtigen Hormon, das mit Östrogen für die Menstruation zuständig ist. Auch Progesteron wird von den Eierstöcken, zu einem geringeren Teil auch von den Nebennieren gebildet und freigesetzt.

Der Menstruationszyklus

Eventuell von Schwangerschaften unterbrochen, hat die gesunde Frau nun bis zur Menopause einen charakteristischen, ungefähr vierwöchigen Menstruationszyklus. Der Hypothalamus eröffnet den Zyklus, indem er GnRH ausschüttet. Dieses Hormon veranlasst die Hypophyse, FSH zu sezernieren, das dann die Freisetzung von Östrogen aus den Ovarien bewirkt.

In den Eierstöcken beginnen nun die Eibläschen oder Graafschen FollikelGraafsche Follikel zu reifen. Nach zirka zwei Wochen ist einer der Follikel reif, und die anderen stellen das Wachstum ein. Der reife Follikel ist jetzt bereit, zu platzen und das Ei freizugeben (Ovulation oder Eisprung). Als Antwort auf die ausgeprägte Östrogenbildung in den Eierstöcken schüttet die Hypophyse ein weiteres Hormon aus, das Luteinisierende Hormon, abgekürzt LH. Dieses bewirkt die Freisetzung des Eies aus dem Follikel. Nach erfolgter Ovulation fällt das Ei in den Eileiter (oder die Fallopio-Tube) und wandert darin in Richtung Gebärmutter.

Inzwischen hat der Gelbkörper (oder das Corpus luteum), das ist der Teil des Follikels, der nach dem Eisprung übriggeblieben ist, eine wichtige endokrine Funktion übernommen. Innerhalb kurzer Zeit bildet der Gelbkörper das Hormon Progesteron, das nach einigen Tagen eine maximale Konzentration erreicht. In der ersten Phase des

Zyklus findet also eine stetig zunehmende Östrogensekretion aus den Eierstöcken statt, während in der zweiten Zyklushälfte sowohl Östrogen als auch Progesteron freigesetzt werden.

Und wie reagiert das Endometrium?

Mit der Gebärmutterschleimhaut, dem Endometrium, geschieht derweil Folgendes: Durch Östrogen wird die Gebärmutterschleimhaut aufgebaut, indem es eine Proliferation (ein Wuchern) der Zellen zu einer dicken Gewebeschicht bewirkt, in der sich ein befruchtetes Ei einnisten und zum Fetus entwickeln kann. Wird das Ei jedoch nicht befruchtet, dann bewirkt das Progesteron, dass die dicke Schleimhaut in Schichten zerfällt, die dann abgestoßen werden.

Damit beginnt die Menstruation oder monatliche Regelblutung. Durch die Wirkung des Progesterons löst sich die aufgebaute Schleimhaut sauber und vollständig, fließt durch den Muttermund und die Scheide nach außen ab und hinterlässt ein gesundes Endometrium. Nun beginnt der Zyklus wieder von vorn.

Während Sie auf die Menopause zusteuern, verändert sich dieser zyklische Ablauf allmählich.

Klimakterium: Vorbereitung auf die Menopause

Das Klimakterium (oder die Perimenopause) ist eine Übergangsphase, in der sich der weibliche Organismus auf die Zeit nach der Menopause vorbereitet. Obwohl dieser Abschnitt selten länger als ein bis zwei Jahre dauert, kann er für viele Frauen eine besonders schwierige Zeit sein. Es können total unregelmäßige Menstruationen und mitunter äußerst belastende Wechseljahresbeschwerden auftreten. Allerdings stellen sich die Symptome bei den meisten Frauen erst ein, nachdem die Menopause tatsächlich eingetreten ist.

Die physiologischen Veränderungen

Ungefähr zwei bis vier Jahre vor Ihrer endgültig letzten Menstruation – der Menopause – bekommen Sie keinen Eisprung mehr. Oder eine Eireifung findet unregelmäßig oder nur noch gelegentlich statt. Ihr Vorrat an Eizellen, immerhin waren es bei Beginn der Pubertät etwa 400000, ist nahezu erschöpft, wenngleich die Eierstöcke weiterhin Östrogen bilden.

Da aber die Progesteronbildung vollständig von der Ovulation abhängig ist, wird dieses wichtige Hormon dann nicht oder nicht regelmäßig gebildet. Deswegen können Ihre Menstruationen jetzt so unberechenbar sein. Das Östrogen baut wie bisher die Gebärmutterschleimhaut in Erwartung einer Schwangerschaft auf, aber es ist kein oder nur gelegentlich Progesteron vorhanden, das die Abstoßung nach dem bisherigen monatlichen Rhythmus bewerkstelligen könnte.

Statt regelmäßiger Perioden bekommen Sie jetzt unerwartete Blutungen, da sich die Schleimhaut ablöst, wenn sie bereit dafür ist, dies jedoch selten sauber und vollständig geschieht.

Zeichen des Klimakteriums

Wenn Sie im Klimakterium sind, bleibt Ihre Periode wahrscheinlich öfter aus. Sie kann sich um Tage verspäten oder aber eine Woche zu früh auftreten. Sie kann kurz sein oder länger dauern, schwach oder stark sein, und manchmal wird die Gebärmutterschleimhaut in Klumpen ausgestoßen. Mitunter setzt eine Blutung ein, hört unvermittelt auf und beginnt erneut. Die Periode kann monatelang überhaupt ausbleiben und dann für einige Zyklen wiederkehren. Der Menstruationszyklus zeigt häufig kein klares Verlaufsmuster, sondern praktisch alle möglichen Varianten. Dieses unberechenbare Verhalten ist praktisch ein Spiegelbild der Ereignisse in der Pubertät und kann äußerst beunruhigend sein, wenn man nicht darauf vorbereitet ist.

Falls Sie Glück haben, ist Ihr Klimakterium kurz und nach wenigen Monaten beendet. Im Durchschnitt dauert es jedoch ungefähr ein Jahr und bei manchen Frauen sogar fünf bis sechs Jahre.

Manche Frauen – sie sind gut dran – haben überhaupt keine unberechenbaren Menstruationen, sondern bekommen eines Tages einfach keine Monatsblutung mehr, und damit ist die Sache ausgestanden.

Jetzt müssen Sie zum Arzt gehen!

Sobald Ihre Periode unregelmäßig wird, *müssen* Sie Ihren Frauenarzt konsultieren. Gehen Sie nicht einfach davon aus, dass Sie nun bald die Wechseljahre hinter sich haben – schon gar nicht, wenn Sie noch nicht das entsprechende Alter erreicht haben.

Da eine Blutung auch eine ernste Ursache haben kann, muss sie durch eine Untersuchung abgeklärt werden. Die meisten Ärzte entnehmen bei dieser Gelegenheit eine Probe der Gebärmutterschleimhaut – das ist die sogenannte Endometriumbiopsie –, um sich durch die Untersuchung zu vergewissern, dass alles normal ist. Wenn Sie dann weiterhin unregelmäßig bluten, wird alle sechs Monate eine Biopsie oder eine Ultraschalluntersuchung durchgeführt, da immer ein geringes Risiko besteht, dass die Blutung nicht klimakterisch bedingt, sondern durch eine Hyperplasie, einen Polyp, große Myome oder vielleicht durch Störungen anderer Hormone, etwa eine Schilddrüsenunterfunktion, verursacht ist. Natürlich muss stets auch die entfernte Möglichkeit einer Krebserkrankung ausgeschlossen werden.

Gehen Sie also kein Risiko ein. Konsultieren Sie einen Arzt! Meistens ist der Gynäkologe/die Gynäkologin die richtige Adresse. Sie sind auf die Probleme der weiblichen Fortpflanzungsorgane spezialisiert.

Kann eine Schwangerschaft eintreten?

Es ist völlig normal, wenn Ihre Periode während des Klimakteriums ein- oder zweimal oder auch öfter ausbleibt; denn Ihre Eierstöcke bilden sich zurück und produzieren nicht mehr viel Progesteron. Allerdings besteht auch noch eine geringe Möglichkeit, dass die ausgebliebenen Perioden auf eine Schwangerschaft hinweisen. Falls dies zutreffen könnte, müssen Sie es mit ihrem Frauenarzt klären. Da unberechenbare Ovulationen im Klimakterium an der Tagesordnung sind, kann es durchaus passieren, dass Sie eine lebensfähige Eizelle produzieren und diese befruchtet wird. Deswegen ist es in jedem Fall ratsam, mindestens ein Jahr lang nach der letzten Periode empfängnisverhütende Maßnahmen zu ergreifen.

Sobald Ihr FSH-Spiegel auf einen bestimmten Wert – 40 MIE/ml (40×10^6 Internationale Einheiten je Milliliter Blut) – gestiegen ist, und das lässt sich durch eine einfache Blutuntersuchung feststellen, ist es fast ausgeschlossen, dass Sie schwanger werden. Das Wörtchen *fast* ist hier jedoch sehr wichtig, denn es besteht eine geringe Chance, dass ein hoher FSH-Spiegel, auch wenn Sie monatelang keinen Eisprung hatten, die Ovarien stimuliert, eben doch noch ein weiteres Ei auszustoßen. Und dieses Ei kann zu einem kleinen Spätzünder werden!

Die Entscheidung für oder gegen ein Kind ist von großer Tragweite und erfordert in jedem Fall sofortiges Handeln. Gehen Sie zum Arzt und lassen Sie sich gründlich untersuchen, auch wenn Sie sicher sind, dass Ihre Menopause bereits eingetreten ist.

Wann beginnen die klimakterischen Symptome?

Während der Übergangszeit haben die meisten Frauen keine ausgeprägten Menopausensymptome. Diese setzen gewöhnlich erst ein, nachdem sie endgültig keine Periode mehr bekommen. Bei 15 bis 20 Prozent der Frauen beginnen die charakteristischen Menopausensymptome (siehe fünftes Kapitel) bereits während der Phase der unregelmäßigen Blutungen und sind mitunter auch von deutlichen Stimmungsschwankungen wie beim prämenstruellen Syndrom begleitet. Die Trockenheit der Vaginalschleimhaut macht sich zwar erst nach der Menopause besonders bemerkbar, kann sich aber schon jetzt allmählich entwickeln.

Keine Hormonsubstitutionstherapie vor der Menopause!

Wie schlimm Ihre Hitzewallungen oder andere Symptome während der Wechseljahre auch sein mögen, wir raten davon ab, in dieser Phase eine HST einzuleiten, es sei denn unter engmaschiger gynäkologischer Überwachung, wobei der Zustand der Gebärmutterschleimhaut regelmäßig untersucht werden muss. Es kann nämlich sein, dass Sie zumindest gelegentlich riesige Östrogenmengen bilden, weil Ihr Organismus einen Eisprung auszulösen versucht, und wenn Sie dann zusätzlich Östrogen einnehmen, kann Ihr Hormonspiegel auf ein gefährlich hohes Niveau ansteigen. Die riesigen Östrogenmengen können eine schnelle Proliferation der Gebärmutterschleimhaut bewirken. Gleichzeitig haben Sie aber keinen Eisprung und bilden folglich auch kein Progesteron, das für die Abstoßung der aufgebauten Schleimhaut zuständig ist. Die Gestagendosis, die bei der Hormonsubstitution zugeführt wird, ist zu gering, um die während der Perimenopause ausgeschütteten, womöglich astronomisch hohen Östrogenmengen zu kompensieren.

Ein weiterer Grund, der gegen eine Hormonsubstitution während des Wechsels spricht, ist die entfernte Möglichkeit einer Schwangerschaft. Extreme Östrogenspiegel können die Leibesfrucht schädigen.

Solange Sie nicht alle Zusammenhänge genau kennen, mag das für Sie verwirrend klingen. Aber: Mit den Jahren verbraucht sich der ursprünglich große Vorrat an Eizellen in Ihren Ovarien, die Ovarialfunktion lässt nach, und es wird immer weniger Östrogen produziert. Es gibt jedoch keinen »Nachrichtendienst«, der dies der Hypophyse meldet. Wenn daher das Östrogen auf eine kritische Konzentration sinkt, macht die Hypophyse Überstunden, weil sie die Ovarien unbedingt zu vermehrter Östrogenbildung anregen will. Sie produziert enorme Mengen FSH und schüttet gleichzeitig massenhaft luteinisierendes HormonHormon, luteinisierendes (LH) aus, um die Ovulation in Gang zu bringen. Dadurch wird im Gehirn der Hypothalamus aufgeschreckt, der ebenfalls aktiv wird und mehr GnRH (Gonadotropin freisetzendes Hormon) ausschüttet.

In der Zeit der Geschlechtsreife liegt der Normalwert des zirkulierenden FSH unter 10 MIE/ml. Jetzt aber kann er auf über 40 und mitunter bis auf 1000 MIE/ml emporschießen. Wenn der FSH-Spiegel erst einmal angestiegen ist, kann er mitunter schwanken, bleibt aber meist für den Rest Ihres Lebens erhöht, allerdings gewöhnt sich der Körper schließlich an dieses Niveau.

Die in der Perimenopause verbliebenen Östrogen bildenden Zellen reagieren auf das FSH und arbeiten mit Volldampf, um noch mehr Hormon zu produzieren. Eine geringe Menge zusätzlichen Östrogens kann außerdem durch Fettzellen aus den Androgenen (männliche Hormone, die jede Frau in der Nebennierenrinde und in den Ovarien bildet) gewonnen werden.

Aus diesem Grund kann Ihr Östrogenspiegel zu der Zeit, da die Ovarien die Arbeit einstellen, paradoxerweise astronomisch hoch werden. Und falls kein Progesteron verfügbar ist, um die aufgebaute Schleimhaut abzutragen, entsteht vielleicht eine Hyperplasie, also eine übermäßig proliferierte Gebärmutterschleimhaut. Sie kann, wenn man ihrem Wachstum nicht Einhalt gebietet, die Weichen für eine Krebserkrankung stellen.

Eine Ausnahme von der Regel

Obwohl von einer Hormonsubstitution während der Perimenopause ausdrücklich abgeraten wird, lassen sich heftige Wechseljahresbeschwerden, wenn es gar nicht anders geht, durch winzige Östrogen-Gaben gefahrlos mildern. Zu diesem Zweck verwendet man normalerweise ein Hautpflaster (z.B. Climara® oder Estrabeta®), das eine ganz geringe Tagesdosis Östrogen (0,025 mg) freigibt.. Diese reicht in den meisten Fällen gerade aus, um die Beschwerden zu beseitigen, ist aber zu gering, um Unheil anrichten zu können.

Hilfe durch ein Gestagen

Wenn Ihre unberechenbaren Blutungen und vorzeitigen Menopausensymptome Sie nerven, gibt es zwei vertretbare Möglichkeiten, die Perioden wieder in einen schönen, verlässlichen Rhythmus zu bringen, bis endgültig damit Schluss ist.

Die erste Möglichkeit ist, alle vier oder alle acht Wochen ein Gestagenpräparat zu schlucken. Es wird gewöhnlich in Tagesdosen von 5 bis 10 mg verordnet und soll 10 bis 14 Tage pro Zyklus eingenommen werden. Dadurch bekommen Sie bis zur Menopause regelmäßige Perioden, die jeweils ein paar Tage nach der Einnahme der letzten Gestagenpille einsetzen. Das Gestagen sorgt auch dafür, dass die Gebärmutterschleimhaut jeden Monat sauber abgestoßen wird, und genau zu diesem Zweck wird es häufig verordnet. Bei vielen Frauen bildet sich in diesem Lebensabschnitt so viel Endometriumgewebe, dass sie ein Gestagen benötigen, um zu starke Wucherungen der Gebärmutterschleimhaut zu verhindern.

Die alleinige Gabe von Progesteron kann auch dazu dienen, routinemäßige Endometriumbiopsien zu vermeiden. Die Biopsie ist ja das übliche Verfahren, unregelmäßige Blutungen zu untersuchen, um sicherzugehen, dass diese klimakterisch bedingt sind und nicht auf krankhaften Veränderungen beruhen. Wenn hingegen die Behandlung mit einem Gestagen regelmäßige Perioden – und keine Blutungen außer der Reihe – bewirkt, weiß der Arzt, dass alles in Ordnung ist, ohne eine Biopsie vornehmen zu müssen. Mehr über die Beurteilung des Zustandes Ihrer Gebärmutterschleimhaut können Sie im dreizehnten Kapitel nachlesen.

Manche Frauen leben während dieser Übergangsphase in der ständigen Furcht vor einer möglichen Schwangerschaft. Durch das Gestagen und die beruhigenden monatlichen Abbruchblutungen im Gefolge wird ihnen auch diese Sorge genommen.

Sobald Sie schließlich nicht mehr genügend Östrogen bereitstellen können, um allmonatlich die Gebärmutterschleimhaut aufzubauen, hören die regelmäßigen Blutungen auch dann auf, wenn Sie weiterhin ein Gestagen nehmen. Dann wissen Sie, dass Ihre Menopause eingetreten ist.

Regulierung des Menstruationszyklus durch orale Kontrazeptiva

Ob Sie es glauben oder nicht: als zweite Möglichkeit, bis zur Menopause ohne unberechenbare Blutungen oder vorzeitige Hitzewallungen zu leben, kommt die »Pille« in Frage. Wenn Sie noch Menstruationsblutungen bekommen und nicht schwanger werden wollen, können niedrig dosierte orale Kontrazeptiva Ihren Östrogenspiegel auf das frühere Niveau einregulieren. Die neuen, sehr niedrig dosierten oralen Kombinationspräparate (Östrogen plus Gestagen) regulieren Ihre Blutungen, stellen wieder einen beruhigenden monatlichen Rhythmus her, verhüten darüber hinaus zuverlässig eine Schwangerschaft und lindern Menopausensymptome.

Damit nicht genug. Es hat sich herausgestellt, dass orale Kontrazeptiva bei Langzeiteinnahme die Knochendichte verbessern und das Risiko, an Gebärmutter- oder Eierstockskrebs zu erkranken, um mehr als 50 Prozent senken. Bei Frauen, die orale Verhütungsmittel nehmen, treten auch seltener Ovarialzysten und gutartige Brusttumoren auf.

Alles in allem kann die sehr knapp dosierte Antibabypille in den Wechseljahren Wunder wirken. Für manche Frauen kommt sie jedoch wegen Nebenwirkungen wie Empfindlichkeit der Brüste, Gewichtszunahme, Wasseransammlung im Gewebe und Depressionen nicht in Frage, sodass diese Frauen auf andere Hilfen angewiesen sind.

Auch Raucherinnen dürfen die »Pille« nicht nehmen. Die modernen oralen Kontrazeptiva enthalten zwar viel niedrigere Hormondosen als die früheren Präparate, aber dennoch verstärken sie bei Raucherinnnen erheblich das Risiko von Blutgerinnungsstörungen und Herzleiden.

Dr. MARY C. DAVIS von der Staatsuniversität Arizona berichtete 1999 über eine Untersuchung, in der die Wirkungen des Rauchens und oraler Kontrazeptiva bei akutem Stress quantitativ bestimmt wurden. Eines der wichtigsten Ergebnisse war, dass die Benutzerinnen oraler Verhütungsmittel wesentlich stärker mit ihrem Herz-Kreislauf-System auf Stress reagierten – aber *nur*, wenn sie gleichzeitig Raucherinnen waren.

Machen Sie sich keine Sorgen, falls Sie Nichtraucherin sind. Die sehr niedrig dosierten oralen Kontrazeptiva, die im Vergleich zu den Vorgängerpräparaten nur etwa ein Viertel der Östrogendosis und weniger als die Hälfte der Gestagendosis enthalten, wurden von der amerikanischen Arzneimittelbehörde FDA für gesunde Nichtraucherinnen bis Fünfzig oder bis zur Menopause, je nachdem was zutrifft, als sicher zugelassen.

Der aktuelle Stand: Pille versus Hormonsubstitution

Orale Kontrazeptiva *unterdrücken* und *ersetzen* die körpereigene Östrogenbildung, während die Hormonsubstitutionstherapie Östrogen zu der bereits vorhandenen Menge *hinzufügt*, die während der Perimenopause schwindelnde Höhen erreichen kann, da die Ovarien auf den massiven Druck der Hirnanhangsdrüse, wieder aktiv zu werden, antworten. Gleichzeitig gewährleisten Ovulationshemmer eine ausreichende Versorgung mit Gestagen.

Während Sie orale Kontrazeptiva nehmen, können Sie nicht feststellen, ob Ihre Menopause eingetreten ist, außer wenn Sie die Einnahme für eine oder zwei Wochen unterbrechen und dann Ihren FSH-Spiegel messen lassen. Falls er über 40 MIE/ml liegt, sind Sie in der Menopause und können, wenn Sie es möchten, direkt auf die Hormonsubstitutionstherapie umsteigen. Sie könnten weiter die »Pille« nehmen, um die fehlenden körpereigenen Hormone zu ersetzen. Dann würden Sie aber unter Umständen mehr Hormone zuführen, als Sie brauchen. Folglich ist die HST die vernünftigere Alternative.

Nehmen Sie versuchsweise Vitamine

Falls Hitzewallungen Ihr einziges Problem während des Wechsels darstellen, genügt oft die tägliche Zufuhr von Vitamin E, um diese unter Kontrolle zu halten. Vitamin E ist ein Antioxidans, das oft mäßig ausgeprägte Menopausensymptome wirksam lindert. Zwar ist der Wirkungsmechanismus nicht genau bekannt – zumal Vitamin E ein Koenzym ist, das im menschlichen Körper nicht gebildet werden kann –, aber es scheint den Östrogenspiegel auf einem gleichmäßigeren Niveau zu stabilisieren. Versuchen Sie es zuerst mit zweimal täglich 400 Einheiten, und steigern Sie diese Dosis gegebenenfalls auf maximal 1600 Einheiten.

Bei manchen Frauen sprechen die Symptome auch gut auf Vitamin C und auf B-Vitamine an, wenngleich die Wirksamkeit bislang nicht wissenschaftlich nachgewiesen wurde. Falls Sie einen Versuch machen wollen, nehmen Sie täglich 500 mg Vitamin C und 1 Tablette Vitamin-B-Komplex (z.B. BVK Roche® Kapseln oder Polybion® forte Dragees).

Weitere Ratschläge, wie Sie unangenehme Menopausensymptome bekämpfen können, ohne Östrogen zu nehmen, finden Sie im sechsten Kapitel.

Der Umgang mit Stimmungsschwankungen

Falls Sie während der Übergangsphase ständig unter irritierenden Stimmungsschwankungen leiden, ähnlich wie beim prämenstruellen Syndrom, sprechen Sie mit Ihrem Arzt, ob er Ihnen vielleicht einen leichten Tranquilizer oder ein stimmungsaufhellendes Medikament verordnen kann, bis die quälende Berg- und Talfahrt der Östrogenproduktion zu Ende ist. Oder versuchen Sie, ob Ihnen ein niedrig dosiertes orales KontrazeptivumKontrazeptivum, orales hilft, wie oben beschrieben.

Und bedenken Sie derweil, dass die Perimenopause ein vorübergehender Zustand ist, der selten länger dauert als ein Jahr.

Zum Schluss dann die Menopause

Schließlich bekommen Sie überhaupt keine Menstruationsblutung mehr. Wenn diese zwölf Monate hintereinander ausgeblieben ist, können Sie sicher sein, dass die Menopause eingetreten ist.

Um abzuklären, dass dies tatsächlich der Fall ist, wird Ihr Arzt, vor allem bevor er Ihnen die Hormonsubstitutionstherapie verordnet, eine Blutprobe von Ihnen nehmen, um den FSH-Spiegel bestimmen zu lassen. Je näher Ihre Menopause ist, um so höher ist Ihr FSH-Spiegel. Ein Wert zwischen 20 und 25 MIE/ml zeigt an, dass der Wechsel im Gang ist. Ein FSH-Spiegel von 40 MIE/ml oder darüber beweist, dass Ihre Menopause tatsächlich eingetreten ist.

4 Was geschieht bei der Menopause?

Die Menopause ist die endgültig letzte Menstruationsblutung. Sie ist nur ein einzelnes Ereignis, ein Glied in einer langen Kette physiologischer Prozesse, die man unter dem Begriff »klimakterisches Syndrom« zusammenfasst. Dieses Syndrom besteht aus einer Folge von Ereignissen, die sich über einen Zeitraum von mehr als 35 Jahren erstrecken können. Sie beginnen etwa um das dreißigste Lebensjahr, wenn die Östrogenbildung ganz allmählich abnimmt, und dauern oft weit über die Menopause hinaus an.

Das Klimakterium umfasst die Jahre der abnehmenden Östrogenproduktion vor und nach der letzten Regelblutung. Zu einem bestimmten Zeitpunkt des Klimakteriums, wenn nämlich die Ovarien nicht mehr genügend Hormon produzieren, um den Eisprung und die monatliche Blutung zu veranlassen, tritt die Menopause ein. Inzwischen nimmt das Klimakterium seinen Lauf: der Hormonspiegel sinkt unaufhaltsam, und dies zieht weitere Veränderungen in Ihrem Körper nach sich.

Der ganze Verlauf entspricht einer umgekehrten Pubertät. Alle Teile und reproduktiven Funktionen des Körpers, die sich während der Pubertät entwickelten und dann durch Östrogen fit blieben, beginnen sich jetzt wieder zurückzubilden, da die Ovarien allmählich ihre beherrschende Funktion einbüßen.

Wann findet die Menopause statt?

Das Durchschnittsalter bei der Menopause, der allerletzten Periode, beträgt 52 Jahre, der Normalbereich liegt zwischen 45 und 55 Jahren. Natürlich gibt es auch Frauen, bei denen sie viel früher oder auch viel später eintritt. Ungefähr fünf Prozent aller Frauen menstruieren über das 53. Lebensjahr hinaus, manche sogar noch mit über sechzig Jahren. Etwa acht Prozent der Frauen haben ihre Menopause vor dem vierzigsten Lebensjahr.

Ihre Gene bestimmen weitgehend, in welchem Alter die Menopause eintritt. Wenn also keine äußeren Faktoren eingreifen, werden Sie ihre letzte Periode etwa im gleichen Alter wie Ihre Mutter, Ihre Großmutter und Tanten mütterlicherseits und Ihre Geschwister bekommen.

Niemand weiß, warum die Ovarien zu einem bestimmten Zeitpunkt die Östrogenproduktion einstellen, aber wahrscheinlich geschieht es, wenn die Eibläschen oder Follikel endgültig erschöpft sind. Mädchen besitzen bei ihrer Geburt ungefähr 400000 Follikel. Im Alter von vierzig Jahren verfügt die Durchschnittsfrau nur noch über 5000 bis 10000 Follikel, und dieser Bestand nimmt unaufhaltsam weiter ab.

Entgegen einem weitverbreiteten Glauben hat der Zeitpunkt der ersten Monatsblutung (Menarche) keinen Einfluss auf das Alter, in dem die Menopause eintritt. Tatsächlich besteht überhaupt kein Zusammenhang zwischen diesen beiden wichtigsten biologischen Ereignissen im Leben einer Frau. Für die Zukunft spielt es also keine Rolle, ob Sie Ihre Periode mit elf oder mit siebzehn Jahren bekamen.

Natürlich tritt die Menopause unabhängig von Ihrem Alter *schlagartig* von heute auf morgen ein, falls Ihre Eierstöcke schwer geschädigt oder chirurgisch entfernt werden, bevor sie von sich aus die Hormonproduktion eingestellt haben.

Ursachen einer verfrühten Menopause

Wenn Sie zu jenen acht Prozent der Frauen gehören, deren Menopause spontan (das heißt, ohne chirurgischen Eingriff) vor dem vierzigsten Lebensjahr eintritt, liegt das wahrscheinlich daran, dass Sie aus einer Familie stammen, in der sich der Eivorrat der Frauen sehr frühzeitig erschöpft. Es gibt aber auch noch ein paar andere, wenngleich seltene Ursachen. Manche Frauen haben eine anormale Chromosomenzahl geerbt und bilden deswegen bereits in jungen Jahren, manchmal schon in den Zwanzigern, kein Östrogen mehr. Gelegentlich leiden Frauen auch an einer Immunkrankheit, die zur Folge hat, dass die Betroffenen gegen ihr eigenes Ovarialgewebe Antikörper bilden.

Bei Frauen, denen lange vor dem mutmaßlichen Zeitpunkt der Menopause die Gebärmutter entfernt wurde (die aber noch ihre Eierstöcke haben), tritt der Wechsel meist früher ein, als in ihren Genen festgelegt ist. Das gleiche gilt für Frauen mit Tubenligatur (Unterbindung oder Durchtrennung der Eileiter zur Empfängnisverhütung). Man führt dies darauf zurück, dass sich durch den operativen Eingriff die Durchblutungsverhältnisse im Becken verändern.

Auch bei starken Raucherinnen kann die Menopause vorzeitig eintreten. Frauen, die rauchen, kommen meist fünf bis zehn Jahre früher in die Wechseljahre als ihre nicht rauchenden Verwandten. Falls Sie zu den Raucherinnen gehören, sollte die Tatsache, dass diese Sucht einen normalen biologischen Vorgang so schwer beeinträchtigen kann, ein weiterer Grund für Sie sein, das Laster aufzugeben.

Zunehmend häufiger sind heute außerdem Chemotherapien und Bestrahlungen für eine vorzeitige Menopause verantwortlich, weil immer mehr Frauen eine Krebserkrankung überleben. Beide Arten der Behandlung können die Funktion der Eierstöcke lahm legen und somit den Eintritt der Menopause beschleunigen.

Folgen der frühen Menopause

Viele Frauen begrüßen eine frühe Menopause, weil sie dann keine Monatsblutung mehr bekommen und nicht mehr schwanger werden können. Allerdings hat die vorzeitige Menopause oder auch ihr Eintritt an der unteren Grenze des Normalbereichs einige Nachteile.

Die Hauptgefahr besteht darin, dass Sie viel früher an den Folgen des Östrogenmangels leiden werden als bei späterem Eintritt der Menopause. Durch die zusätzlichen Jahre ohne Östrogen verlängert sich die Zeitspanne, in der sich manche mit dem Östrogenmangel einhergehenden Gesundheitsstörungen entwickeln können, unter anderem Osteoporose, Veränderungen der Scheide und der Harnröhre sowie koronare Herzkrankheit, Makuladegeneration und Alzheimer-Krankheit.

Andererseits ist die Gefahr geringer, dass Sie an einem Ovarialkarzinom erkranken, da die Gesamtzeit, in der Ovulationen stattfanden, verkürzt ist. Deswegen tritt das Ovarialkarzinom auch bei Frauen, die eine Zeitlang orale Kontrazeptiva nahmen, seltener auf.

Vorteile der späten Menopause

Falls Sie zu den fünf Prozent der Frauen gehören, die auch nach dem 53. Lebensjahr soviel Östrogen produzieren, dass Eisprung und Monatsblutung weiterhin erfolgen, haben Sie im Vergleich zu den Frauen mit früherer Menopause mehrere Vorteile. Denn je länger die Gewebe des Körpers mit Östrogen versorgt werden, desto länger sind Sie gegen einige der Veränderungen geschützt, die bei Östrogenmangel auftreten.

Östrogen schützt Sie zum Beispiel vor Erkrankungen des Herzens. Es verhindert auch, dass Sie eine Osteoporose bekommen, indem es die Festigkeit der Knochen gleichsam »auf Vorrat« verbessert – für die Zeit, wenn Sie nicht mehr soviel Kalzium einlagern können wie jetzt. Östrogen hilft Ihnen, sich Ihr jugendliches Aussehen zu bewahren. Es erhält das Gewebe der Scheide und der Harnröhre funktionstüchtig.

Da es vom Zeitpunkt des Versiegens ihrer wichtigsten Östrogenquelle ungefähr zehn Jahre dauert, bis die Gewebe deutlich beeinträchtigt sind, haben Sie im Fall einer späten Menopause klare Vorteile.

Die einzigen wirklichen Nachteile einer späten Menopause bestehen in einem etwas größeren Brustkrebsrisiko und einem geringfügig höheren Risiko, ein Ovarialkarzinom zu bekommen. Je mehr Ovulationen Sie nämlich im Laufe Ihres Lebens haben, desto größer ist die Wahrscheinlichkeit, an dieser Art Krebs zu erkranken. Wenn Sie die Fünfzig überschritten haben und noch nicht in der Menopause sind, ist es außerordentlich wichtig, dass Sie mindestens einmal jährlich zum Frauenarzt gehen und Ihre Ovarien sehr gründlich untersuchen lassen (Tastbefund), vielleicht mit einer ergänzenden Ultraschalluntersuchung, um sicher zu gehen, dass alles in Ordnung ist. In den frühen Stadien verursacht das Ovarialkarzinom nämlich keine Symptome.

Körperliche Veränderungen

Von vielen der typischen körperlichen Veränderungen, die sich jetzt nach und nach bemerkbar machen, ist *jede* Frau in der Menopause betroffen. Bei jeder Frau hören eines Tages Menstruation und Fruchtbarkeit endgültig auf. Die Fortpflanzungsorgane verändern sich und schrumpfen bei jeder Frau, sobald sie nicht mehr für Empfängnis und Schwangerschaft benötigt werden. Die Folgen des Mangels an weiblichen Hormonen, die sie bislang seit der Pubertät gebildet hat, zeigen sich bei jeder Frau an der Haut, den Muskeln, dem Herzen, der Scheide, der Harnröhre und den Knochen.

Die ursprünglich walnussgroßen Eierstöcke schrumpfen auf ein Drittel. Die Schleimsekretion in Gebärmutterhals und Scheide nimmt allmählich ab. Die Gebärmutterschleimhaut wird dünner und bildet sich zurück, bis sie schließlich funktionsuntüchtig wird. Die Gebärmutter (ursprünglich etwa faustgroß und ungefähr fünf Zentimeter dick) wird nach und nach etwa um zwei Drittel kleiner.

Die Scheide und das äußere Genitale schrumpfen, und die Wände der Scheide werden dünner, trockener, empfindlicher und verlieren ihre Geschmeidigkeit und Elastizität. Die Vaginalschleimhaut wird dünner, weil die Epithelzellen, die unter Östrogenwirkung eine solide Schutzschicht bildeten, verschwinden.

Der Abstand zwischen Scheide und Harnröhre wird geringer, und auch das Gewebe der Harnröhre wird dünner und empfindlicher. Parallel verliert die Harnblase ihre Elastizität und kann den Urin nicht mehr so gut wie bisher halten. Die Beckenbodenmuskeln, die den inneren Organen Halt geben, erschlaffen, sodass die Organe im Unterleib sich nach unten verschieben können.

Die bislang dicke Schicht von Unterhautfettgewebe in den Brüsten wird abgebaut, und das Drüsengewebe schrumpft, weil es nicht mehr zum Stillen eines Säuglings benötigt wird.

Jede Frau verliert einen großen Teil der subkutanen Fettschicht und beobachtet eine deutliche Abnahme des Fett- und Feuchtigkeitsgehaltes der Haut. Die Muskeln werden meist etwas schlaffer, und die Knochenmasse nimmt verstärkt ab. Dem Herz-Kreislauf-System fehlt die Schutzwirkung des Östrogens gegenüber dem HDL-Cholesterin, und die Arterien werden enger und weniger elastisch.

Diese Veränderungen widerfahren jeder Frau nach der Menopause, weil alle betroffenen Gewebe Östrogenrezeptoren enthalten und folglich in irgendeiner Weise durch das Hormon stimuliert werden. Ohne den Einfluss des Östrogens reagieren sie mit Veränderungen, die sämtlich atrophischer Natur sind. Im allgemeinen werden sie innerhalb von drei Jahren nach der Menopause erkennbar, doch sind erste Anzeichen mitunter auch schon früher zu beobachten.

Der Zeitpunkt ist individuell verschieden

Bei jeder Frau geht die biologische Uhr etwas anders. Falls Ihre Eierstöcke, neben den Nebennieren und dem Fettgewebe, auch nach der Menopause noch Östrogen bilden – das natürlich nicht mehr genügt, um eine Ovulation und eine Menstruationsblutung auszulösen –, dann erfolgen alle diese Veränderungen einigermaßen gemächlich. Wenn hingegen die Ovarien operativ entfernt werden oder ihre Funktion abrupt ausgeschaltet wird und folglich die Ausschüttung von Östrogen nahezu vollständig aufhört, finden die Veränderungen viel schneller statt.

Das Ende der Fortpflanzungsfähigkeit

Wenn Sie bedenken, dass die meisten Teile der weiblichen Anatomie, die sich nach der Menopause verändern, mit der Fortpflanzungsfähigkeit zusammenhängen, wird Ihnen klar, was da vor sich geht. Da sich der Organismus nicht mehr darauf einstellen muss, für die Entwicklung und Ernährung eines Fetus gerüstet zu sein, tritt er fortpflanzungsmäßig in den Ruhestand ein. Viele Frauen empfinden das als Befreiung, und die meisten begrüßen heute das Aufhören der Monatsblutung und der Fruchtbarkeit mit Erleichterung und vielfach mit Freude.

Es ist heute jedoch möglich, dass Frauen auch nach der Menopause, speziell wenn die Ovarien schon früh keine reifen Eier mehr bilden, durch Eispende und In-vitro-Fertilisation schwanger werden, indem man das Ei der Spenderin mit dem Sperma des Partners befruchtet und in die Gebärmutter implantiert. Und nicht nur dies ist technisch möglich und inzwischen auch praktiziert worden, sondern es lassen sich auch vor der Menopause eigene Eier gewinnen und befruchten und diese Embryonen für später einfrieren. Diese neuen Verfahren können bei Frauen, die glaubten, die Zeit des Kinderkriegens hinter sich zu haben, zu erfolgreichen Schwangerschaften führen.

Vorübergehende Veränderungen

Bei der Menopause treten gewöhnlich noch weitere Veränderungen ein, die allerdings nicht jede Frau in der gleichen Ausprägung erlebt. Es sind dies vorübergehende Reaktionen auf den nunmehr niedrigen weiblichen Hormonspiegel. Dabei handelt es sich mehr um »Symptome« dieser enormen hormonellen Umstellung als um atrophische Veränderungen in den Geweben.

Das häufigste Symptom ist natürlich die wohlbekannte Hitzewallung, eine plötzlich im Oberkörper aufschießende Hitzewelle mit Schweißausbruch. Es gibt aber noch viele andere häufige Symptome: Herzklopfen, Schlaflosigkeit, Taubheitsgefühl, »Ameisenlaufen« und Kribbeln der Haut, ungewohnte Schmerzen, Kurzatmigkeit, Schwindel, Müdigkeit, Kopfschmerzen, Reizbarkeit und/oder Niedergeschlagenheit.

Das ist eine ziemlich lange Liste, doch leidet keine Frau jemals an all diesen Symptomen und wahrscheinlich keine auch nur an einem Großteil derselben. Manche Frauen bekommen überhaupt keine Beschwerden. Falls Sie aber welche haben, sind es nicht etwa Produkte Ihrer Einbildung, sondern handfeste körperliche Phänomene. Sie sind nicht gefährlich, können Ihnen indessen das Leben ziemlich schwer und mitunter sogar zur Hölle machen. Sie gehen jedoch schließlich auch vorüber.

Etwa jede zehnte Frau zeigt keine ausgeprägten Anzeichen der Menopause und würde nichts davon merken, wenn ihre Monatsblutungen nicht ausblieben. Dies ist dadurch bedingt, dass die Produktion der weiblichen Hormone ganz langsam und allmählich abnimmt und infolgedessen der Organismus der Frauen Zeit hat, sich ohne Stress umzustellen. Außerdem produzieren diese Frauen wahrscheinlich weiterhin noch Östrogen, wenn auch keineswegs in ausreichenden Mengen, um fruchtbar zu sein und Perioden zu bekommen.

Die übrigen Frauen, die Mehrzahl also, bekommen einige Symptome. Die meisten Frauen beobachten zumindest ein paar Hitzewallungen und ungewöhnlich starkes Schwitzen, was sie aber häufig nicht als störend empfinden, sondern bloß mit Interesse registrieren. Bei anderen Frauen wiederum sind die Hitzewallungen, die Schweißausbrüche und manche anderen Symptome mitunter so häufig oder so ausgeprägt, dass sie die Lebensqualität beeinträchtigen.

Wie sollen Sie nun mit diesen Symptomen umgehen? Können Sie damit leben, oder müssen Sie etwas dagegen tun? Über die möglichen Hilfen geben das sechste und siebte Kapitel Auskunft.

5 Hitzewallungen und andere merkwürdige Symptome

Niemand kann vorhersagen, wie Sie die Menopause bewältigen werden; denn die Menschen sind verschieden. Manche Frauen bemerken den Wechsel kaum. Sie bekommen einfach keine Monatsblutung mehr, und damit ist die Sache erledigt. Andere erleben diese Zeit als einen der schwierigsten Lebensabschnitte und haben Symptome, die ihnen ein normales Dasein unmöglich machen. Die meisten Frauen sind zwischen diesen beiden Extremen angesiedelt und haben geringfügige bis ausgeprägte Symptome.

Egal, wie Sie sich fühlen, denken Sie daran, dass Sie *normal* sind und sich diese physiologischen Reaktionen nicht einbilden. Es handelt sich um ein messbares körperliches Geschehen mit einem breiten Spektrum ganz normaler Symptome.

Warum reagieren die Frauen so verschieden?

Ob Sie in der Menopause die angesprochenen Symptome bekommen oder nicht, können Sie selbst nicht beeinflussen; denn dies hängt im Wesentlichen davon ab, wie schnell Ihr Körper – genetisch bedingt – die Östrogenproduktion einstellt und über wie viel Östrogenrezeptoren Sie verfügen.

Bei sehr raschem Östrogenverlust wird Ihnen Ihr sinkender Hormonspiegel wahrscheinlich schwer zu schaffen machen. Deswegen sind Frauen, die infolge einer Operation oder einer Stillegung der Ovarien durch Chemotherapie oder Bestrahlung oder krankheitsbedingt plötzlich keine Hormone mehr bilden können, gewöhnlich am schlimmsten beeinträchtigt. Falls Sie jedoch eine günstigere Erbanlage haben und Ihre Fähigkeit, Östrogen zu bilden, nur langsam einbüßen – vor allem, wenn Sie wie viele Frauen weiterhin ziemlich viel

Östrogen in den Nebennieren, im Fettgewebe und auch in den Eierstöcken produzieren –, werden Ihre Symptome unbedeutend sein.

Die moderne Medizin geht davon aus, dass die Art, wie Hitzewallungen erfolgen, von der Anzahl der Östrogenrezeptoren im Hypothalamus abhängt, der für die Temperaturregulation zuständig ist. Manche Frauen haben 100000 derartige Rezeptoren, die mit Östrogen gefüttert werden wollen; andere Frauen, die übrigens völlig normal sind, haben nur so um die 2000. Wenn die Östrogenbildung versiegt, pflegen die Frauen mit den meisten Rezeptoren am schlimmsten zu leiden.

Eine Wertung der jeweiligen Reaktionen auf den Östrogenmangel ist völlig fehl am Platz. Hitzewallungen, Herzklopfen, Metallgeschmack im Mund oder Schlaflosigkeit sind kein Privileg der Unerfüllten, Hypochonder oder der Frauen, die kein gesundes, vernünftiges, aktives Leben geführt haben. Ich möchte hier einen Kollegen zitieren: »Frauen, die über Hitzewallungen klagen, sind keine Neurotikerinnen, sondern Frauen mit schlimmen Hitzewallungen. Und Frauen, die nicht über Hitzewallungen klagen, sind nicht bewundernswert gelassene und besonders tüchtige Wesen, sondern schlicht Frauen, die *keine* schlimmen Hitzewallungen haben.«

Hören Sie auf, sich wie so viele Frauen Vorwürfe zu machen, wenn Sie quälende Symptome haben, und nutzen Sie Ihre Kräfte, um sie in den Griff zu bekommen.

Übrigens kommen Hitzewallungen häufiger bei Frauen vor, die früh in die Menopause kommen. Dies trifft auch auf schlanke Raucherinnen zu, vielleicht weil Rauchen eine Anti-Östrogenwirkung hat und schlanke Frauen zu wenig Fettgewebe haben, um daraus viel Östrogen zu erhalten.

Nehmen Sie Beschwerden nicht einfach hin!

Die typischen Menopausensymptome, wie Hitzewallungen und Geschmacksstörungen, sind nicht gefährlich oder schädlich, wie unangenehm sie auch sein mögen. Abgesehen von seltenen Fällen, sind sie außerdem, selbst wenn Sie nichts dagegen unternehmen, nach einiger Zeit ausgestanden.

Falls sie Ihnen aber das Leben schwer machen, müssen Sie das nicht einfach ertragen, obgleich erstaunlich viele Frauen sich über Monate und sogar Jahre damit quälen, bevor sie ärztliche Hilfe suchen. Sämtliche Symptome lassen sich durch die Hormonsubstitutionstherapie, die heute für praktisch jede Frau unbedenklich ist, binnen kurzer Zeit beheben. Sollten Sie kein Östrogen nehmen dürfen oder wollen, können andere Maßnahmen oft lindernd wirken. Wofür Sie sich auch entscheiden, bedenken Sie, dass Sie nicht unnötig leiden müssen, denn es gibt Hilfen. In jedem Fall ist es sinnvoll, den Kampf aufzunehmen!

Die berüchtigten Hitzewallungen

Die Hitzewallung oder »fliegende Hitze« ist unter den wechselnden, vorübergehenden Symptomen das häufigste. Hitzewallungen können gering oder stark ausgeprägt sein, sie können wenig stören oder einen zur Verzweiflung bringen. Mitunter sind sie geradezu erschreckend, tatsächlich jedoch ziemlich harmlos.

Neun von zehn Frauen haben nach der Menopause Hitzewallungen oder andere ebenso merkwürdige *vasomotorische Störungen*, die mit der Regulation der Körpertemperatur zusammenhängen. Bei der Hälfte dieser Frauen sind die Symptome nach einem Jahr ausgestanden. Dreißig Prozent haben bis zu zweieinhalb Jahre damit zu tun. Die restlichen zwanzig Prozent leiden längere Zeit – vielleicht fünf bis zehn, manchmal sogar zwanzig Jahre – an Hitzewallungen und/oder anderen vasomotorischen Symptomen. Manche Frauen, schätzungsweise zwei bis drei Prozent, haben das Pech, sich bis an ihr Lebensende damit plagen zu müssen. Da viele Frauen in den 1970er und 1980er Jahren die Östrogensubstitution wegen der Berichte über einen Zusammenhang mit Krebs abbrachen oder Angst hatten, damit zu beginnen, sehen die Ärzte heutzutage eine erstaunliche Anzahl von Frauen, die vor Jahren ihre Menopause hatten, niemals Östrogen einnahmen und immer noch an schweren Hitzewallungen leiden.

Viele Frauen bekommen nur drei oder vier Hitzewallungen am Tag und nehmen diese kaum wahr, während andere gleichsam nacheinander dreißig, vierzig oder sogar fünfzig schwere Attacken haben. Meistens sind die Hitzewallungen nachts am schlimmsten.

Die wichtigsten Fakten über Hitzewallungen

- Eine Hitzewallung ist die Empfindung plötzlicher starker Wärme, die den Körper meist nur von der Taille aufwärts und ganz besonders im Gesicht und am Hals überflutet. Dabei werden die Blutgefäße an der Körperoberfläche erweitert, was häufig rote Flecken oder eine generelle Rötung der Haut verursacht. Fast immer ist die Hitzewallung von einem heftigen Schweißausbruch begleitet. Viele Frauen schwitzen so extrem, dass sie sich vollständig umkleiden oder die Bettwäsche wechseln müssen, während andere sich bloß die Stirn zu trocknen brauchen.
- Oft spürt man schon ein paar Sekunden vorher, dass eine Hitzewallung im Anmarsch ist. Manche Frauen haben eine *Aura* oder ein unbehagliches Gefühl, das ihnen die drohende Wallung ankündigt.
- Auf die Hitzewallung folgt oft ein Kältegefühl bis zum Schüttelfrost. Diese Reaktion ist von einem Gefühl der Gänsehaut begleitet, das einige Stunden anhalten kann.
- In mehreren Untersuchungen wurde nachgewiesen, dass während einer Hitzewallung die Hauttemperatur messbar ansteigt und die Pulsfrequenz um zehn bis fünfzehn Prozent beschleunigt wird. Diese Veränderungen beginnen unmittelbar vor dem Hitzeanfall.
- Im allgemeinen dauert eine Hitzewallung drei bis sechs Minuten, sie kann aber gelegentlich auch bis zu einer Stunde anhalten.
- Manche Frauen leiden an einer Variante der Hitzewallungen – ihnen bricht der »kalte Schweiß« aus, und das dürfen Sie wörtlich nehmen – ein plötzliches Kältegefühl mit heftigem Schweißausbruch und unkontrollierbarem Schüttelfrost.

Ursachen der Hitzewallungen

Wenn die Östrogenrezeptoren im Hypothalamus nicht mehr ordentlich mit Östrogen gefüttert werden, produziert diese endokrine Drüse einen adrenalinähnlichen Neurotransmitter (Überträgerstoff zwischen Nerven), der die Systeme, die für die Wärmeregulation im Körper zuständig sind, beeinträchtigt und dadurch die Symptome verursacht.

Wie ausgeprägt ein Östrogenmangel sein muss, um Hitzewallungen hervorzurufen, unterliegt starken interindividuellen Schwankungen. Manche Frauen bekommen erst dann Hitzewallungen, wenn der Östrogenspiegel ganz niedrig und der FSH-Spiegel extrem hoch ist, andere hingegen haben sie immer wieder während der ganzen Phase der biologischen Umstellung.

Wodurch werden Hitzewallungen ausgelöst?

Wenn Sie besonders empfindlich sind, kann praktisch alles Hitzewallungen auslösen, insbesondere was schon normalerweise die Körpertemperatur ansteigen lässt oder die Kapillaren erweitert. Mögliche Auslöser einer Hitzewallung sind beispielsweise körperliche Anstrengung, erhöhte Außentemperatur, Überarbeitung, zu warme Kleidung, Furcht, Freude, Aufregung, Angst oder Stress. Auch Alkohol und Koffein, die ja eine Weitstellung der Kapillaren verursachen, wirken sich in diesem Sinn aus, desgleichen heiße Getränke und scharf gewürztes Essen.

Zwar treten Hitzewallungen meist seltener auf, wenn Sie entspannt und ausgeruht sind, aber dennoch sind sie nachts am schlimmsten. Warum dies so ist, wissen wir nicht; wahrscheinlich liegt es jedoch daran, dass der Hypothalamus am stärksten reagiert, wenn sich alle anderen Funktionen im Zustand der Ruhe befinden.

Wie lassen sich Hitzewallungen mildern?

Wenn Sie Hitzewallungen bekommen sollen, bleiben sie Ihnen nicht erspart – es sei denn, Sie nehmen Östrogen. Manchmal gelingt es aber, sie abzuwenden, indem Sie einige praktische Maßnahmen ergreifen. Sorgen Sie zum Beispiel dafür, dass Sie genügend Ruhe bekommen, denn Müdigkeit macht Sie empfindlicher. Tragen Sie mehrere Kleidungsstücke übereinander, damit Sie etwas ausziehen können, sobald es Ihnen zu warm wird. Versuchen Sie, in kritischen Situationen möglichst gelassen zu bleiben. Meiden Sie heiße Getränke. Verzichten Sie auf Speisen und Getränke, die erfahrungsgemäß bei Ihnen Hitzewallungen auslösen. Ernähren Sie sich ausgewogen, und verschaffen Sie sich genügend körperliche Bewegung. Und studieren Sie gründlich die Ratschläge und Hinweise im folgenden Kapitel – von der Hormonsubstitutionstherapie bis zu Entspannungstechniken.

Weitere typische Menopausensymptome

In diesem Lebensabschnitt können auch einige andere ungewohnte Empfindungen auftreten, die mit der Menopause zusammenhängen. Sie alle beruhen auf der Labilität der Gefäßregulation und sind als Gegenstück zu den Hitzewallungen aufzufassen.

Ein solches Symptom sind anfallsartige heftige, schnelle Herzschläge, sogenannte Palpitationen. Diese vasomotorische ReaktionReaktion, vasomotorische tritt in der Menopause sehr häufig auf und bedeutet nicht, dass Sie herzkrank sind.

Gelegentlich kann Ihnen schwindlig werden. Es kann hin und wieder passieren, dass Sie ohnmächtig werden oder sich wie seekrank fühlen. Oder Sie haben plötzlich einen merkwürdigen Geschmack nach Salz oder Metall im Mund. Oder Sie spüren sonderbare Gelenk- oder Muskelschmerzen. Die Augen und manchmal auch der Mund fühlen sich trocken an. Sie sind reizbar, müde, oder Ihnen ist zum Heulen zu Mute. Sie bekommen Kopfschmerzen, leiden manchmal unter Atemnot oder können abends nicht einschlafen.

Vielleicht registrieren Sie auch merkwürdige Empfindungen in den Armen und Händen, speziell in den Fingern – und auch hier handelt es sich um vasomotorische Symptome. Manche Frauen beschreiben sie als Prickeln oder Kribbeln, während anderen immer wieder die Finger »einschlafen«.

Das merkwürdigste und oft beunruhigendste aller Menopausensymptome ist wohl das »Ameisenlaufen«, ein kribbelndes Gefühl auf der Haut. Glücklicherweise kommt es selten vor. Eine meiner Patientinnen deutete es als bevorstehenden Nervenzusammenbruch und war kolossal erleichtert, als sie erfuhr, dass es sich um ein typisches Menopausensymptom handelt. Noch erleichterter war sie, als sie feststellte, dass dieses Ameisenlaufen durch die Östrogensubstitution beseitigt wurde.

Schlafstörungen

Mit zunehmendem Östrogenmangel leiden fast alle Frauen unter mehr oder weniger ausgeprägter Schlaflosigkeit. Manchmal bleibt die Störung jahrelang bestehen.

Manche Ärzte vertreten die Auffassung, dass Schlafstörungen bloß eine Folge der Hitzewallungen sind und dass man durch das Hitzegefühl und das Schwitzen aufwacht. Ganz sicher kann man bei einer starken Hitzewallung, die einen derart erhitzt und schwitzen lässt, dass die Nachtwäsche und womöglich noch Bettlaken und Matratze klitschnass sind, nicht durchschlafen. Fast immer werden Hitzewallungen von Aufwachperioden begleitet.

Die Schlaflosigkeit in der Menopause ist aber mehr als das. Zunächst einmal ist der Schlaf bei Frauen mit einem Östrogenmangel nicht mehr so tief, wie er einst war. Der tiefe REM-Schlaf (das heißt die Traumphase; erkennbar an *rapid eye movements*, raschen Augenbewegungen) ist kürzer, der restliche Schlaf leichter und unruhiger. Auch ändern sich das Schlafmuster und die elektrische Aktivität des Gehirns infolge derselben Störungen im Hypothalamus, durch welche die Hitzewallungen und ein übererregtes zentrales Nervensystem zustande kommen. Ein klassisches Menopausensymptom ist die *Einschlafstörung*, also die Unfähigkeit einzuschlafen, nachdem man zu Bett gegangen ist und die Augen zugemacht hat. Ein anderes Problem ist das Aufwachen mitten in der Nacht, wenn man sich eine oder zwei Stunden hellwach im Bett wälzt. Zwischen Hitzewallungen und Schlafstörungen kann es tatsächlich sehr schwierig werden, genügend Schlaf zu bekommen.

Unter den Symptomen, die eine Frau veranlassen, während dieser Phase der körperlichen Umstellung ärztlichen Rat zu suchen, steht nach den Hitzewallungen die Schlaflosigkeit an zweiter Stelle.

Alles Einbildung?

Wenn Ihr Gefühlsleben um die Zeit der Menopause durcheinander gerät, dürfen Sie sich nicht wundern. Zu den Symptomen, die diesem völlig normalen Lebensabschnitt gemeinhin zugeschrieben werden, zählen Depression, Reizbarkeit, Müdigkeit, innere Spannung, Stimmungslabilität und Angstgefühle. Entgegen einer früheren, irrigen Auffassung wird die Menopause zwar nicht bewirken, dass eine seelisch gesunde Frau »verrückt« wird oder an einer schweren Depression erkrankt, aber die Menopause hat unbestreitbar eine seelische Komponente, und Sie bilden sich das keineswegs alles nur ein. Es gibt dabei einen ganz realen, messbaren physiologischen Aspekt.

Die Gefühle, die von den betroffenen Frauen beschrieben werden, erinnern stark an das prämenstruelle Syndrom (PMS). Wenn es auch nicht mehr modern ist, Stimmungsschwankungen auf die Wechseljahre zu schieben, bleibt die Tatsache bestehen, dass Östrogen ein stimmungshebendes Hormon *ist* und ein Absinken des Östrogenspiegels die seelische Verfassung beeinträchtigen *kann.* Falls Sie sich seelisch angeschlagen fühlen, wird Ihnen daher vielleicht wohler, wenn Sie sich klarmachen, dass es sich nicht um Einbildung handelt.

Nahezu bei jedem Hormon können sich Konzentrationsverschiebungen auf die Stimmung auswirken, und in der Tat führen oft die psychischen Symptome dazu, dass ein hormonelles Ungleichgewicht überhaupt erkannt wird. Östrogen bildet da keine Ausnahme. Genau wie die anderen wechselnden Symptome äußern sich auch die Perioden verstärkter seelischer Belastung am häufigsten und ausgeprägtesten bei jenen Frauen, deren Hormonversorgung abrupt oder sehr schnell endet. Es besteht außerdem eine deutliche Wechselbeziehung zu den Schwankungen des Hormonspiegels, die immer wieder während des Klimakteriums auftreten.

Wie beim prämenstruellen Syndrom

Man hat nachgewiesen, dass prämenstruelle Spannungen mit niedrigen Östrogen- und hohen Progesteronspiegeln unmittelbar vor der Periode zusammenhängen. Viele Frauen fühlen sich um diese Zeit gereizt, nervös und innerlich angespannt. Sobald aber der Östrogenspiegel wieder ansteigt, bessert sich die Stimmung. Zu ähnlichen Veränderungen kommt es nach einer Entbindung. Während der Schwangerschaft nimmt der Östrogenspiegel etwa um das Tausendfache zu. Nach der Geburt des Kindes fällt er steil ab und führt dadurch oft zu einem plötzlichen Stimmungsumschwung und zu Depressionen.

Weniger dramatisch, aber biologisch genauso begründet reagiert Ihr Gefühlsleben auf den sinkenden Östrogenspiegel in der Postmenopause. Diese Reaktion ist zwar physiologisch, kann aber durchaus, wenn die spürbaren Anzeichen des Älterwerdens psychisch schlecht verkraftet werden, sehr heftig ausfallen. Wenn Sie die Menopause als ein entmutigendes Symbol des herannahenden Alters betrachten, werden Sie sich natürlich zumindest zeitweise deprimiert fühlen. Ihre Gefühle werden jedoch auch von Ihrer körperlichen Verfassung beeinflusst. Wenn Sie sich das klarmachen und sich vor Augen halten, dass auch dies vorübergehen wird, können Sie sich davon distanzieren.

Und wahrscheinlich werden Sie diese Schwierigkeiten ziemlich bald überwunden haben. Die emotionale Komponente der Menopause stellt ein Frühsymptom dar, das fast immer innerhalb von knapp einem oder zwei Jahren verschwindet.

Der psychologische Aspekt

Alle möglichen durch Hormonveränderungen ausgelösten emotionalen Reaktionen werden oft durch unsere seelische Verfassung in diesem Lebensabschnitt verstärkt. Nur wenige Frauen werden es in unserer vom Jugendlichkeitswahn besessenen Gesellschaft schaffen, in die Jahre zu kommen und ohne Trauer das Hauptattribut der Jugend zu verlieren – die Fähigkeit, Kinder zu bekommen. Für nahezu jede Frau hat die Menopause ihre betrüblichen und deprimierenden Seiten.

Häufig treten um diese Zeit Identitätskrisen auf; wir überprüfen, was wir können und was wir geleistet haben, und meinen, da sei nichts. Bei den meisten Frauen scheint der Eintritt der Menopause zu bewirken, dass sie die negativen Seiten ihres Lebens betrachten, die nicht erreichten Ziele und die verpassten Gelegenheiten. Wir fürchten, bald nicht mehr attraktiv und sexuell begehrenswert zu sein.

In Wirklichkeit aber muss die Menopause keinerlei Einbußen bedeuten, außer dass Sie keine Periode mehr bekommen und keine Ängste mehr ausstehen müssen, schwanger zu werden. Sie können genauso weiblich, interessant und sexuell aktiv sein wie zuvor, wenn nicht sogar mehr. Da viele Frauen heute mehr über ihren Körper wissen und sich weigern, die alten Werte und Normen zu akzeptieren, die ihnen eine voreingenommene Gesellschaft von der Menopause und dem mittleren Alter aufzwingen will, entdecken sie hier nur eine weitere Möglichkeit, den eigenen Standort zu überdenken und sich neu zu orientieren.

In der Menopause finden noch weitere körperliche Veränderungen statt, bei denen Sie sich vielleicht fragen werden, was los ist. Diese Veränderungen müssen nicht unbedingt auf den niedrigen Östrogenspiegeln beruhen, doch nimmt man einen Zusammenhang an, weil sie meist etwa um die Zeit der Menopause beginnen.

Gewichtszunahme

In den ersten zwei bis vier Jahren nach der Menopause beobachten die meisten Frauen eine Gewichtszunahme, manchmal bis zu zehn Pfund, selbst wenn die Ernährung und körperliche Aktivität im bisherigen Rahmen bleiben. Die Behandlung mit Östrogen kann leider zu dieser Tendenz beitragen, weil sie die Einlagerung von Wasser in den Geweben fördern kann, obgleich sie als solche keine Gewichtszunahme verursacht. Tatsächlich wurde festgestellt, dass Frauen unter Hormonsubstitution meist bedeutend weniger zunehmen als nichtsubstituierte Frauen. Das Problem ist, dass in diesem Lebensabschnitt der Stoffwechsel sich allmählich verlangsamt, die Muskelmasse ab- und das Körperfett zunimmt. Fettgewebe braucht zu seinem Erhalt weniger Kalorien als Muskelgewebe. Sie haben also nur die Möglichkeit, Ihre Kalorienzufuhr einzuschränken und sich mehr zu bewegen. Die Wasserretention können Sie zu beherrschen versuchen, indem Sie weniger Salz essen. Oder Sie nehmen gelegentlich ein mildes Diuretikum (Arzt fragen!), als natürliches Mittel beispielsweise Vitamin B6, um Wassereinlagerungen auszuschwemmen.

Veränderungen der Figur

Die bisherigen Proportionen Ihres Körpers, also die Verteilung von Fett- und Muskelgewebe auf dem Knochengerüst, verändern sich nach der Menopause allmählich. Das Fett auf den Hüften und an den Brüsten nimmt meist etwas ab. Schultern, obere Rückenpartie und Bauch werden dicker, während die Taille und der Brustkorb breiter werden und Sie vielleicht feststellen, dass Sie ein Kugelbäuchlein vor sich hertragen. Im Laufe der Jahre schrumpft auch die Körpergröße, sodass Sie mit Fünfzig vielleicht zweieinhalb Zentimeter kleiner sind als in Ihrer Jugend. In den kommenden Jahrzehnten werden Sie zirka neun Zentimeter kleiner, weil die Wirbelsäule zusammensackt.

Auf die Gewichtsverteilung hat die Hormonsubstitution wenig Einfluss, obwohl sie ein wenig dazu beitragen kann, dass die Polster am gewohnten Platz bleiben. Der beste Rat, den wir Ihnen geben können, ist der, mäßig und vor allem weniger fett zu essen und sich mehr Bewegung zu verschaffen.

Schnarchen

Nach der Menopause beginnen viele Frauen zu schnarchen. Einer der Gründe ist wahrscheinlich, dass die Nasenschleimhaut (wie auch die Schleimhaut von Mund und Augen) infolge des Östrogenmangels trockener wird. Manchmal wird das Schnarchen durch Hormonsubstitution gebessert.

Verschiedene Schmerzen und Beschwerden

Weitere Beschwerden, die um diese Zeit häufig auftreten, sind Rückenschmerzen, speziell im Bereich der Lendenwirbelsäule, und Muskelschmerzen. Die Rückenschmerzen sind teilweise dadurch bedingt, dass Östrogen unter anderem die Aufgabe hat, die Proteingrundsubstanz der Wirbelsäule und die Knochendichte zu erhalten. Die Schmerzen und das Gefühl der Schwäche im Rücken lassen sich also teilweise durch das Fehlen des Hormons erklären.

Die Muskelschmerzen sind wahrscheinlich Ausdruck einer Abnahme der Muskelkraft infolge des gesunkenen Östrogenspiegels bei gleichzeitig verminderter Fähigkeit, nach körperlicher Belastung die entstandene Milchsäure abzubauen.

Arthritisschmerzen

Auch Gelenkschmerzen, die meist durch eine degenerative Arthritis verursacht sind, treten häufig um die Zeit der Menopause auf oder verschlimmern sich. Allerdings ist nicht bekannt, ob ein direkter Zusammenhang zwischen arthritischen Gelenkschmerzen und einem Östrogenmangel besteht. Wir wissen jedoch, dass die Hormonsubstitution den jeweiligen Zustand nicht verschlimmert, sondern tatsächlich schon nach etwa zwei Wochen zu einer oft verblüffenden Linderung sowohl der Muskel- als auch der Gelenkschmerzen führt.

Trockene Augen

Nach der Menopause leiden viele Frauen an einer Austrocknung der Augenbindehaut, weil der Östrogenmangel in vielen Teilen des Körpers – unter ihnen Augen, Nase, Mund und Scheide – die Bildung von Flüssigkeit verringert. Bei den Augen können künstliche Tränen Abhilfe schaffen, desgleichen die Hormonsubstitution sowie die lokale Anwendung steriler Augentropfen. Benetzungsflüssigkeiten für trockene Augen enthalten meist Povidon, Hypromellose oder Hyaluronsäure. Verwenden Sie keine abschwellenden Augentropfen, denn sie können Ihre Beschwerden verschlimmern. Lassen Sie sich in Ihrer Apotheke beraten.

Mundtrockenheit

Der Östrogenmangel nach der Menopause kann auch Mundtrockenheit auslösen, die mitunter von merkwürdigen Geschmacksempfindungen, gesteigerter Empfindlichkeit gegen Heiß und Kalt und von Zahnfleischbluten begleitet ist. Falls die Hormonsubstitution Ihnen keine Linderung verschafft, lutschen Sie versuchsweise zuckerfreie Bonbons, um den Speichelfluss anzuregen.

Was tun gegen die Symptome?

Die Hormonsubstitution wird alle vorübergehenden Symptome der hormonellen Umstellung prompt beseitigen. Nach ein bis zwei Wochen gehören sie der Vergangenheit an. Falls Sie jedoch keine sehr ausgeprägten Symptome haben oder infolge einer vorausgegangenen bösartigen Erkrankung kein Östrogen nehmen dürfen, können Ihnen vielleicht andere Maßnahmen helfen. Wenn Sie es damit versuchen wollen, lesen Sie das nächste Kapitel.

Spätfolgen der Menopause

Im Gegensatz zu den Hitzewallungen und anderen vorübergehenden Menopausensymptomen, die verschwinden, sobald sich der Organismus an den Östrogenmangel gewöhnt hat, gibt es mehrere, *viel wichtigere* Veränderungen, mit denen *alle* Frauen rechnen müssen, die nach der Menopause kein Östrogen nehmen. Es sind dies allmählich zunehmende atrophische Gewebeveränderungen, die nie mehr weggehen, sofern Sie die fehlenden Hormone nicht ersetzen. Wann diese körperlichen Veränderungen auftreten, ist bei jeder Frau verschieden. Wenn Ihre Menopause abrupt eintritt, werden sie viel früher beginnen, als wenn Ihr Hormonspiegel langsam abnimmt und Sie weiterhin ein bisschen Östrogen in den Ovarien und im Fettgewebe bilden. Es handelt sich um folgende Veränderungen:

- Veränderungen in der Scheide, die den Geschlechtsverkehr äußerst unangenehm oder sogar unmöglich machen können und Infektionen begünstigen.
- Veränderungen in der Harnröhre, die ebenfalls zu Beschwerden und zu Infektionen führen.
- Veränderungen der Knochensubstanz, nämlich eine verminderte Fähigkeit der Knochen, Kalzium zu absorbieren und einzubauen; dadurch werden die Knochen allmählich porös und brüchig.

– Veränderungen des Cholesterins: das gesunde HDL zeigt eine Tendenz nach unten, das schädliche LDL nimmt gern zu, an den Arterienwänden setzen sich Beläge an, und die Gefäßelastizität nimmt ab.

Neben diesen wichtigen Veränderungen, unmittelbare Folgen des Östrogenentzugs, gibt es größere und kleinere Ereignisse, die nach der Menopause früher oder später eintreten. Beispielsweise nehmen bei der Harnblase, die ebenfalls auf Östrogen angewiesen ist, der Muskeltonus und die Elastizität ab, so dass es schwieriger ist, den Urin zu halten. Die Muskeln des Beckenbodens erschlaffen. Die Brüste verlieren ihre dicke Fettschicht, und die Milchdrüsen schrumpfen. Das subkutane Fettgewebe bildet sich zurück, und die Haut wird dünner, trockener und weniger geschmeidig.

Die meisten Frauen, die sich dafür entscheiden, keine ärztliche Hilfe in Anspruch zu nehmen, können mit den verschiedenen vorübergehenden Menopausensymptomen fertig werden, denn schließlich hören diese so oder so irgendwann auf. Die allgemeinen körperlichen Veränderungen werden jedoch nicht mit der Zeit vorübergehen, sondern sich vielmehr allmählich verschlimmern und mitunter die Lebensqualität schwer beeinträchtigen. Die Hormonsubstitution hingegen vermag diese ganzen Veränderungen zum Stillstand zu bringen, zu bessern oder rückgängig zu machen (siehe nächstes Kapitel).

Im sechsten Kapitel erläutern wir zunächst die Behandlungsalternativen für Hitzewallungen und für die anderen vasomotorischen Symptome und befassen uns dann der Reihe nach mit den drei wichtigsten allgemeinen Veränderungen.

Im achten Kapitel beschäftigen uns die Auswirkungen der Menopause auf das Scheidengewebe und somit auf die sexuelle Aktivität – und mögliche Hilfen bei Problemen.

Das neunte Kapitel behandelt die Gewebeveränderungen, welche Infektionen der Scheide und der Harnröhre begünstigen.

Im zehnten Kapitel geht es um die Knochen, um Ihr individuelles Osteoporoserisiko und um die Möglichkeiten der Prävention.

6 Mit oder ohne Hormonsubstitution: Behandlungsalternativen

Wenn Sie lange genug warten, hören Hitzewallungen, Schlaflosigkeit, Ameisenlaufen und andere merkwürdige Menopausensymptome eines Tages von selbst auf. Die Zeit bringt Heilung. Falls Sie zu den Glücklichen zählen, die nur leichte Beschwerden haben, warten Sie's einfach ab. Falls Sie sich jedoch wegen Ihrer Symptome ganz elend fühlen, vor allem, wenn diese jahrelang anhalten, dann schlagen Sie zurück! Finden Sie sich auf keinen Fall damit ab! Nehmen Sie Ihr Leben selbst in die Hand!

Die Hormonsubstitution ist die einzige sinnvolle Antwort, wenn bei einer Frau die Knochen, das Herz oder das Sexualleben gefährdet sind. Sollten Sie aber nur ein paar unangenehme Symptome verspüren, machen Sie einen Versuch mit den im folgenden beschriebenen sanften Mitteln, die keine Medikamente im strengen Sinn sind, bevor Sie Ihre Zuflucht zu eingreifenden Behandlungen einschließlich der HST nehmen.

Falls Ihnen die alternativen Maßnahmen jedoch keine ausreichende Linderung verschaffen, bedenken Sie, dass die Ersetzung der Hormone, die Ihr Körper nicht mehr produziert, nicht gesundheitsschädlich ist, sofern sie kunstgerecht und ärztlich kontrolliert erfolgt – egal, was Sie aus den Medien erfahren oder was Ihnen Freundinnen oder Verwandte erzählt haben.

Natürliche lindernde Maßnahmen

Bei nicht allzu lästigen Menopausensymptomen sollten Sie folgende natürliche Mittel probieren:

Vitamin E

Die Schwere und Häufigkeit von Hitzewallungen und anderen Symptomen werden durch Vitamin E oft nachhaltig gemildert. Beginnen Sie mit der Einnahme von zweimal täglich 400 IE (Internationale Einheiten; insgesamt 800 IE). Falls dies nicht hilft, verdoppeln Sie die Tagesdosis auf insgesamt 1600 IE.

Die Wirkungsweise des Vitamins E ist nicht genau bekannt. Wie die anderen Vitamine muss auch das fettlösliche Vitamin E mit der Nahrung oder als Ergänzungsstoff zugeführt werden, da der Organismus es nicht synthetisieren kann. Bei vielen Frauen mit leichteren Symptomen hat das Vitamin eine sehr günstige Wirkung.

Falls irgend möglich, sollten Sie Ihren Vitaminbedarf immer durch die Ernährung decken, denn Vitaminpräparate enthalten gewöhnlich nicht sämtliche Nährstoffkomponenten, wie sie in der Nahrung vorliegen. So gesehen sind die reichhaltigsten Vitamin-E-Quellen pflanzliche Öle, Nüsse und Vollgetreide; Weizenkeimöl hat den höchsten Vitamin-E-Gehalt. Bedenken Sie, dass ein nicht geringer Anteil des Vitamins durch Erhitzen, Verarbeitung und Lagerung zerstört wird.

Um Menopausensymptome zu lindern, werden die mit der Nahrung zugeführten Vitamin-E-Mengen allein in der Regel nicht genügen. Wollten Sie die Menge Vitamin E, die in einer handelsüblichen 400-mg-Kapsel enthalten ist, täglich mit der Nahrung aufnehmen, dann müssten Sie etwa 180 Gramm Weizenkeimöl, 720 Gramm Sonnenblumenöl oder 1200 Gramm Traubenkernöl schlucken. Auf diese Weise würden Sie sich 1600 oder 6400 oder 10600 Kalorien einverleiben. Sie müssen daher das Vitamin in Form von Tabletten oder Kapseln nehmen.

Vitamine B und C

Es gibt Hinweise, dass auch die Vitamine B und C Menopausensymptome lindern können, wenngleich der Nachweis durch gezielte Untersuchungen noch aussteht. Versuchen Sie, die Zufuhr von Vitamin-B-Komplex und Vitamin C zu steigern. Sofern Sie nicht überdosieren, schadet es Ihnen nicht, kann aber eine große Hilfe sein. Beginnen Sie mit 400 bis 500 mg Vitamin B6 und 500 mg Vitamin C täglich und beobachten Sie, ob das Ihnen hilft. Vor längerer Einnahme hoher Dosen Vitamin B6 fragen Sie Ihren Arzt. Über die Dosierung des Vitamin-B-Komplexes lassen Sie sich vom Arzt oder Apotheker beraten; es gibt eine Reihe sehr guter Präparate.

Richtige Ernährung

Im Hinblick auf die Bildung von Östrogen spielt die Ernährung eine wichtige Rolle. Deswegen müssen Sie darauf achten, vernünftig, ausgewogen und angemessen zu essen. Bei Frauen, die extrem wenig Protein zu sich nehmen, ist die Hormonbildung oft so niedrig, dass der Eisprung und die Menstruation ausbleiben.

Ebenso ergeht es Frauen, die immer wieder zu wenig Kalorien zu sich nehmen. Mit weniger als 1200 Kalorien täglich ist eine ausreichende Ernährung *unmöglich*. Eine kalorienreduzierte Diät, die länger als eine oder zwei Wochen durchgeführt wird, ist ungesund. Auch proteinangereicherte Diäten sind ungesund, da sie das Risiko erhöhen, an Osteoporose zu erkranken.

Obst und Gemüse

Schränken Sie den Verzehr tierischer Produkte ein und essen Sie mehr pflanzliche Lebensmittel, denn das kann Ihre Symptome lindern. In vielen Pflanzen sind natürliche Östrogene (Phytoöstrogene) enthalten, beispielsweise in Äpfeln, Alfalfasprossen, getrockneten Erbsen, Spinat und vor allem in Sojabohnenprodukten. Wissenschaftler der Cornell Universität haben nachgewiesen, dass pflanzliche Östrogene mit den stärker wirksamen körpereigenen Östrogenen konkurrieren, indem sie die Östrogenrezeptoren im Körper besetzen.

Ginseng

Seit Jahrhunderten wird die Ginsengwurzel in der Volksheilkunde angewandt, um Hitzewallungen und andere »Frauenleiden« zu lindern. Die wildwachsenden Pflanzen enthalten östrogene Stoffe.

Wenn Sie also wilde Ginsengwurzel gegen Hitzewallungen und andere Symptome nehmen, wenden Sie eine Östrogensubstitutionstherapie an. Ginseng mag zwar ein »natürliches« Östrogen sein, aber es bleibt Östrogen und kann in Ihrem Körper Wirkungen entfalten wie die Zufuhr des Hormons in Form von Pillen, Hautpflastern, Vaginalzäpfchen oder -creme. Außerdem nehmen Sie das Hormon auf diese Weise nicht mit Gestagen kombiniert, und dies kann bei fortgesetzter oder hochdosierter Anwendung dazu führen, dass sich die Gebärmutterschleimhaut zu einer extrem dicken Schicht aufbaut und eine Hyperplasie entsteht. Da Sie nicht abschätzen können, wie viel pflanzliches Östrogen Sie mit Ginseng zuführen, wissen Sie nie, ob Sie vielleicht überdosieren.

Sollten Sie also Ginseng nehmen wollen, um Ihre Symptome abzuschwächen, tun Sie es bitte sparsam, und bedenken Sie stets, dass Sie auf diese Weise Östrogen ohne den notwendigen Schutzfaktor, Gestagen, anwenden.

Akupunktur, Biofeedback, Entspannungstechniken

Manche Frauen haben berichtet, dass Akupunktur die Schwere und Häufigkeit von Hitzewallungen mildern könne. Tatsächlich finden derzeit Untersuchungen statt, um zu bestimmen, wie Akupunktur, aber auch Biofeedback bei Menopausensymptomen wirken.

Einer aktuellen Studie zufolge kann die tiefe Bauchatmung die Häufigkeit von Hitzewallungen verringern, warum also soll man es nicht mal versuchen? Atmen Sie morgens und abends ungefähr zehn Minuten lang langsam und tief ein und aus.

Vielleicht möchten Sie auch eine Entspannungstechnik erlernen, zum Beispiel Visualisierung, Meditation oder Autogenes Training, mit denen sich nachweislich viele Beschwerden und der dadurch ausgelöste Stress lindern lassen.

Sportliche Betätigung

Angemessene sportliche Betätigung, die ohnehin gesund ist, kann Ihnen den beschwerlichen Weg durch die Wechseljahre erleichtern. Eine Studie der Universität Illinois belegt, dass Frauen, die viel tanzen oder Tennis spielen, weniger von Hitzewallungen, Nachtschweiß und Stimmungsschwankungen geplagt werden.

Vernünftige Lösungen

Tun Sie, was irgend möglich ist, um sich abzukühlen, wenn Sie plötzlich die Hitze überwältigt oder Ihnen der Schweiß ausbricht. Meiden Sie heiße Getränke, Koffein, scharf gewürzte Speisen und Alkohol. Trinken Sie etwas Kaltes oder duschen Sie kühl, dann fühlen Sie sich gleich wohler. Hilfreich können auch Klimaanlagen sein, mehrere Schichten Kleidung, die man ablegen kann, kühles Wetter, geringe Luftfeuchtigkeit, genügend Ruhe, Heiterkeit und innerer Frieden. Versuchen Sie's!

Naturheilmittel

Es gibt noch weitere pflanzliche Stoffe mit östrogenähnlicher Wirkung, auf deren lindernde Wirkung nicht wenige Frauen schwören – zum Beispiel Dang Gui (chinesische Engelwurz), Wilde Yamswurzel, Nachtkerzenöl, Salbei, Kamille, Katzenminze, Hopfen oder Passionsblume. Auch bei diesen pflanzlichen Drogen bleibt die zugeführte Menge an pflanzlichem Östrogen ein Geheimnis. Und da bislang noch keine kontrollierten Studien oder seriöse Unbedenklichkeitsprüfungen mit diesen Substanzen durchgeführt wurden, kann man sie nicht objektiv beurteilen. *Maßvoll angewandt*, dürften diese Heilpflanzen mit östrogenähnlicher Wirkung wohl keinen Schaden anrichten und eine milde Symptomatik bessern. Andererseits kann großzügige und länger dauernde Anwendung pflanzlicher Östrogene unmerklich eine Hyperplasie verursachen, eine starke Wucherung des Endometriums, die unter Umständen zu Krebs führt.

In den USA ist neuerdings ein Mittel namens Pro-gest populär, das in Form von Creme oder Öl auf Bauch und Gesäß eingerieben wird. Pro-gest enthält aus mexikanischer Yamswurzel gewonnenes Progesteron und soll alle möglichen Frauenbeschwerden einschließlich Menopausensymptomen lindern. Auch bei diesem Mittel ist zu bedenken, dass man nie genau weiß, wie viel über die Haut in den Blutkreislauf gelangt und wie es wirkt.

Dang Gui

Der botanische Name dieser Pflanzenart lautet Angelica polyphorma sinensis – chinesische Engelwurz. Sie gehört zu den Doldengewächsen. Dang Gui soll wie ein Östrogen wirken, ohne jedoch zu Hyperplasie zu führen, und soll bei manchen Frauen Hitzewallungen lindern. Pharmakologisch ist die Östrogenwirkung nicht belegt. Angelica polyphorma sinensis ist aber nur mit einiger Vorsicht anzuwenden, da sie das krebserzeugende Psoralen und das blutungsfördernde Furocumarin enthält, die entsprechende unerwünschte Nebenwirkungen entfalten können. Die im gemäßigten Klima Europas wachsende Engelwurz, ebenfalls ein Doldengewächs, enthält vor allem ätherisches Öl und Bitterstoffe und wird als Magenmittel, aber auch bei Husten verwendet. Sie hat auch leicht krampflösende Eigenschaften.

Cimicifuga racemosa

Volkstümlich wird diese alte Heilpflanze wenig poetisch als Wanzenkraut bezeichnet. Nach den bisherigen Erkenntnissen ist die Anwendung bei Menopausenbeschwerden offenbar unbedenklich. Die Wurzel wird auch bei Menstruationsbeschwerden (Dysmenorrhoe) eingesetzt, üblicherweise für einen Zeitraum von sechs Monaten. Die therapeutische Wirkung beruht auf den Phytosterinen. Cimicifuga-Wirkstoffe binden an Östrogenrezeptoren. Wanzenkraut enthält aber auch Wirkstoffe (Glykoside), die den Blutdruck senken können, was bei manchen Frauen nicht wünschenswert ist.

Trifolium pratense

Trifolium pratense, der Rotklee, ist eine Leguminose. Er enthält neben Gerbstoffen auch Isoflavone oder pflanzliche Östrogene, die aus der Pflanze isoliert wurden. In den USA ist die Droge als rezeptfreies Arzneimittel (Promensil) im Handel. Zuerst wurde die Substanz umfassend in Australien geprüft, wo sie auch seit vielen Jahren vermarktet wird. Wir haben die Substanz 1998 – 1999 am Medizinischen Zentrum der Universität von New York untersucht und festgestellt, dass sie bei den meisten Frauen die Zahl der Hitzewallungen deutlich senkte – sogar bei einer freiwilligen Probandin, die täglich mehr als vierzig Wallungen erlitten hatte. Stets wurde die Intensität der Hitzewallungen gemildert, und oft hörten sie nach etwa vierwöchiger Behandlung ganz auf.

Australische Forscher fanden, dass Promensil die Knochendichte verbessern und vor Herzkrankheiten und Brustkrebs schützen kann, allerdings wurden diese Ergebnisse in den USA noch nicht reproduziert. Aus eigenen Untersuchungen wissen wir jedoch, dass eine kurzfristige Behandlung mit Tagesdosen von 40 mg das Endometrium nicht verdickt.

Sojaprodukte

Soja enthält ein schwach wirkendes pflanzliches Östrogen, das bei manchen Frauen offenbar Menopausensymptome wie z.B. Hitzewallungen mindert. Außerdem gibt es einige Hinweise, dass eine sojareiche Ernährung bei postklimakterischen Frauen das Risiko von Osteoporose und Herz-Kreislauf-Erkrankungen mindern kann. Desgleichen wurde behauptet, Sojaprodukte könnten das LDL-Cholesterin senken und vor Brustkrebs schützen. Bisher gibt es aber noch keine streng wissenschaftlichen Erkenntnisse, die diese Behauptungen bestätigen. Auch ist nicht bewiesen, dass Chinesinnen und Japanerinnen seltener Brustkrebs bekommen, weil sie viel Sojaprodukte essen.

Jedenfalls wird es Ihnen nicht schaden, wenn Sie Ihre Ernährung durch Soja bereichern, zumal Sojaprodukte eine gute fettarme Proteinquelle darstellen. Mit den Mengen, die benötigt werden, um Hitzewallungen in den Griff zu bekommen, würden Sie sich jedoch gleichzeitig enorme Mengen an Fett und Kalorien zuführen. Da Sojaprodukte zur Nahrungsergänzung noch keiner gesetzlichen Regelung oder Qualitätskontrolle unterliegen, kann man sich auf Reinheit und Angaben zur Dosierung nicht verlassen. Achten Sie beim Kauf konzentrierter Sojaprodukte darauf, dass sie fettarm sind.

Natürliche Mittel – schön und gut, aber sind sie unbedenklich?

»Natürlich« ist nicht gleichbedeutend mit »unbedenklich«. Zwar sind die meisten Heilpflanzen, zumindest bei kurzdauernder und niedrig dosierter Gabe, ungefährlich, aber trotzdem müssen sie mit Vorsicht angewandt werden. Bedenken Sie stets, dass nicht jedes Kraut für Sie geeignet sein muss. Trotz der neuen Erkenntnisse sollten Frauen, die Brustkrebs oder Gebärmutterkrebs hatten, keinerlei zusätzliche Östrogene – auch keine pflanzlichen – nehmen, ohne sich zuerst mit ihrem Arzt zu beraten.

Machen Sie sich außerdem klar, dass Heilpflanzen und andere Naturprodukte, die unsere Körperfunktionen beeinflussen, überdosiert werden können – was recht häufig geschieht. In diesem Fall müssen Sie mit einigen unerwarteten und unwillkommenen Reaktionen rechnen. Bei Anwendung höherer Dosen können manche Mittel allergische Reaktionen, andere wiederum gefährliche toxische Wirkungen auslösen. Derartige Naturheilmittel dürfen Sie nur von einem seriösen Händler kaufen, der Ihnen verlässliche Auskunft über die empfohlene Dosierung geben kann.

Bedenken Sie auch, dass diese »Nahrungsergänzungsmittel« und Nährstoffe nicht als Arzneimittel gehandelt werden und keineswegs immer durch das Bundesinstitut für gesundheitlichen Verbraucherschutz und Veterinärmedizin oder andere Kontrollbehörden getestet, geregelt oder abgesegnet wurden. Das heißt, die Hersteller müssen weder die Sicherheit dieser Mittel testen noch müssen sie garantieren, dass sie rein sind, die auf der Verpackung ausgewiesenen Inhaltsstoffe enthalten und dass die angegebene Einnahmeempfehlung stimmt. Die Inhaltsstoffe dieser Produkte werden nicht einzeln geprüft, bevor sie in den Handel kommen, und können gefälscht werden, erst recht, wenn ein Wirkstoff sehr teuer oder schwer zu beschaffen ist.

Anfang 1995 wurde in der Fachzeitschrift *Journal of the American Medical Association* der Fall einer schweren Leber- und Nierenschädigung nach täglicher Einnahme von Chaparral beschrieben, einem pflanzlichen Präparat, das aus einem Wüstenstrauch (einem immergrünen Eichengewächs) gewonnen wird. Der Bericht warnte ausdrücklich, dass viele pflanzliche Präparate lebertoxisch wirken.

Ein weiteres, in den USA stark beworbenes dubioses Mittel heißt Rejuvex. Es wird nicht aus Pflanzen hergestellt, sondern aus »Drüsenpulver boviner Herkunft«, dem einige Vitamine beigemischt werden. Sicher ist es – auch angesichts von BSE (Rinderwahnsinn) – weniger riskant, nur die Vitamine zu schlucken.

Sprechen Sie mit Ihrem Arzt!

Pflanzliche Arzneimittel können unerwünschte Wirkungen erzeugen, die nicht erkannt und falsch oder nicht behandelt werden, sofern Ihr Arzt nicht weiß, was Sie einnehmen. Einige Heilpflanzen verschlimmern chronische Erkrankungen wie Diabetes, Arthritis und Bluthochdruck oder interagieren zum Nachteil der Patientin mit anderen Medikamenten. Beispielsweise könnten große Mengen Knoblauch die Wirkung von Antikoagulantien gefährlich verstärken. Ginseng kann bei Diabetikerinnen, die medikamentös behandelt werden, den Blutzuckerspiegel extrem senken. Daraus ersehen Sie, wie wichtig es ist, dass Sie sich mit Ihrem Arzt beraten, bevor Sie zusätzlich pflanzliche Präparate einnehmen. Dies gilt auch für den Fall, dass er Ihnen ein Medikament neu verordnet.

Medikamentöse Alternativen zur Östrogensubstitution

Nichts kann die Symptome so gründlich lindern wie Östrogen. Es wirkt bei 98 Prozent der behandelten Frauen – und zwar rasch. Nach sieben bis zehn Tagen unter Minimaldosis gehören Hitzewallungen und andere vasomotorische Reaktionen der Vergangenheit an.

Aber auch wenn Sie kein Östrogen nehmen dürfen, gibt es für Sie einige medikamentöse Alternativen. Sie sind nicht so wirksam wie die Hormonsubstitution, verschaffen jedoch manchen Frauen Linderung. Folgende Präparate sind heute gebräuchlich:

Progesteron

Progesteron, das zweite unentbehrliche weibliche Hormon, kann ohne Östrogen separat verordnet werden, um Häufigkeit und Schwere der Hitzewallungen und der anderen vorübergehenden vasomotorischen Symptome zu verringern. Natürlich reicht seine Wirkung niemals an die des Östrogens heran, aber wenn sonst nichts hilft, können Tagesdosen von 2,5 Milligramm Medroxyprogesteron in Tablettenform manchmal sehr nützlich sein. Fragen Sie Ihren Arzt, ob er Ihnen Megestrolacetat (Megestat®) verordnen kann; es ist das einzige Progesteronpräparat, das von der amerikanischen FDA für Frauen befürwortet wird, die Brustkrebs hatten. Bei einer neuen Studie an der Mayo Klinik stellte sich heraus, dass niedrige Dosen dieses Medikaments bei Frauen, die kein Östrogen nehmen durften, die Häufigkeit der Hitzewallungen im Durchschnitt um 85 Prozent reduzierte.

Eine weitere Möglichkeit ist Depo-Clinovir®, es handelt sich um Medroxyprogesteronacetat mit Langzeitwirkung, das die Symptome ausgezeichnet dämpft. Eigentlich als Verhütungsmittel deklariert, wird es alle drei Monate in einer Dosierung von 150 Milligramm intramuskulär injiziert. Wenn Ihr Arzt es bei Ihnen anwendet, könnten Ihre Beschwerden ein Ende haben.

Tranquilizer und Sedativa

Auch Tranquilizer, vor allem solche vom Diazepam-Typ (z.B. Valium®), welche die Funktion des Hypothalamus dämpfen, bieten eine Möglichkeit, die Symptome medikamentös zu lindern. Zwar wirken sie manchmal recht gut, doch sollten sie wegen der Gefahr der Suchtentwicklung und der allmählichen Wirkungsminderung nicht über längere Zeit eingenommen werden. Das gilt ebenso für Sedativa, z.B. Barbiturate, deren Wirkung darauf beruht, dass sie die Erregbarkeit des vegetativen Nervensystems herabsetzen. Gebrauchen Sie Medikamente dieser Gruppen sehr zurückhaltend und nur vorübergehend; denn sie sind alle mehr oder weniger suchtbildend und potentiell gefährlich.

Clonidin

Clonidin (z.B. Catapresan®) ist eigentlich ein Medikament gegen Bluthochdruck, lindert aber in manchen Fällen auch Hitzewallungen. Falls Sie kein Östrogen nehmen dürfen, stellt es nach Progesteron wahrscheinlich die zweitbeste Hilfe dar. Es hat allerdings den Nachteil, dass es auch einen normalen Blutdruck senkt.

Lofexidin

Bei dieser in den USA gebräuchlichen Substanz handelt es sich um einen Alpha-Rezeptorenblocker, der vasomotorische Attacken deutlich verringern und daher therapeutisch nützlich sein kann, wenn sich die Anwendung von Östrogen verbietet. Problematisch ist, dass auch Lofexidin den Blutdruck senkt und manchmal die Libido mindert. In Deutschland, Österreich und der Schweiz sind die alpha1-Rezeptorblocker Prazosin und Urapidil im Handel.

Vorsicht: Bellergal und Bellergal retard

Bellergal® ist ein spasmolytisch wirkendes (das heißt, den Tonus der glatten Muskulatur senkendes) Mischpräparat, das Belladonna, Ergotamin und Phenobarbital enthält. Es kann Hitzewallungen mildern, ist aber nur auf Betäubungsmittelrezept erhältlich und wegen Nebenwirkungen nicht zu empfehlen.

Venlafaxin

Üblicherweise wird Venlafaxin (Trevilor®) zur Stimmungsaufhellung verschrieben. Mit Tagesdosen von 75 bis 250 mg lassen sich bei manchen Frauen Anzahl und Schwere der Hitzewallungen verringern. Ein Pluspunkt ist, dass Venlafaxin offenbar wenig Nebenwirkungen hat.

Tibolon

Tibolon, ein synthetisches Steroid, ist bereits in mehreren Ländern eingeführt und wird derzeit in den USA klinisch geprüft. Die Substanz hat östrogenähnliche Wirkungen auf Hitzewallungen, Trockenheit der Scheide, auf die Knochen und das Herz, ohne jedoch eine

Hyperplasie, die übermäßige Wucherung des Endometriums, zu verursachen oder das Brustdrüsengewebe vermehrt zu stimulieren. Deswegen setzt man große Hoffnungen auf diese Substanz bei Frauen, die Brustkrebs hatten.

Was tun gegen Schlaflosigkeit?

Alle vorübergehenden Menopausensymptome einschließlich der Schlaflosigkeit verschwinden gewöhnlich innerhalb weniger Tage nach dem Beginn der Östrogensubstitution.

Wenn Ihre Symptome aber nicht so ausgeprägt sind, dass sie eine Hormontherapie rechtfertigen, oder wenn Sie keine Hormone nehmen möchten, dann gibt es noch andere Möglichkeiten, erholsamen Schlaf zu finden. In Frage kommen auch hier die üblichen Mittel, die jedem Schlafgestörten vertraut sind. Wichtig ist, sich klarzumachen, dass diese Schlafstörungen vorübergehend sind, dass sie wahrscheinlich nicht jede Nacht auftreten und dass sie sich mit der Zeit bessern.

Die gebräuchlichen rezeptfreien Schlafmittel, meist sind es leichte Antihistaminika (Medikamente, die bei Allergien verordnet werden), haben schlafbahnende Eigenschaften und können helfen, sofern Sie sie nur gelegentlich anwenden. Greifen Sie aber möglichst nicht zu rezeptpflichtigen Schlafmitteln; bei diesen besteht nämlich die große Gefahr, dass sie überdosiert werden und zur Sucht führen. Übrigens verkürzen sie die REM-Phase des Schlafs (die Traumphase) und verlieren mit der Zeit ihre Wirksamkeit.

Am besten ist es ohnehin, Sie probieren erst natürliche Mittel aus, bevor Sie zu Tabletten greifen. Ein solches Mittel ist warme Milch; denn sie enthält Tryptophan, eine beruhigend wirkende Aminosäure. Tryptophan findet sich auch in bestimmten anderen Nahrungsmitteln, zum Beispiel in Thunfisch. Vielleicht sind eine Scheibe Brot mit Thunfisch und ein Glas warme Milch alles, was Sie brauchen, um abends einzuschlafen. Lassen Sie aber die Finger von Tryptophan-Präparaten, denn diese können bei Überdosierung örtliche

Zerstörungen von Knochensubstanz verursachen (so genanntes eosinophiles Knochengranulom).

Weitere natürliche schlafbahnende Mittel, die vielen Menschen helfen, sind Wein (nur ein Gläschen, sonst kann er mitten in der Nacht genau das Gegenteil bewirken), ein warmes (nicht heißes) Bad, Gymnastik (nicht zu kurz vor dem Zubettgehen), Ginseng- oder Kräutertee, Vitamin-B-Komplex, Kalzium oder Vitamin C. Probieren Sie aus, was Ihnen hilft. Vorsicht bei wildem Ginseng – Sie wissen ja, dass Sie mit dieser Arzneidroge Östrogen zu sich nehmen.

Auch geringe Dosen des körpereigenen Hormons Melatonin können schlaffördernd wirken. Allerdings sind die Untersuchungen dieser Substanz noch nicht abgeschlossen. Es besteht ein gewisses Risiko, dass sie überdosiert werden kann. In Deutschland ist Melatonin nicht im Handel.

Die Fachleute sind sich einig, dass Sie wahrscheinlich trotz Ihrer Wachperioden genügend Schlaf bekommen, und je weniger Sie sich darüber ärgern, desto besser für Sie. Bedenken Sie stets, dass die Zeit heilt. Sobald Ihr Körper sich an die neuen niedrigen Hormonspiegel gewöhnt hat, werden Sie wieder gut schlafen können.

Hilfe bei Stimmungsschwankungen

Auch bei diesem Symptom ist die Zeit Ihre beste Freundin. Machen Sie sich bewusst, dass Ihre physiologisch bedingten Stimmungsschwankungen mit der Zeit schließlich verschwinden. Sie sind ein frühes Zeichen der Menopause und dauern selten länger als ein Jahr. Falls Sie sich zu einer Hormontherapie entschließen, bessern sie sich etwa nach der ersten Behandlungswoche.

Vielleicht möchten Sie zunächst wie zahlreiche andere Frauen diätetische Mittel anwenden, um ein stabileres seelisches Gleichgewicht zu erlangen. Viele halten die Einnahme von Vitamin-B-Komplex – das sind »Antistressvitamine« – für hilfreich, obwohl die Wirksamkeit nicht wissenschaftlich bewiesen ist. Sie können B-Vitamine nicht nur aus bestimmten Nahrungsmitteln wie Leber und Vollkornprodukten, sondern auch in Tablettenform zuführen. In dem Fall versuchen Sie, ob Ihnen die tägliche Einnahme von einer Tablette (Dragee, Kapsel) Vitamin-B-Komplex in Standard- oder Forte-Dosierung hilft.

Ernährungswissenschaftler empfehlen auch Kalzium gegen seelischen Stress (auch wegen der drohenden Osteoporose benötigen Sie jetzt reichlich Kalzium), andere wiederum rühmen die besänftigende Wirkung von Vitamin C. Die gleiche Wirkung wird dem Vitamin E und den vielen beruhigenden Kräutertees zugeschrieben. Wenn Ihnen diese natürlichen Heilmittel helfen, können Sie sich vielleicht starke Medikamente ersparen.

Sollte Ihr seelischer Zustand hauptsächlich durch den sinkenden Hormonspiegel bedingt sein, kann natürlich die Östrogensubstitution eine dramatische Besserung herbeiführen. Wenn Östrogen Ihnen hilft – manchmal ist nur eine vorübergehende Behandlung erforderlich –, dann können Sie auf andere, stärkere Medikamente verzichten. Falls Östrogen bei Ihnen nicht kontraindiziert ist, also keine Gegenanzeigen bestehen, versuchen Sie es, bevor Sie zu Tranquilizern oder Antidepressiva greifen. Eine Hormonsubstitutionstherapie, die ein bis zwei Jahre durchgeführt wird, bis die Symptome verschwunden sind, ist nicht nur sicher, sondern gesund. Sie muss selbstverständlich von einem qualifizierten Arzt überwacht werden.

Tranquilizer wie das bereits erwähnte Valium®, die den Hypothalamus dämpfen, werden häufig für die seelischen Belastungen in der Menopause empfohlen. Sie haben eine beruhigende und muskelentspannende Wirkung und können auch den Schlaf fördern. Antidepressiva werden ebenfalls häufig verordnet und können bei Niedergeschlagenheit – gleich welcher Ursache – Wunder wirken. Falls Sie kein Östrogen nehmen dürfen und alle anderen Mittel versagt haben, bitten Sie Ihren Arzt, Ihnen eines der letztgenannten Medikamente zu verschreiben. Richtig, mit Vorsicht und nur vorübergehend angewandt, sind sie nicht schädlich.

7 Durchführung der Hormonersatztherapie: was – wann – wie – warum?

Östrogen kann Wunder wirken. Mit keinem anderen Medikament lassen sich auch nur annähernd so gute Ergebnisse erzielen, aber wie jedes Arzneimittel muss auch Östrogen richtig angewandt werden. Auf den nächsten Seiten werden Sie nach dem allerneuesten Wissensstand über die Hormonsubstitution informiert: was sie kann, was sie nicht kann und wie sie richtig durchgeführt wird.

Sie werden im Folgenden alles Wissenswerte über die Durchführung der Hormonersatztherapie erfahren: Wie Sie mit Ihrem Arzt feststellen, ob Sie Hormone benötigen; wie Sie diese nehmen, welche der Darreichungsformen des Östrogens in Frage kommt – Pille, Hautpflaster, Gel/Dosiergel, Nasenspray oder Vaginalcreme/-zäpfchen. Sie finden Informationen über Dosierung, Vorsichtsmaßnahmen, mögliche Nebenwirkungen, Gegenanzeigen und wie Sie vorgehen müssen, wenn Sie die Behandlung beenden wollen.

Die Entscheidung für oder gegen Östrogen

Wenn Ihre Symptome und körperlichen Veränderungen nicht sehr ausgeprägt sind und wenn Sie *kein* hohes Risiko haben, an Osteoporose oder vorzeitig an einem Herzleiden zu erkranken, genügen in Ihrem Fall vielleicht die bereits beschriebenen nichtmedikamentösen Maßnahmen vollauf. Sollte dies aber nicht der Fall sein, lassen Sie sich nicht durch eigene Ängste oder durch die Ratschläge guter Freundinnen von einer Hormonsubstitutionstherapie abbringen. Die Therapie ist sicher und wirksam, sofern sie *richtig* durchgeführt wird. Jede Frau sollte ernsthaft über eine Hormonsubstitution nach der Menopause nachdenken, wenn bei ihr keine medizinischen Gegenindikationen bestehen, denn bei praktisch jeder Frau ist der Nutzen, speziell für die Knochen, das Herz und die Scheide, bei weitem größer als das Risiko.

Die Hormone müssen nicht bis ans Lebensende eingenommen werden. Wann immer Sie wollen, können Sie damit aufhören. Vielleicht kommen Sie irgendwann zu der Auffassung, dass Sie keine Hormone mehr brauchen und sie nicht mehr nehmen möchten. Falls Sie nur Ihre Menopausensymptome lindern wollen, dürften zwei bis fünf Jahre genügen. Falls Sie Probleme beim Geschlechtsverkehr haben, benötigen Sie Hormone, solange Sie sexuell aktiv sind. Um eine Osteoporose zu verhindern, ist eine lebenslängliche Hormonsubstitution geboten. Doch Sie müssen nicht *jetzt* entscheiden, wie lange Sie Hormone nehmen wollen. Warten Sie die nächste gynäkologische Untersuchung ab, bilden Sie sich danach eine Meinung und entscheiden Sie sich, was Sie tun wollen.

Was Sie über die Hormonersatztherapie wissen müssen

Bevor Sie sich für oder gegen eine Hormonsubstitution entscheiden, müssen Sie folgende Fakten überdenken:

- Es gibt Frauen, die nie eine Hormonsubstitution benötigen. Andere schaffen es, ohne sie auszukommen, wenn sie es wollen oder müssen.
- Manche Frauen dürfen kein Östrogen nehmen, so wie andere vielleicht kein Aspirin® oder Penicillin vertragen. Diese Gruppe umfasst jedoch heute fast ausschließlich Frauen, die ein östrogenabhängiges Karzinom hatten.
- Manche Frauen brauchen nur für kurze Zeit Östrogen, nur solange, bis ihre Hitzewallungen und anderen unangenehmen Symptome ausgestanden sind. Als kurzzeitig gilt eine Hormonsubstitution, die wenige Monate bis fünf Jahre dauert. Abgesehen von seltenen Ausnahmen kann sich heute jede Frau ohne Gefahr einer Kurzzeitbehandlung unterziehen.

- Viele Frauen benötigen jahrelang oder bis an ihr Lebensende Östrogen. Es sind dies die Frauen, die ein besonders hohes Risiko haben, Osteoporose, also brüchige Knochen zu bekommen und sich in der Folge verkrüppelnde oder lebensgefährliche Frakturen zuzuziehen, oder Frauen mit einer Disposition zur koronaren Herzkrankheit. *Nichts* kann so wirksam wie Östrogen eine Osteoporose verhüten oder zum Stillstand bringen. Abgesehen von den bereits erwähnten Statinen, deren Risiken unbedingt bedacht werden müssen, kann *nichts* so verlässlich wie Östrogen gefährlich hohe Cholesterinspiegel senken und die Arterien elastisch erhalten. Die kombinierte Anwendung von Östrogen und einem Statin kann noch wirksamer sein als die alleinige Gabe einer der beiden Substanzen, was allerdings eine strenge Indikationsstellung und Therapiekontrolle voraussetzt. Und *nichts* vermag so nachhaltig wie Östrogen hartnäckige Scheiden- und Harnröhrenentzündungen zu bessern und Scheidenveränderungen, die sexuelle Aktivitäten unmöglich machen, zu verhindern.
- Frauen mit hohem Osteoporoserisiko sollten *keine* wertvolle Zeit verschwenden, indem sie Alternativen zur Hormonsubstitution ausprobieren. Sie *müssen* sofort nach der Menopause Östrogen nehmen, denn die Alternativen können den irreversiblen Knochenabbau, der mit der Menopause beginnt, nicht verhindern. Falls für diese Frauen eine Hormonsubstitution nicht in Frage kommt, müssen sie ihre Knochendichte regelmäßig kontrollieren lassen und einer drohenden Osteoporose mit Hilfe einer der im zehnten Kapitel erläuterten neuen Möglichkeiten begegnen.
- Auch Frauen, die ein hohes Risiko haben, eine Koronargefäßerkrankung oder einen Herzinfarkt zu bekommen, sollten nicht erst viel Zeit verschwenden. Wenn in Ihrer Familie, vor allem bei den weiblichen Familienmitgliedern, gehäuft Herzleiden vorkommen, fühlen Sie sich bitte angesprochen. Das gilt auch, wenn Sie bereits erste Anzeichen einer Herzkrankheit verspüren oder wenn Ihr HDL-Cholesterin bald nach der Menopause deutlich sinkt.
- Die Hormonersatztherapie ist nicht mit hormoneller Empfängnisverhütung gleichzusetzen. Mit der »Pille« werden dem vorhande-

nen normalen Hormonspiegel der Frau Hormone *zugefügt*. Bei der Hormonsubstitution werden die Hormone, die Sie selbst nicht mehr bilden können, *ersetzt*, aber *niemals* auch nur annähernd in der Menge, die Sie bislang in Ihren Eierstöcken gebildet haben oder die Sie mit den meisten der gängigen oralen Verhütungsmittel zuführen würden. Die übliche Tagesdosis von 0,625 Milligramm konjugierten Östrogenen (oder die äquivalente Dosis eines anderen Östrogens) liefert nur ungefähr ein Viertel der Menge, die in den neuesten, sehr knapp dosierten Antibabypillen enthalten ist. Und zufällig beträgt sie nur ein Viertel der Dosis, die noch vor einigen Jahrzehnten Frauen nach der Menopause routinemäßig verordnet wurde.

- Gelegentlich erzeugt die Hormonsubstitutionstherapie Nebenwirkungen, wie zum Beispiel Wasserretention oder Übelkeit. Sie sind meist geringfügig und vorübergehend. Sehr lästige oder kritisch werdende Nebenwirkungen verschwinden, sobald Sie die Hormonbehandlung abbrechen.
- Wie jedes andere Medikament darf auch Östrogen nicht einfach unkontrolliert genommen werden. Der Arzt muss es Ihnen »maßgeschneidert« verschreiben und die Behandlung dann konsequent überwachen. Wenn Sie noch Ihre Gebärmutter haben, muss das Östrogen durch Progesteron kompensiert werden. Und es sollte in der niedrigsten, gerade noch wirksamen Dosierung angewandt werden.

Östrogen: Gegenanzeigen

Die Hormonersatztherapie nach der Menopause ist heute praktisch für jede Frau unbedenklich, *es sei denn*, sie hatte einen östrogenabhängigen Brustkrebs, ein kürzlich entdecktes fortgeschrittenes Endometriumkarzinom oder eine gerade akute und manifeste Lebererkrankung oder eine manifeste Thrombophlebitis.

Doch selbst von dieser allgemeinen Regel gibt es Ausnahmen: Gelegentlich befürworten Onkologen (das sind Krebsspezialisten) bei

Frauen, die Brustkrebs hatten und seit mehreren Jahren keine Neuerkrankung aufweisen, die Anwendung von Östrogencreme, wenn sie unter ausgeprägten Beschwerden in der Scheide und/oder den Harnwegen leiden. Eine Gruppe von Experten wertete kürzlich 24 Studien aus, um einen möglichen Zusammenhang zwischen Östrogen und Brustkrebs zu prüfen, und kam zu dem Schluss, dass es sehr zweifelhaft ist, ob das Hormon Krebs verursacht, obgleich es das Wachstum *bereits vorhandener* Krebszellen beschleunigen kann. Und in einer Untersuchung, die 1994 im *Journal of the American Medical Association* veröffentlicht wurde, fand sich kein Hinweis, dass schlafende Krebszellen durch eine Hormonersatztherapie reaktiviert würden. Sie gilt heute selbst bei Brustkrebspatientinnen als sicher, sofern sie weniger als drei Jahre angewandt wird.

Früher wurde Östrogen auch Frauen vorenthalten, die Gebärmutterkrebs hatten. Neuerdings vertreten gynäkologische Onkologen jedoch die Auffassung, dass der Nutzen minimaler Östrogengaben größer ist als das Risiko, das Wachstum etwaiger übrig gebliebener Krebszellen zu stimulieren. Deswegen hält man es heute für zulässig, Östrogen zu verabreichen, außer wenn der Krebs fortgeschritten war oder innerhalb des vorausgegangenen Jahres neu aufgetreten ist.

Da große Myome unter Östrogen noch umfangreicher werden können, stellen diese gutartigen Geschwülste eine relative Kontraindikation der Langzeit-Östrogensubstitution dar, allerdings nicht in jedem Fall. Myome werden nicht durch Östrogen ausgelöst, aber ihr Wachstum ist davon abhängig, und zwar wachsen Myome am schnellsten in der Phase einer reichlichen Hormonproduktion und schrumpfen nach der Menopause. Falls Ihnen Myome Ärger machen könnten, muss die Entscheidung, ob eine Hormonsubstitution für Sie in Frage kommt, wohlabgewogen werden. Man kann immer versuchsweise eine Hormontherapie einleiten und beobachten, wie die Myome darauf reagieren. Oder man wartet ein paar Jahre, bis die Myome geschrumpft sind, und beginnt dann mit der Hormonsubstitution. Heute wird die Hormonersatztherapie mit so niedrigen Östrogendosen durchgeführt, dass sie im Allgemeinen das Myomwachstum nicht beschleunigt.

Vor ein paar Jahren noch wurde den Frauen von einer Langzeit-Hormonsubstitution abgeraten, wenn sie an bestimmten Krankheiten litten, wie Leberfunktionsstörungen, Gallenblasenerkrankungen, einer speziellen Form des Bluthochdrucks oder Thrombophlebitis. Heute jedoch können Sie, selbst wenn eines der genannten Leiden auf Sie zutrifft, ohne Gefahr eine Östrogensubstitution durchführen, sofern Sie das Hautpflaster oder Hautgel/Dosiergel oder Nasenspray oder Scheidencreme/-zäpfchen benutzen. Sowohl bei Anwendung auf der Haut als auch bei vaginaler Anwendung wird Östrogen unter Umgehung des Verdauungstraktes durch die Haut oder Schleimhaut direkt in die Blutbahn abgegeben – deshalb ist die Anwendungsweise sicher. Diese Problematik wurde im zweiten Kapitel ausführlicher erläutert.

Schema der Hormonsubstitutionstherapie

Östrogen sollte stets nach physiologischem Muster eingenommen werden, das heißt, es sollte möglichst wie vor der Menopause während des ganzen Monats ein gleichmäßiger Östrogenspiegel bestehen, der an zehn bis vierzehn Tagen durch ein Gestagen ergänzt wird.

Traditionell wurde orales Östrogen für drei Wochen verschrieben und dann eine einwöchige Einnahmepause eingelegt. Auf diese Weise imitierten die Ärzte das Schema, das man für die Pillen zur Geburtenkontrolle entwickelt hatte, die eine Woche lang abgesetzt werden mussten, um eine Abbruchblutung zu ermöglichen. Heute hingegen hält man es für das Beste, wenn das Östrogen den ganzen Monat hindurch genommen wird, weil dieses Schema einen konstanten Blutspiegel bewirkt und die Knochen und das Herz besser schützt. Auf diese Weise werden auch die Stimmungsschwankungen und die PMS-ähnlichen Symptome abgefangen, die häufig in der einnahmefreien Woche auftreten.

Aus mehreren Gründen, die wir noch besprechen werden, möchten Sie vielleicht auch das Gestagen an jedem Tag des Monats nehmen. In sehr niedrigen Tagesdosen verabreicht, summieren diese sich jeden Monat zu etwa der Gesamtdosis, auf die Sie kommen, wenn Sie die üblichen höheren Dosen nur 10 bis 12 oder 14 Tage im Monat nehmen; die günstige Wirkung des Östrogens auf den Cholesterinspiegel und auf die Knochendichte wird dadurch nicht gemindert.

Kommt die Periode wieder?

Am Ende der zyklischen Einnahme des Gestagens können Sie eine kurze Periode oder Entzugsblutung bekommen. Diese bedeutet nicht, dass Sie wieder fruchtbar werden, sondern lediglich, dass das Gestagen seine Arbeit erledigt, die unter dem Einfluß des Östrogens aufgebaute Gebärmutterschleimhaut sauber abzutragen. Durch das Gestagen werden die Schleimhautzellen aus der proliferativen in die sekretorische Phase überführt. Wird nun das Gestagen nach der vorgegebenen Behandlungsdauer abgesetzt, werden die stark durchbluteten proliferierten Zellschichten abgestoßen und hinterlassen eine saubere, gesunde Basalschleimhaut – und so soll es auch sein.

Falls Sie auf die zyklische Einnahme des Gestagens nicht mit einer kurzen Entzugsblutung reagieren, ist das kein Grund zur Besorgnis. Es ist sogar besser als die kleine monatliche Blutung, denn es bedeutet, dass Östrogen keine Proliferation von Endometriumzellen mehr bewirkt und nichts mehr wuchert, das abgestoßen werden müsste. Doch mit oder ohne Entzugsblutung: Solange Sie Östrogen nehmen, müssen Sie auch ein Gestagen nehmen – es sei denn, Sie hätten keine Gebärmutter mehr.

Falls Sie mit Gestagen Blutungen bekommen, sollten diese schwächer und kürzer sein als die früheren Menstruationen. In den meisten Fällen dauern sie nur wenige Tage und sind leicht oder allenfalls mäßig. Wahrscheinlich werden sie noch acht bis zehn Jahre lang einmal im Monat auftreten und dann endgültig aufhören.

Entzugsblutungen sind unbeliebt

Das neuerliche Auftreten von Menstruationsblutungen, auch wenn diese verkürzt sind, wird kaum jemals begeistert begrüßt. Es ist sogar die häufigste Klage, die betroffene Frauen über die Hormonsubstitution äußern. Tatsächlich dürften die Blutungen der allerhäufigste Grund sein, den Frauen angeben, wenn sie sich gegen eine Hormontherapie entscheiden oder sie später abbrechen.

Aber ob Ihnen die Entzugsblutungen willkommen sind oder nicht, das Gestagen ist *unerlässlich*, falls Sie noch Ihre Gebärmutter haben, und Sie dürfen es nur dann weglassen, wenn Sie auch das Östrogen absetzen. Denn das Gestagen macht die Hormonersatztherapie erst sicher.

Wie man die Entzugsblutungen verhindert

Allerdings besteht eine Möglichkeit, trotz Gestageneinnahme periodische Blutungen zu vermeiden. Wenn Ihnen die Blutungen so widerwärtig sind, dass Sie deswegen die Hormontherapie aufgeben wollen, dann bitten Sie Ihre Gynäkologin, Ihnen Gestagene in ganz niedrigen Dosen zu verordnen, die Sie dann *tagtäglich* nehmen müssen. Das heißt, bei diesem Schema nehmen Sie täglich Östrogen, als Pille, Gel oder Pflaster, *und* täglich eine niedrige Dosis (2,5 oder 5 mg) Medroxyprogesteronacetat (z.B. Clinofem®) oder eine äquivalente Dosis eines anderen Gestagens. Bei acht von zehn Frauen beendet dieses Einnahmeschema die Blutungen. Normalerweise werden Sie in den ersten zwei oder drei Monaten noch schwache Blutungen oder Schmierblutungen bekommen, aber danach ist Schluss.

Falls Sie zu den zwanzig Prozent der Frauen gehören, die trotz dieses Therapieschemas weiterhin unregelmäßige oder starke Blutungen bekommen, müssen Sie jedoch zu der zyklischen Einnahme zurückkehren.

Die kontinuierliche Einnahme eines Gestagens scheint so sicher zu sein wie die zyklische und hat keinen nachteiligen Einfluss auf die günstigen Effekte des Östrogens: die Erhöhung des »guten« Cholesterins HDL und die Erhaltung der Elastizität der Arterien.

Nebenwirkungen der Gestagene

Manche Frauen werden unter Progesteron kribbelig, nervös, ängstlich und deprimiert. Der Zustand erinnert an das Prämenstruelle Syndrom, das ja durch einen Anstieg des Progesteronblutspiegels verursacht ist. Diese Symptome sind meist vorübergehender Natur und hören etwa drei Monate nach Beginn der Hormonersatztherapie auf. Falls sie aber weiter bestehen, versuchen Sie es mit dem oben beschriebenen Schema der durchgehenden Einnahme sehr niedriger Gestagendosen, und testen Sie, ob Sie das vertragen. Probieren Sie unter gynäkologischer Kontrolle verschiedene Therapieschemata aus, bis Sie die richtige Dosierung herausgefunden haben. Was funktioniert, ist in Ordnung, solange Ihr Endometrium ganz normal bleibt.

Sollten Sie Gestagen in Pillenform nicht vertragen, können Sie versuchsweise Zäpfchen anwenden, die der Apotheker nach der Rezeptur des Arztes anfertigt. Neuerdings besteht die Möglichkeit, ein Kombipflaster zu verwenden (Estragest® TTS, Fem7®Combi).

Falls gar nichts hilft und Sie das Gestagen wegen der Nebenwirkungen absolut nicht vertragen, dürfen Sie es ohne Gefahr weglassen, allerdings *nur*, wenn Sie bestimmte Regeln streng beachten.

Dies sind die Regeln: Erstens dürfen keine »Durchbruchsblutungen« oder Blutungen außer der Reihe auftreten, weil das bedeutet, dass Ihr Endometrium durch das Östrogen allein überstimuliert wurde. Zweitens muss mindestens einmal im Jahr – danach alle zwei Jahre, wenn alles gut geht – eine Endometriumbiopsie durchgeführt werden, um eine Hyperplasie auszuschließen. Oder aber eine Ultraschalluntersuchung ist erforderlich, um die Dicke der Gebärmutterschleimhaut zu kontrollieren. Ist das Endometrium weniger als sechs Millimeter dick, dann können Sie sicher sein, dass keine Hyperplasie besteht.

»Natürliche« Gestagene

Ausgangsstoffe für synthetische Gelbkörperhormone – z.B. Medroxyprogesteronacetat (Clinovir®) oder Norethisteronacetat (Primolut-Nor®) – sind Pflanzen, die aber chemisch so verändert werden, dass der Organismus sie besser absorbieren kann. Nachdem diese synthetischen Gestagene seit vielen Jahren den Markt beherrschten, machen ihnen neuerdings »natürliche« Präparate Konkurrenz.

Das eine Präparat, Prometrium®, liegt als Kapsel vor und enthält aus Yamswurzel gewonnenes, mikronisiertes Progesteron in Erdnussöl. Prometrium wurde 1998 von der FDA zur Behandlung der Amenorrhöe (Ausbleiben der Monatsblutung) zugelassen, wird aber inzwischen auch zur Hormonsubstitution eingesetzt. Das Präparat hat den Vorteil, dass es eine geringere Flüssigkeitsretention bewirkt und sein Einfluss auf das HDL geringer ist. Seine wesentliche Nebenwirkung ist, dass es sehr schläfrig macht; deswegen sollte es nur abends eingenommen werden. Zwar trägt es die Gebärmutterschleimhaut nicht so gründlich ab wie die synthetischen Gestagene, doch abgesehen davon, dass es natürlich ist, scheint es auch weniger unerwünschte Nebenwirkungen zu haben.

Sie haben also nun die Wahl und können sich für ein anderes Medikament entscheiden. Prometrium® ist (in den USA) in Form von Kapseln zu 100 mg im Handel. Wenn Sie sich für das ununterbrochene Behandlungsschema entscheiden, können Sie es mit Östrogen jeden Tag im Monat nehmen. Bei dem zyklischen Einnahmeschema müssen Sie zusätzlich zu der täglichen Östrogen-Dosis 10 bis 12 Tage lang täglich 3 Kapseln à 100 mg einnehmen.

Ein ebenfalls von der FDA zugelassenes und auch in Deutschland erhältliches mikronisiertes Progesteron-Präparat ist Crinone®, ein rezeptpflichtiges, aus Yamswurzel hergestelltes Gel zur vaginalen Anwendung. Das Gel wird mit einem Dosierapplikator in die Scheide eingebracht und durch die Schleimhaut und das lymphatische System direkt in die Gebärmutterschleimhaut absorbiert, die dadurch vor einer Hyperplasie geschützt wird. Crinone ist ein Segen für Frauen, die orales Progesteron nicht vertragen. Da von dem 4-%igen Gel kaum etwas in den allgemeinen Kreislauf gelangt, verursacht das Präparat ganz selten die typischen unerwünschten Nebenwirkungen.

Die zyklischen Entzugsblutungen: Was Sie zu erwarten haben

Bei zyklischer Gestageneinnahme bekommen Sie wahrscheinlich sechs Stunden nach der letzten Dosis eines Monats oder etwas später eine kurze menstruationsähnliche Blutung. Sie dauert nicht lange (zwei bis fünf Tage), ist schwach und enthält keine Gerinnsel. Sie verläuft jeden Monat nach dem gleichen Muster. Die Stärke der Blutung kann geringfügig schwanken und auch ihr Zeitpunkt kann sich um ein bis zwei Tage verschieben. Falls Sie beispielsweise das Gestagen vom ersten bis zehnten Tag des Monats nehmen und am elften Tag eine leichte Entzugsblutung bekommen, dann sollte diese immer am elften Tag des Monats (plus oder minus ein oder zwei Tage) eintreten, und die Blutung selbst sollte stets schwach sein.

Jede Abweichung von diesem Schema – zeitlich oder in der Blutungsstärke – ist als anormale Blutung zu werten und muss unverzüglich vom Arzt untersucht werden. Starke Blutungen im Rahmen einer Hormonsubstitution sind grundsätzlich nicht normal.

Manchmal bekommen Sie in dem einen Monat eine Blutung, im nächsten aber nicht. Wenn Sie nicht bluten, obwohl Sie Progesteron nehmen, sehr gut! Sie können dann sicher sein, dass Ihr Endometrium gesund ist.

Wann ist eine Blutung normal, wann nicht?

Die *einzige* Blutung aus der Scheide, die Sie jetzt haben dürfen, ist die oben beschriebene Entzugsblutung. Sie muss stets in der gleichen Weise erfolgen. *Jede* Blutung *außer der Reihe* muss abgeklärt werden. Sie ist nicht normal. Wenn nach dem Entzug des Gestagens die Blutung länger dauert, wenn Blutgerinnsel abgehen oder wenn die Blutung stärker wird, müssen Sie unverzüglich Ihren Arzt konsultieren. Polypen im Gebärmutterhals oder in der Gebärmutter können die Ursache sein. Auch Myome kommen in Frage. Oder eine Hyperplasie, vielleicht sogar ein Karzinom im Frühstadium. Was immer es sei, Sie müssen das sofort klären.

Mit anderen Worten: *Jede Blutung außer der Reihe muss untersucht werden!* Solche Blutungen sind Alarmzeichen, die Sie niemals ignorieren dürfen. Melden Sie sich unverzüglich für eine äußerst gründliche Untersuchung bei Ihrem Frauenarzt an. Dazu gehört auch die sorgfältige mikroskopische Untersuchung von Endometriumzellen in einem verlässlichen Labor.

Obgleich eine Blutung außer der Reihe selten auf eine schwere Unterleibserkrankung hinweist, ist die Zeit ein wichtiger Faktor. Falls die Sprechstundenhilfe Ihnen erst einen Termin in zwei Wochen geben will, bestehen Sie darauf, früher angenommen zu werden.

Irgendwann hören die Entzugsblutungen ganz auf

Selbst wenn Sie jetzt wieder Blutungen bekommen, wird das nicht auf Dauer sein. Nach ein paar Jahren hören sie auf, weil das Endometrium funktionsunfähig und inaktiv wird und nicht mehr in der Lage ist, eine dicke Schleimhautschicht aufzubauen, die wieder abgestoßen werden müsste.

Wenn es soweit ist, schlucken Sie weiter Ihr Gestagen, *solange Sie Östrogen nehmen,* und seien Sie unbesorgt. Das ist leicht gesagt, aber viele Frauen reagieren etwas ängstlich und meinen, etwas stimme nicht, wenn die Blutungen ausbleiben. Dieser Lauf der Dinge ist jedoch völlig normal. Es bedeutet nur, dass Ihr Endometrium jetzt inaktiv ist und dass es nichts mehr gibt, was allmonatlich ausgeschieden werden müßte.

Die »Pille« als Alternative

Zwar ist eine Hormonsubstitutionstherapie vor der Menopause nicht ratsam, es sei denn in winzigen Dosen oder unter ganz bestimmten Bedingungen, aber die Einnahme der neuen, äußerst niedrig dosierten Antibabypillen bei sehr früh auftretenden Hitzewallungen und anderen Symptomen ist sicher. Diese Pillen, die von der FDA für Frauen bis zu 50 Jahren zugelassen sind, enthalten sowohl Östrogen als auch Progesteron und erfüllen vier Aufgaben: Sie lindern klimakterische Symptome, normalisieren die unberechenbaren Perioden, unterbinden Blutungen außer der Reihe und verhüten gleichzeitig eine Schwangerschaft. Genaueres über die »Pille« können Sie im dritten Kapitel nachlesen.

Ist jetzt noch eine Schwangerschaft möglich?

Sobald die Menopause wirklich eingetreten ist, sind Sie nicht mehr fruchtbar und können nicht schwanger werden, auch wenn Sie auf das Gestagen mit menstruationsähnlichen Entzugsblutungen reagieren sollten.

Ob Sie sich einer Hormonsubstitutionstherapie unterziehen oder nicht: Sorgen Sie nach Ihrer allerletzten echten Menstruationsblutung mindestens ein Jahr lang für eine vernünftige Empfängnisverhütung, denn Sie können nicht völlig ausschließen, dass eines Ihrer Ovarien doch noch ein reifes Ei freigibt. Schon manche Frau zwischen fünfundvierzig und fünfzig Jahren sah sich plötzlich mit einem solchen aufregenden Ereignis konfrontiert, und nur selten wird diese Überraschung freudig begrüßt.

Keine Hormonersatztherapie vor der Menopause

Wir haben bereits darauf hingewiesen, dass eine Hormonsubstitution vor der Menopause nicht ratsam ist, es sei denn unter ganz speziellen Bedingungen. Tatsächlich können Hormongaben während der unberechenbaren Perioden der Perimenopause gefährlich sein, weil Sie in dieser Zeit auf die hektischen Bemühungen Ihrer Hirnanhangsdrüse, die Eierstöcke zu reaktivieren, mit der Bildung riesiger Östrogenmengen reagieren können. Solange Sie noch Ihre Periode bekommen, und sei es auch äußerst unregelmäßig, bedeutet dies, dass Sie weiterhin genügend Östrogen produzieren, um die Gebärmutterschleimhaut aufzubauen. Da Sie aber keine regelmäßigen oder überhaupt keine Ovulationen mehr haben, bilden Sie wahrscheinlich nicht genügend Progesteron, um diese Schleimhaut jeden Monat abzustoßen.

Ausnahme: Wenn Sie schwere Menopausensymptome bekommen, obwohl Ihre Monatsblutungen noch nicht aufgehört haben, kann der Arzt die Zellen der Scheide mikroskopisch untersuchen. Falls sich das Plattenepithel, die oberste Schicht der Scheidenschleimhaut, zurückgebildet hat, ist Ihr Östrogenspiegel wahrscheinlich sehr niedrig. Nur in diesem speziellen Fall darf für kurze Zeit ohne Gefahr eine Hormonsubstitution durchgeführt werden, um die Symptome zu lindern.

Noch eine Ausnahme: Wie im dritten Kapitel erläutert wurde, dürfen Sie bei einem dramatischen Mangel ohne Gefahr ganz geringe Mengen Östrogen nehmen, um ausgeprägte Symptome zu lindern. Ein Hautpflaster, das täglich nur 0,025 mg Östrogen freisetzt, ist Tradelia®25, und diese Dosis genügt, um die Symptome ohne Gefahr zu lindern.

In jedem Fall treten schwere Symptome selten auf, bevor die Monatsblutungen endgültig aufgehört haben. Sollte dies dennoch der Fall sein, beraten Sie sich mit Ihrem Arzt, ob Sie eine sehr niedrig dosierte Antibabypille nehmen sollen.

Nachweis der Menopause

Als Faustregel gilt, dass Ihr Östrogenspiegel niedrig sein und Ihre Menopause eingetreten sein muss, bevor Sie mit der Hormonsubstitution beginnen dürfen. Um zu testen, ob die Funktion der Eierstöcke genügend nachgelassen hat, ob Sie sehr wenig Östrogen bilden und ob Ihre Menopause eingetreten ist, wird der FSH-Spiegel im Blutserum bestimmt. Das in der Hypophyse gebildete FSH oder Follikelstimulierende Hormon liegt während der fruchtbaren Phase der Frau normalerweise unter 10 MIE/ml (10×10^6 Internationale Einheiten pro Milliliter). Je näher Ihr FSH an 40 MIE/ml heranrückt, desto näher ist Ihre Menopause. Steigt das FSH über diesen Wert an, dann haben Sie's geschafft. Sie bilden dann nur noch ganz wenig Östrogen und gar kein Progesteron mehr, und Ihre Ovarien sind in den Ruhestand getreten. Sobald der FSH-Spiegel in die Höhe gegangen ist, bleibt er meist bis ans Lebensende oben.

Es gibt zwar noch andere Methoden, um festzustellen, ob Sie kurz vor oder bereits in der Menopause sind, aber die FSH-Bestimmung ist der verlässlichste Test. Die Bestimmung der Östrogenkonzentration im Blut kann irreführend sein, weil diese Werte als Reaktion auf die Bedürfnisse der Hypophyse von einem Tag zum anderen völlig unvorhersagbaren Schwankungen unterliegen können. Die Untersuchung des Zervixschleims auf Östrogen kann nur einen groben Anhaltspunkt für Ihren derzeitigen Zustand liefern, aber keinen verlässlichen Befund, weil ja nicht das zirkulierende Östrogen gemessen wird. Der Zustand von Scheide und Gebärmutterhals und eine ausgeprägte Symptomatik sind natürlich Hinweise, erlauben aber keine eindeutige Beurteilung.

Wenn Sie also sichergehen wollen, ob Sie Ihre Menopause hatten, lassen Sie Ihren FSH-Spiegel bestimmen.

Maßnahmen vor Beginn der Hormonersatztherapie

Was ist als Nächstes zu beachten, wenn Sie wissen, dass Sie die Menopause erreicht haben, und sich für eine Hormonsubstitution entscheiden? Zunächst sollte Ihr Arzt folgende wichtige Untersuchungen durchführen:

- Gründliche körperliche Untersuchung einschließlich Untersuchung der Beckenorgane und der Brüste.
- Abstrichuntersuchung (*Papanicolaou-Test*).
- Kompletter Blutstatus mit Blutzucker, Leberfunktion, Schilddrüsen- und Nebenschilddrüsenfunktion, Cholesterin-/Triglyzeridwerten, Kalzium- und Phosphatspiegel.
- Endometriumbiopsie für die genaue mikroskopische Untersuchung der Zellen der Gebärmutterschleimhaut. Danach wird der Arzt vielleicht einen Progesteronbelastungstest oder eine Ultraschalluntersuchung vornehmen, um eine Hyperplasie oder ein Karzinom auszuschließen. Mehr darüber erfahren Sie im dreizehnten Kapitel.
- Mammographie (siehe zweites Kapitel).
- Vollständige Familienanamnese mit besonderem Augenmerk auf Osteoporose, Herzleiden und Krebs.

- Falls erforderlich, Knochendichtemessung zur Feststellung einer Osteoporose.

Nachuntersuchungen

Ungefähr drei Monate nach Beginn der Hormonsubstitutionstherapie ist eine Nachuntersuchung fällig, um sicher zu gehen, dass Sie die Behandlung richtig durchführen. Sie würden sich wundern, wie viele Frauen zum Beispiel ihre Östrogen- und Progesterondosen verwechseln. Der Arzt wird vielleicht die Gelegenheit nutzen, Ihre Behandlung individuell anzupassen. Jede Frau reagiert anders auf Hormone, und nicht jede reagiert gleich auf die gebräuchlichen Dosierungen, Therapieschemata, Hormonarten und Darreichungsformen. Falls nötig, kann der Arzt mehrere Alternativen mit Ihnen durchspielen, bis die richtige Therapie für Sie gefunden ist.

Bei der Nachuntersuchung haben Sie auch die Möglichkeit, Fragen zu stellen. Nur wenige Frauen begreifen alles gleich beim ersten Mal, oder zumindest fürchten sie, etwas falsch verstanden zu haben. Scheuen Sie sich nicht, Fragen zu stellen, wie banal oder peinlich sie Ihnen auch erscheinen mögen, und bestehen Sie darauf, erschöpfende Antwort zu bekommen, bevor Sie die Praxis verlassen.

Nach diesem Termin beim Arzt sollten Sie konsequent alle sechs Monate zur Nachuntersuchung gehen.

Die Darreichungsformen von Östrogen

Heute gibt es mehrere Methoden, um die Hormone, die Sie nicht mehr bilden, zu ersetzen: Pillen, Hautpflaster oder Hautgel, Nasenspray, Vaginalcreme oder –zäpfchen und Vaginalring. Jede dieser Darreichungsformen hat ihre Vor- und Nachteile und manchmal müssen Sie einige Formen durchprobieren, bis Sie die finden, die für Sie optimal ist. Bedenken Sie, dass Sie zusätzlich Progesteron nehmen müssen, falls Sie noch Ihre Gebärmutter haben. Das Nasenspray AERODIOL® ist eine ganz neue Entwicklung. Bei dieser und anderen neuen Applikationsformen weisen die Hersteller darauf hin, dass kaum oder wenig Erfahrungen über die Anwendung bei Frauen über 65 Jahren vorliegen.

Orales Östrogen

Es ist noch nicht lange her, dass die Östrogensubstitution nur mit Hilfe von Tabletten möglich war, und auch heute noch werden am häufigsten Tabletten genommen. Konjugierte Östrogene sind ein Gemisch natürlicher Östrogene, die aus dem Harn trächtiger Stuten gewonnen werden. Sie sind seit 1941 erhältlich und zählen zu den in den vergangenen sechzig Jahren am gründlichsten geprüften Medikamenten. In den USA ist Premarin® das am häufigsten verordnete Präparat dieser Stoffgruppe. Auch Presomen® und Östrofeminal® enthalten konjugierte natürliche Östrogene. Inzwischen stehen viele weitere Präparate zur Verfügung, die der Arzt Ihnen verordnen kann, unter anderen synthetische konjugierte Östrogene, reines Estradiol pflanzlicher Herkunft (z.B. Estraderm®, Evorel®, Menorest®), mehrere synthetische oder halbsynthetische Verbindungen (z.B. Estropipat, Natrium-Estronsulfat) und eine mikronisierte Form natürlichen Estradiols (17-β-Estradiol). In den USA erhältliche, aus Pflanzen gewonnene Östrogenpräparate sind Cenestin®, Estrace®, Estratab® und Menest®. Weitere sind im Entwicklungsstadium. Ogen® und Ortho-Est® sind aus Estron synthetisierte Präparate.

Orale Kombinationspräparate

Heutzutage brauchen Sie nicht mehr jeden Tag oder nur einen Teil des Monats zwei verschiedene Pillen zu schlucken, um die beiden benötigten Hormone zuzuführen. Stattdessen nehmen Sie eine einzige Tablette, die eine Kombination von Östrogen und Progesteron enthält.

Aus mehreren verschiedenen Kombinationspräparaten (und einem Hautpflaster, das eine Wirkstoffkombination enthält) können Sie heute mit Ihrem Arzt das austesten, das für Sie am besten geeignet ist. Sämtliche Präparate müssen nur einmal täglich eingenommen werden und bewirken bei den meisten Frauen, dass sie keine monatlichen Blutungen mehr bekommen.

Das erste Medikament dieser Art in den USA war Prempro®. Mit einer Tablette Prempro werden Tagesdosen von 0,625 mg konjugierte Östrogene und 2,5 mg Progesteron zugeführt. Es ist für Frauen gedacht, die beide Hormone durchgehend jeden Tag im Monat einnehmen. Mit Premphase® nehmen Sie die gleiche Tablettenzahl ein, aber mit dem Unterschied, dass die ersten 14 Tabletten jeweils Tagesdosen von 0,625 mg Östrogen enthalten, die nächsten 14 Tabletten hingegen je 0,625 mg Östrogen und 5 mg Progesteron. Diese Kombination eignet sich für Frauen, die mit einer zyklischen Progesterongabe besser bedient sind. Ein vergleichbares Präparat in Deutschland ist Presomen® compositum.

Bei Activelle®, einer weiteren Pillenvariante, die Sie nur einmal täglich nehmen müssen, ist natürliches Estradiol mit 0,5 mg NETA kombiniert, demselben Gestagen, das in Antibabypillen verwendet wird.

Cliest® wirkt nach einem anderen Dosierschema als die bisher beschriebenen Präparate: Die tägliche Gabe von Östrogen (wiederum Estradiol) ist so mit »pulsierenden« Dosen Progesteron (Norgestimat) kombiniert, dass sie das Gestagen abwechselnd drei Tage lang nehmen und drei Tage nicht nehmen.

Transdermale therapeutische Systeme (TTS)

Über transdermale therapeutische Systeme werden Arzneimittel, z.B. Hormone, aus einem Arzneireservoir eines Pflasters kontinuierlich durch die Haut in den Körper eingeschleust. Je nach der Hautregion, auf die das Pflaster geklebt wird, dringt das Arzneimittel schneller oder langsamer ein. Das Östrogen-Membranpflaster, die erste bedeutende Weiterentwicklung der Hormonsubstitutionstherapie seit den konjugierten Östrogenen, war eine wunderbare Nachricht für die Frauen, die dringend Östrogen benötigten, es aber nicht schlucken durften, weil es bestehende krankhafte Zustände wie Gallenleiden, Leberfunktionsstörungen, renalen Hochdruck oder Thrombophlebitis verschlimmern kann. Aus einem Membranpflaster, das aussieht wie ein großes Heftpflaster, werden gleichbleibende winzige Mengen Estradiol direkt durch die Haut in den Blutkreislauf geschleust. Wenn das Östrogen nicht in den Verdauungstrakt und die Leber gelangt, setzt es auch keine Enzyme frei, welche die vorgenannten Krankheitszustände verschlimmern könnten.

Anders als die Hormonpillen wird das transdermale Pflaster auch Raucherinnen und Frauen mit erhöhtem Triglyzerid-Spiegel verordnet, obwohl bei letzteren, wenn das HDL nach der Menopause sinkt, Pillen am besten sind.

An neun großen Klinikzentren in den USA wurde der wissenschaftliche Nachweis geführt, dass das transdermale System genauso sicher und wirksam ist wie orales Östrogen. Die amerikanische Arzneimittelbehörde FDA hat das Membranpflaster zur Behandlung von Menopausensymptomen und zur Prävention der Osteoporose zugelassen, es bessert aber auch die Veränderungen an Scheide, Harnblase und Harnröhre.

Das Pflaster wird auf die gereinigte, trockene Haut am Bauch oder am Po geklebt und zweimal wöchentlich gewechselt. Als einzige Nebenwirkung kann gelegentlich eine Hautreizung durch das Pflaster auftreten. Viele Frauen haben jedoch festgestellt, dass sich das nach mehrwöchiger Anwendung legt. Andernfalls können Sie das Pflaster, sobald es Ihnen unangenehm wird, abziehen und an einer anderen Stelle wieder aufkleben, ohne dass seine Wirkung beeinträchtigt würde. Da die Gesäßgegend am unempfindlichsten ist, versuchen Sie es dort, falls Sie zu Hautreizungen neigen.

Es kann passieren, dass sich das Pflaster beim Duschen, Schwimmen oder in der Sauna löst. Sie brauchen es dann nur wieder aufzukleben. Sie können es aber auch entfernen und nach den genannten Aktivitäten wieder anbringen. Feuchtigkeit mindert jedoch nicht die Wirksamkeit. Wenn Sie möchten, dürfen Sie auch ein neues Pflaster benutzen, allerdings müssen Sie das Anwendungsschema »Zweimal wöchentlich Pflasterwechsel« beibehalten.

Das erste transdermale Östrogenpflaster wurde in den 1980er Jahren von der amerikanischen Arzneimittelbehörde zugelassen. Seither kamen zahlreiche neue Varianten in den Handel. Je nach Art des Arzneistoffreservoirs unterscheidet man Membranpflaster und Matrixpflaster. Alle geben Estradiol in die Haut ab, die Hauptform des von den Eierstöcken gebildeten Östrogens, die von Natur aus auch in Pflanzen vorkommt. Aus dem Reservoir wird Estradiol in winzigen Mengen kontinuierlich freigegeben. Das Hormon gelangt durch die Haut in die Kapillaren und wird dann über das Kreislaufsystem in alle Teile des Körpers transportiert.

Verschiedene Hormonpflaster, mehrere Dosierungen

Heute bieten verschiedene Hersteller hochwertige Östrogenpflaster an. Was immer der Gynäkologe Ihnen empfiehlt, wird wahrscheinlich für Sie geeignet sein. Andererseits können Sie ihn immer bitten, ein anderes Präparat auszuprobieren. Im Übrigen enthalten die herkömmlichen Pflaster Östrogen, das aus Pflanzen gewonnen wird. Derzeit sind folgende Membranpflaster erhältlich.

Das erste Membranpflaster, Estraderm®TTS, gibt den Wirkstoff aus einem Reservoir in der Mitte ab und wird in drei Dosierungen gehandelt: 2 mg, 4 mg und 8 mg Estradiol, wobei die Wirkstofffreigabe an die Haut pro 24 Stunden 0,025 mg, 0,05 mg und 0,1 mg beträgt. Inzwischen gibt es auch ein Matrixpflaster EstradermMX in drei verschiedenen Dosierungen.

Das neu entwickelte, zweite System – in den USA unter dem Markennamen Vivelle® erhältlich – ist ein Folienverband (Matrixpflaster), bei dem das Östrogen in die Klebeschicht eingebettet ist. Dieses Pflaster ist kleiner, dünner, flexibler und transparenter als Membranpflaster und wird in vier Dosierungen angeboten: 0,0375 mg, 0,05 mg, 0,075 mg und 0,1 mg. Es wird nur einmal in der Woche erneuert. Diesem Pflaster entspricht in Deutschland beispielsweise das Pflaster Menorest® von Rhône-Poulenc Rorer, das je 24 Stunden 37,5 µg, 50 µg oder 75 µg freisetzt. Außer dem ursprünglichen Vivelle®-Pflaster gibt es das neuere Vivelle-Dot®, ein durchsichtiges Pflaster vom Format einer kleinen Briefmarke, das zweimal wöchentlich erneuert wird und dieselben vier Dosierungen abgibt wie das erste Vivelle®-Pflaster.

Das einmal pro Woche aufzuklebende transdermale Pflaster Climara® gibt es außer in den gebräuchlicheren Dosierungen von 0.05

mg, 0,075 mg und 0,1 mg Estradiol auch in der sehr niedrigen Dosierung von 0,025 mg. Eine entsprechende Minidosierung bietet in Deutschland das Estrabeta®25-Pflaster. Das zweimal wöchentlich zu erneuernde Alora ist in den Dosierungen 0,05 mg und 0,1 mg in den USA erhältlich.

Estradiol-Gel / -Dosiergel

Für Frauen, denen eine Hormonsubstitution in Pillenform nicht erlaubt ist und die das transdermale Pflaster nicht vertragen oder ablehnen, eignet sich das Estradiol-Gel oder -Dosiergel, z.B. Gynokadin®, das auf die Arme und die Schultern aufgetragen und eingerieben wird. Es wird in der Regel zyklisch angewandt und bei Frauen, die ihre Gebärmutter noch haben, mit einem Gestagen kombiniert. Nach der Phase der Gestagenanwendung tritt meist eine Entzugsblutung auf. Estradiol-Gele sind in Deutschland nicht zur Vorbeugung von Osteoporose erlaubt. Allerdings ist Gynokadin®-Gel/-Dosiergel in Frankreich zur Osteoporoseprävention zugelassen.

Kombinationspflaster

Da Frauen, die nicht hysterektomiert wurden (das heißt, die noch ihre Gebärmutter haben), zusätzlich zum Östrogen ein Gestagen nehmen müssen, hat die pharmazeutische Industrie logischerweise auch Pflaster entwickelt, in denen beide Hormone kombiniert sind. Frauen, die bisher das Östrogen über ein Pflaster und das Gestagen als Pille zugeführt haben, können jetzt zwei Fliegen mit einer Klappe schlagen und beide Hormone über die Haut einbringen.

CombiPatch®, das erste von der FDA zugelassene kombinierte Hautpflaster, enthält 0,05 mg Estradiol und entweder 0,14 mg oder 0,25 mg Progesteron. Das Pflaster wird zweimal wöchentlich erneuert und ohne Pause angewandt. Bei 75 Prozent der behandelten Frauen schaltet es die Entzugsblutungen aus, da es verhindert, dass sich die Gebärmutterschleimhaut aufbaut. Vergleichbare Präparate in Deutschland sind z.B. Estragest®TTS und Fem7®Combi.

Vaginal anwendbares Östrogen

Östrogenhaltige Creme wird mit einem Dosierapplikator in die Scheide eingebracht. Auch Gele und Suppositorien sind gebräuchlich. Obwohl das Hormon bei dieser Anwendung direkt in den Blutstrom absorbiert werden kann und einen gewissen systemischen Effekt hat, wirkt es hauptsächlich lokal auf das Gewebe der Scheide und der Harnröhre, wo es die atrophischen Veränderungen infolge des körpereigenen Hormonmangels rückgängig machen kann.

Daher sollte diese Art des Hormonersatzes im allgemeinen nur bei Scheiden- und Harnwegsbeschwerden angewandt werden. Sie ist der Östrogensubstitution durch Tabletten, Hautpflaster oder -Gel unterlegen, denn sie vermag weder die Osteoporose zu verhüten noch schwere Menopausensymptome zu lindern. Außerdem weiß man bei dieser Art der Wirkstofffreigabe nie genau, wie viel Hormon in die Blutbahn gelangt.

Anfangs geschieht die Absorption sehr schnell, sodass ein hoher Anteil des Hormons in die Blutbahn übergeht. Sobald sich das Scheidenepithel regeneriert, verjüngt und normalisiert hat, wird das Hormon langsamer absorbiert.

Bedenken Sie, dass auch die vaginale Anwendung eine Östrogensubstitution darstellt und Sie deshalb eventuell zusätzlich, zumindest zeitweise, Progesteron nehmen müssen, sofern Sie noch Ihre Gebärmutter haben. Suchen Sie daher unbedingt einen Arzt auf, falls Sie eine Blutung außer der Reihe bekommen. Auch wenn keine Blutung auftritt, müssen Sie regelmäßig zur Endometriumbiopsie, zum Progesteronbelastungstest und zur Ultraschalluntersuchung gehen, damit Sie sicher sein können, dass durch das Östrogen keine extreme Schleimhautschicht entstanden ist.

Vaginal zugeführtes Östrogen hat den großen Vorteil, dass es bestimmte Erkrankungen, beispielsweise Leberfunktionsstörungen, Bluthochdruck, Gallenleiden und Venenentzündungen nicht verschlimmert. Wie das transdermale Östrogen gelangt es nicht in den Verdauungstrakt und wird folglich auch nicht in der Leber abgebaut.

Die Absorption des Östrogens bei vaginaler Anwendung unterliegt enormen Schwankungen. Daher müssen Sie mit Ihrem Arzt das

Einnahmeschema und die Dosis austüfteln, die Ihnen am besten helfen. In den meisten Fällen genügt ein Gramm zwei- bis dreimal in der Woche. Allerdings werden Sie wahrscheinlich mit einer höheren Dosis beginnen und diese in dem Maße verringern, wie sich der Genitalbefund normalisiert.

Mehr über die Wirkung der vaginalen Östrogenanwendung auf die Scheide, die Harnröhre und Ihr Sexualleben können Sie in den Kapiteln acht und neun nachlesen.

Der Vaginalring

Der Vaginalring ESTRING® wird wie ein Diaphragma in die Scheide eingeführt und setzt dort wie andernorts das Pflaster kontinuierlich winzige Mengen Estradiol frei (7,5 µg/24 h). Diese Anwendungsweise erzielt die gleiche Wirkung wie die Cremes oder Suppositorien, kann aber drei Monate lang an Ort und Stelle belassen werden.

ESTRING® ist sehr zweckmäßig für Frauen, die keine herkömmliche Östrogensubstitution wünschen, aber das Scheidengewebe und die Lubrikation wiederherstellen wollen. Das Östrogen aus dem Ring wird nicht in den Blutstrom absorbiert und gelangt nicht in den übrigen Organismus, sondern nur in die Scheide. Deswegen ist der Vaginalring ideal für Frauen, die Brustkrebs hatten und daher kein systemisch wirkendes Östrogen anwenden dürfen. Nur um ganz sicher zu gehen, dass kein Östrogen in den großen Kreislauf gelangt, sollte der Frauenarzt jedoch in diesem Fall nach einigen Monaten das Blut auf Östrogen untersuchen.

Auch Frauen, die wegen einer Osteoporose Alendronat oder Raloxifen nehmen, empfinden den Vaginalring oft als Segen, denn beide Medikamente sind zwar gut für die Knochen, machen aber eine trockene Scheide nicht feucht, sondern bewirken vielmehr das Gegenteil.

Vaginaltabletten

Vaginaltabletten, die zweimal wöchentlich mit einem Einwegapplikator eingeführt werden, sind die neueste Möglichkeit, die Scheide zu verjüngen. Die Tabletten haften an der Vaginalwand und geben sehr langsam so geringe Mengen Östrogen frei, dass diese nicht ins Blut absorbiert werden. Deshalb hat das Hormon keine Wirkung auf andere Teile des Organismus und stellt somit ebenfalls eine gute Alternative für Frauen dar, die kein systemisches Östrogen nehmen können oder mit anderen Knochen aufbauenden Medikamenten wie Tamoxifen oder Raloxifen behandelt werden, durch die eine trockene Scheide noch trockener werden kann.

Die richtige Dosierung des Östrogens

Wie bei jedem Medikament sollte auch beim Östrogen grundsätzlich die Mindestdosis, die gerade noch die volle Wirkung entfaltet, verabreicht werden. Im Fall des Östrogens dürfen Sie keineswegs mehr als die kleinste wirksame Dosis anwenden, weil Sie ja die Gebärmutterschleimhaut nicht überstimulieren wollen.

Tatsächlich ist heute die Tendenz zu beobachten, die Dosis von den bisher üblichen 0,6 mg Presomen® oder einem entsprechenden Präparat zu reduzieren, insbesondere bei kleinen älteren Frauen, deren Östrogenbedarf mit der Zeit abnimmt, und bei Frauen, die nach operativer Entfernung ihrer Ovarien hohe Dosen Östrogen brauchten, aber später ohne diese auskommen.

Nach Forschungsergebnissen, die im Dezember 2000 von Mitarbeitern des Gesundheitszentrums der Universität von Connecticut veröffentlicht wurden, kann die Östrogendosis, die normalerweise zur Therapie oder Prävention der Osteoporose eingesetzt wird, um bis zu drei Viertel gesenkt werden, um die Verträglichkeit zu verbessern, ohne die Wirksamkeit zu mindern. Aus weiteren Ergebnissen, über die Dr. WULF UTIAN von der Case Western Reserve University 2001 berichtete, der Daten der HOPE-Studie (Women's **H**ealth **O**steoporosis **P**rogestin **E**strogen Study) auswertete, geht hervor, dass niedrigere Dosen bei Hitzewallungen und Atrophien der Scheidenschleimhaut mindestens so wirksam waren wie höhere Dosen. Und eine weitere Auswertung von Daten derselben Frauenkohorte ergab ähnliche Resultate im Hinblick auf Blutungen des Endometriums.

Konjugierte Östrogene gibt es je nach Präparat in verschiedenen Dosierungen. Sehr gut, wenn Sie schon mit 0,3 Milligramm auskommen, aber das ist nur bei wenigen Frauen der Fall. Im übrigen benötigen Sie zur Osteoporoseprophylaxe mindestens 0,625 Milligramm konjugierte Östrogene oder die äquivalente Dosis eines anderen Östrogens, um den Knochenabbau zu verhindern. Meist genügt diese Dosis auch, um Hitzewallungen und die diversen anderen Symptome wirksam zu lindern.

Obwohl eine Studie von Wissenschaftlern der Creighton University in Omaha behauptet, eine Tagesdosis von nur 0,3 Milligramm könne ausreichend sein, um bei Frauen über 65 Jahren bei gleichzeitiger Einnahme von Vitamin D und Kalzium die Knochendichte zu steigern, empfehlen wir immer noch den meisten Frauen 0,625 Milligramm Östrogen. Gleichwohl ist dies eine gute Nachricht für Frauen, die bei höheren Östrogendosen unter unangenehmen Nebenwirkungen leiden.

Falls die Hitzewallungen nicht auf 0,625 Milligramm ansprechen, können Sie jedoch 0,9 Milligramm oder sogar 1,25 Milligramm (oder äquivalente Dosen) nehmen und befinden sich damit immer noch im unteren Dosisbereich. Eine neue Studie zeigt, daß die kleinste Dosis von mikronisiertem 17-β-Estradiol (0,5 mg) Osteoporose verhindern kann, aber unter Umständen nicht ausreicht, um schwere Menopausensymptome zu lindern.

Hin und wieder gibt es Frauen, die neben Östrogen in Tablettenform oder als Pflaster *zusätzlich* ab und zu Vaginalcreme oder -zäpfchen brauchen, damit das Scheidengewebe nicht atrophiert.

Warum gibt es verschiedene Dosierungen?

Jede Frau hat einen individuellen Östrogenbedarf, der unter anderem von ihrem Körpergewicht, ihrem Alter und der Leistungsfähigkeit ihrer Östrogenrezeptoren abhängig ist, welche sie mehr oder weniger empfänglich für die Hormonwirkung machen.

Meistens wird eine Tagesdosis von 0,625 Milligramm konjugierten Östrogenen (oder äquivalenten Dosen anderer Präparate) verabreicht. Dies ist die übliche Mindestdosis, um den Knochenabbau zu verhüten;

sie ist meist auch erforderlich, um die anderen atrophischen Veränderungen im Gefolge der Menopause zu mildern. Bei den meisten Frauen genügt diese Dosis, und wahrscheinlich wird Ihre Gynäkologin die Therapie damit einleiten. Manche Frauen brauchen aber nur 0,3 Milligramm oder die äquivalente Dosis eines anderen Östrogens, um die Hitzewallungen zu beseitigen, während andere mehr benötigen. Frauen, die sehr jung in die Menopause kommen, vor allem wenn die Menopause abrupt durch chirurgische Kastration eintritt, benötigen zumindest anfangs oft mehr Östrogen, etwa 0,9 Milligramm oder sogar 1,25 Milligramm. Dies gilt auch für Frauen mit schweren degenerativen Veränderungen der Scheide; sie sollten solange die höhere Dosierung benutzen, bis das Gewebe sich regeneriert hat.

Einmal oder zweimal täglich?

Orales Östrogen wird fast immer nur einmal täglich eingenommen. Wenn Sie jedoch ganz ausgeprägte Symptome haben, hilft es mitunter vielleicht besser, die Dosis zu teilen und die eine Hälfte morgens, die andere abends zu nehmen. Dadurch bekommen Sie zweimal am Tag einen kleinen Östrogenkick und haben über 24 Stunden einen gleichmäßigeren Hormonspiegel. Auch das Membranpflaster, das ständig auf der Haut getragen wird, erhält einen relativ konstanten Hormonspiegel aufrecht.

Die richtige Dosierung des Gestagens

Zusätzlich zum Östrogen müssen Frauen, die noch ihre Gebärmutter haben, zum Schutz derselben mindestens zehn Tage im Monat Progesteron, das zweite wichtige weibliche Hormon, beziehungsweise ein Gestagen schlucken. Dieses wird gewöhnlich in einer Dosis von 5 Milligramm täglich für 12 bis 14 Tage oder in einer Dosis von 10 Milligramm täglich für 10 bis 12 Tage im Monat verordnet. Es kann aber auch, wie bereits erwähnt, in niedrigerer Dosierung (meist 2,5 mg täglich) durchgehend genommen werden, wenn das für Sie bekömmlicher ist.

Standarddosis und Standardeinnahmeschema sind aber nicht für jede Frau geeignet, und die richtige individuelle Behandlung muss erst ausgetestet werden, was ein hervorragender Grund ist, alle sechs Monate oder bei Blutungen außer der Reihe den Gynäkologen aufzusuchen. Wenn Sie jeden Monat am Ende der zyklischen Gestageneinnahme heftig bluten oder eine Hyperplasie bekommen, brauchen Sie eine höhere Gestagendosis, weil Sie besonders stark auf Östrogen ansprechen. Oder Sie fahren besser, wenn Ihre Gestageneinnahme über einen längeren Zeitraum ausgedehnt wird, zum Beispiel auf 13, 14 oder 15 Tage im Monat.

Sie haben ferner noch die Möglichkeit der durchgehenden Behandlung, bei der Sie an jedem Tag des Monats eine geringe Dosis Gestagen einnehmen. Falls das nicht hilft, müssen Sie zu einem zyklischen Einnahmeschema zurückkehren.

Außer Medroxyprogesteron (Clinofem®), das sehr häufig verordnet wird, gibt es weitere geeignete Präparate, die Ihr Gynäkologe vielleicht vorziehen wird, zum Beispiel Medroxyprogesteron-Generika, aus Yamswurzel oder Sojabohnen gewonnenes mikronisiertes Progesteron und 19-nor-Steroide (Crinone®).

Gestagen auch nach Entfernung der Gebärmutter?

Wenn Ihnen die Gebärmutter entfernt wurde (Hysterektomie, besteht kein Anlass, ein Gestagen einzunehmen. Es wird bei der Hormonsubstitutionstherapie nur gegeben, um die Gebärmutter zu schützen – und Sie haben ja keine mehr.

Wissenswertes rund um die Hormonsubstitution

»Ich hab meine Pillen vergessen«

Sollten Sie mal ein paar Tage vergessen, Ihre Pillen für die HST zu nehmen, hat das keine Folgen wie bei der Antibabypille. Wenn Sie ein- oder gar zweimal die Verhütungspillen weggelassen haben, sind Sie für den Rest des Monats nicht vor einer Empfängnis geschützt und müssen deswegen zusätzliche Verhütungsmaßnahmen ergreifen.

Dagegen brauchen Sie sich nicht zu sorgen, wenn Sie einen oder zwei Tage die HST auslassen. Es bringt den Zyklus nicht durcheinander, und zweifellos werden ein paar unerwartete Hitzewallungen oder eine Durchbruchsblutung Sie daran erinnern, die Therapie fortzusetzen. Dies gilt auch für das transdermale Östrogenpflaster und das Gel zum Einreiben. Wenn Sie es mal vergessen haben, ist das nicht weiter schlimm. Dennoch sollten Sie dies nicht zur Gewohnheit werden lassen.

Falls Sie jedoch mehrere Tage mit der Behandlung ausgesetzt haben und keine vasomotorischen Symptome bekommen, könnte dies darauf hinweisen, dass Sie keine HST mehr benötigen, weil die Symptome aufgehört haben. Falls Sie die Hormone nur solange nehmen wollten, wie Symptome auftreten, sollten Sie jetzt mit Ihrem Arzt über die Beendigung der Therapie sprechen.

Unregelmäßige Hormonsubstitution ist nicht ratsam

Kann man Hormone auch nur ab und zu, vielleicht ein- oder zweimal in der Woche nehmen? Oder nur, wenn die Symptome unangenehm sind? Die Antwort lautet: Wenn Sie keine Hysterektomie hatten, ist es grundsätzlich nicht sinnvoll, Hormone (außer vaginal) nur gelegentlich oder unregelmäßig anzuwenden. Dieses Vorgehen kann nämlich zur Folge haben, dass das Endometrium unvollständig wuchert und die Schleimhaut nicht regelmäßig mit Hilfe des Gestagens sauber ausgestoßen wird. Dadurch kann es zu Blutungen oder anderen Problemen kommen, jedenfalls ist der Ärger vorprogrammiert. Nehmen Sie täglich Ihre kleine Dosis Östrogen (oder täglich die vorgeschriebene Menge Gel/Dosiergel oder zweimal in der Woche ein neues Membranpflaster) und für die vorgeschriebene Zeit das Gestagen. Oder beenden Sie die Hormonsubstitution. Wenn Sie mit nur gelegentlichen kleinen Hormondosen auskommen, können Sie wahrscheinlich auch ganz darauf verzichten.

Andererseits ist es nach einer Entfernung der Gebärmutter nicht so wichtig, ein regelmäßiges Östrogeneinnahmeschema zu befolgen, denn Sie können der Schleimhaut ja keinen Schaden mehr zufügen.

Wenn Sie versehentlich die doppelte Dosis genommen haben

Falls Sie Ihre Pille nicht zu einer festen Tageszeit einnehmen, kann es passieren, dass Sie aus Versehen vielleicht mal die doppelte Dosis schlucken – etwa eine nach dem Frühstück und abends noch eine, weil Sie die erste vergessen haben. Das ist nicht weiter schlimm, sofern es nicht zur Gewohnheit wird und schließlich in eine Überdosierung mündet.

Der günstigste Zeitpunkt für die Pilleneinnahme ist meist vor dem Schlafengehen. Wenn Sie sie immer abends nach dem Zähneputzen nehmen, denken Sie dran und wissen, dass Sie im Lauf des Tages noch keine genommen haben. Das gilt auch für die Gestagentabletten.

Falls Sie das Membranpflaster benutzen, werden Sie sich kaum ein zweites aufkleben. Eher werden Sie vergessen, es zu erneuern. Legen Sie deshalb nach einem Plan fest, wann Sie ein neues Pflaster aufkleben müssen – zum Beispiel montags und donnerstags vor dem Schlafengehen –, und deponieren Sie die Packung sichtbar im Bad. Ähnlich sollten Sie verfahren, falls Sie das Gel zum Einreiben benutzen. Auch hier geht die Welt nicht unter, wenn Sie's mal vergessen. Sobald Ihre Symptome wiederkehren, werden Sie schon daran denken!

Umsteigen von der Antibabypille auf die Hormonsubstitution

Heutzutage sind die oralen Kontrazeptiva so knapp dosiert (wenngleich sie mehr Östrogen enthalten, als bei der normalen Hormonsubstitutionstherapie zugeführt wird), dass sie von Frauen bis Fünfzig ohne Gefahr angewandt werden dürfen, wobei diese Verhütung während der Perimenopause besonders hilfreich ist. Die Einnahme der »Pille« nach dem fünfzigsten Lebensjahr oder gar nach der Menopause ist jedoch, wie bereits erklärt wurde, nicht zu empfehlen.

Orale Verhütungsmittel verhindern zwar nicht die Menopause, aber die in ihnen enthaltenen Hormone bewirken, dass Sie weiterhin Perioden bekommen. Wenn Sie also nach wie vor die »Pille« nehmen, werden Sie nicht wissen, ob Ihre Menopause eingetreten ist, bis schließlich um die Sechzig das Endometrium völlig den Dienst quittiert und die Blutungen aufhören.

Falls Sie beim Absetzen der »Pille« schon in der Menopause sind, obwohl dieses Ereignis durch die Wirkungen der Pille verschleiert wurde, werden Sie wahrscheinlich sehr schwere Entzugssymptome wie nach einer chirurgischen Menopause bekommen, weil Ihr Östrogen-Blutspiegel plötzlich abgestürzt ist. Gehen Sie dann schnellstens zum Gynäkologen, um sich helfen zu lassen.

Ist es irgendwann zu spät für eine Hormonsubstitution?

Zumindest für einige positive Effekte der HST ist es nie zu spät. In welchem Alter Sie auch damit beginnen, das Östrogen wird den weiteren Knochenabbau aufhalten, wenn es auch verlorene Knochensubstanz nicht ersetzen kann. Es wird Sie bis zu einem gewissen Grad vor Herz-Kreislauf-Erkrankungen schützen, indem es die gesunden HDL-Fette im Blut erhöht und die Arterien fit hält. Es verjüngt das Gewebe im Bereich von Scheide und Harnröhre und verbessert dadurch Ihr Sexualleben. Ferner steigert es die Widerstandsfähigkeit gegen chronische Infektionen der Scheide und der Harnwege.

Wenn Sie allerdings jahrelang warten, bis Sie sich zur Substitution entschließen, brauchen Sie womöglich zunächst eine niedrige systemisch wirkende Dosis Östrogen, bis der Körper sich an den Hormonspiegel gewöhnt hat, und es kann eine Weile dauern, bis die erwartete Wirkung einsetzt. Schließlich greift aber die Hormontherapie, wenn die Wirkung vielleicht auch nicht so gut ist wie bei einer zeitigeren Behandlung. Manchmal verursacht ein jahrelanger Östrogenmangel so ausgeprägte degenerative Veränderungen am Gewebe der Scheide und der Harnwege, dass diese nicht mehr ganz rückgängig gemacht werden können. In den meisten Fällen jedoch sind die Ergebnisse der HST erstaunlich.

Denken Sie an die regelmäßigen Kontrolluntersuchungen! Wenn Sie sich einer Hormonsubstitutionstherapie unterziehen, sollten Sie sich alle sechs Monate gynäkologisch untersuchen lassen. Ich rate übrigens nachdrücklich zu diesem Rhythmus, ob Sie Östrogen nehmen oder nicht. Bei jedem Untersuchungstermin sollten routinemäßig Unterleib und Brüste sorgfältig untersucht sowie ein Abstrich gewonnen werden. Einmal jährlich sollte ein Blutbild angefertigt werden.

Bei Verdacht auf eine Hyperplasie oder sonstige Veränderungen der Gebärmutter muss eine Saugbiopsie vorgenommen werden, um die Endometriumzellen mikroskopisch untersuchen zu können. Eine Abstrichuntersuchung genügt *nicht*, weil sie nur Zellen aus der Scheide und Zervix erfasst, aber keine aus der Uterushöhle.

Falls Sie unter Östrogen-Langzeitbehandlung stehen, sollte der Arzt auch darüber wachen, ob sich vorbestehende Krankheiten verschlimmern, zum Beispiel renaler Hochdruck, Funktionsstörungen der Leber und Gallenleiden oder Thrombophlebitis. Die genannten Störungen werden durch transdermale Anwendung (Membranpflaster, Gel) nicht beeinflusst.

Mögliche Nebenwirkungen der Hormonsubstitution

Manchmal führt die HST zu Nebenwirkungen. Diese sind meist geringfügig und vorübergehender Natur oder können beseitigt werden, indem man die Dosierung, die Art des Hormons (z.B. konjugierte Östrogene oder ein anderes Östrogen), das Behandlungsschema oder die Darreichungsform ändert. Gelegentlich sind aber Nebenwirkungen so ausgeprägt oder unerträglich, dass man einen Abbruch der Behandlung erwägen muss. Die meisten Nebenwirkungen verschwinden vollständig, wenn man die Hormone absetzt.

Flüssigkeitsretention

Die Ansammlung von Flüssigkeit im Gewebe ist die häufigste Nebenwirkung und tritt bei ungefähr der Hälfte der behandelten Frauen auf. Meist besteht sie nur während ein paar Wochen und verschwindet dann. Sollte dies nicht der Fall sein, dann wird es Ihnen wahrscheinlich helfen, wenn Sie Ihren Kochsalzverbrauch einschränken oder gelegentlich ein mildes Diuretikum einnehmen. Auch lohnt sich die versuchsweise tägliche Einnahme von 100 bis 500 Milligramm Vitamin B6, einem natürlich wirkenden Diuretikum. Sollte dies nicht genügend wirken, fragen Sie Ihren Arzt, ob er Ihnen Aldacton® (Spironolacton), ein rezeptpflichtiges Diuretikum, verschreiben kann. Es hat eine sehr milde Wirkung und kann notfalls eine Zeit lang täglich genommen werden. Die Flüssigkeitsretention ist keine ernsthafte Komplikation, aber zwei von hundert Frauen empfinden sie als so belastend, dass sie die Hormonbehandlung abbrechen.

Empfindliche Brüste

Möglicherweise werden Ihre Brüste bald nach Beginn der Östrogeneinnahme wie früher vor der Periode voller und reagieren etwas empfindlich. Das ist aber fast immer ein vorübergehender Zustand und kein Grund zur Sorge. Das Missgefühl ist durch die Flüssigkeitsretention und die Stimulation der Brustdrüsen bedingt. Meist verschwindet es nach wenigen Wochen oder wird zumindest erträglich. Manchmal indes bleibt die Symptomatik bestehen und kann dazu zwingen, die HST zu beenden oder mit der niedrigsten Dosis fortzuführen.

Manche Frauen bekommen das Problem in den Griff, indem sie das Gestagen ein paar Tage länger oder aber in sehr niedriger Dosis durchgehend einnehmen. Bei anderen wird die Empfindlichkeit der Brüste normalisiert, wenn sie auf ein anderes Gestagen umsteigen (z.B. 19-nor-Steroide). Das Östrogenpräparat nehmen Sie am besten nicht kontinuierlich, sondern zyklisch, also drei Wochen Einnahme und eine Woche Pause. Eine weitere Möglichkeit ist, das Östrogen mit einer winzigen Dosis Testosteron (z.B. als Testosteronenantat oder Prasteronenantat) zu nehmen; dieses männliche Hormon bilden auch die Frauen in den Eierstöcken und den Nebennieren. Diese kombinierte Behandlung kann die schmerzhaft gesteigerte Empfindlichkeit der Brüste mildern und – ein günstiger Nebeneffekt – die Libido wiederbeleben. Fragen Sie Ihren Gynäkologen, ob eine Behandlung mit Androfemon® oder Gynodian® Depot für Sie in Frage kommt.

Übrigens rieten die Ärzte früher von einer HST ab, wenn die Frauen eine fibrozystische Mastopathie hatten. Heute wissen wir jedoch, dass es sich dabei nicht um eine Präkanzerose handelt und dass Östrogen nicht das Risiko erhöht, an Brustkrebs zu erkranken. Falls die Hormone zusätzliche Beschwerden verursachen, was bei so geringer Dosierung unwahrscheinlich ist, besprechen Sie mit Ihrem Arzt, welche anderen Möglichkeiten für Sie geeignet sind.

Gewichtszunahme

Etwa ein Viertel der Frauen, die Östrogen nehmen, berichten, zu Beginn der HST ein paar Pfund zugenommen zu haben. Diese Gewichtszunahme ist wahrscheinlich eine Folge der Wasserretention und der Eigenschaft des Östrogens, die Bildung von Fettgewebe zu begünstigen, so wie männliche Hormone das Ansetzen von Muskeln fördern. Wenn Sie reichlich zunehmen, schieben Sie das aber bitte nicht auf die Hormone. Jeder Mensch hat eine natürliche Neigung, mit zunehmendem Alter Pfunde zuzulegen, weil der Stoffwechsel langsamer wird. Gleichzeitig nimmt die Muskelmasse ab und das Fettgewebe zu.

Übelkeit

Zu Beginn der oralen Östrogentherapie leiden viele Frauen unter leichter Übelkeit, doch ist diese Nebenwirkung fast nie von Dauer und geht nach wenigen Wochen vorüber. Falls Sie zu den Betroffenen gehören, nehmen Sie Ihre Tablette möglichst kurz vor dem Zubettgehen, so dass sie diese Nebenwirkung verschlafen. Sollte sich die Übelkeit nicht bessern, gehen Sie zu der transdermalen Applikation über (Membranpflaster, Gel), die den Verdauungstrakt umgeht und Östrogen durch die Haut einschleust.

Ausfluss aus der Scheide

Unter der Hormonbehandlung kann es bei manchen Frauen zu reichlicher Sekretion aus der Scheide kommen. Medizinisch ist diese Reaktion völlig unbedenklich, aber natürlich kann sie lästig sein. Eine vorsichtige Scheidenspülung mit stark verdünnter Weinessiglösung kann hier Abhilfe schaffen.

Kopfschmerzen

Gelegentlich klagen Frauen, vor allem wenn sie zu Migräne neigen, dass die HST bei ihnen Kopfschmerzen auslöst. Diese Reaktion ließe sich damit erklären, dass Östrogen eine Erweiterung oder Spasmen der Blutgefäße verursachen oder die Retention von Flüssigkeit im Gehirn fördern kann. Manchmal beruhen die Kopfschmerzen auf einem niedrigen Östrogenspiegel während der einwöchigen Einnahmepause bei zyklischer Anwendung.

Um dieses Problem zu lösen, müssen Sie unter Umständen ein bisschen Versuch und Irrtum spielen. Manche Frauen können die Migränen verhindern, indem sie von den Pillen auf die transdermale Anwendung (Membran- oder Matrixpflaster, Gel) umsteigen oder, wenn die Kopfschmerzen durch einen niedrigen Östrogenspiegel ausgelöst werden, indem sie ihre Pillen nicht zyklisch, sondern durchgehend ohne Pause schlucken. Bei manchen Frauen hören die Kopfschmerzen auch auf, wenn sie eine geringere Dosis nehmen oder wenn sie Östrogen mit einer winzigen Dosis Testosteron kombinieren. Sie können auch versuchen, anstelle konjugierter Östrogene reines Estradiol oder reines Estron zu nehmen.

Wenn es so aussieht, als wären Ihre Kopfschmerzen gestagenbedingt, dann versuchen Sie die Methode ohne Einnahmepause und nehmen das Gestagenpräparat tagtäglich.

Allergische Reaktionen

Der Mensch kann gegen nahezu alles allergisch sein, und zuweilen reagiert eine Frau allergisch auf Östrogenpräparate. Diese können Hautausschläge, geschwollene Zunge, Brennen der Haut bewirken, alles typische allergische Reaktionen. Manchmal genügt es, das Präparat zu wechseln oder auf eine andere Darreichungsform umzusteigen, aber manchmal hilft einzig das Absetzen der Behandlung.

Hautreaktionen

Bei manchen Frauen verursacht das Membranpflaster Hautreizungen, Rötung und Brennen, allerdings geschieht das viel seltener bei dem neuen Matrixpflaster. Falls Ihre Haut unerwünscht reagiert, entfernen Sie das Pflaster und kleben Sie es an eine andere Stelle. Achten Sie darauf, das Pflaster auf die trockene Haut zu kleben. Das frische Pflaster sollten Sie nach der Entnahme aus der Packung sekundenlang durch die Luft schwenken, bevor Sie es benutzen. Sie können auch versuchen, das Pflaster auf dem Po zu tragen, wo die Haut weniger empfindlich ist als am Bauch. Beim Gel sind unerwünschte Hautreaktionen offenbar seltener. Es hat außerdem den Vorteil, dass es kosmetisch unauffällig ist.

Wechselwirkungen mit anderen Medikamenten

In seltenen Fällen erhöht orales Östrogen die Empfindlichkeit gegen bestimmte andere Arzneimittel, die ebenfalls in der Leber abgebaut werden. Steigen Sie dann auf das Membranpflaster um.

Lebenslange Hormonsubstitution?

Sie können die Hormontherapie lebenslang durchführen, sofern Sie sich an die wesentlichen Richtlinien halten: niedrige Dosierung, zusätzliche Gestageneinnahme (wenn Sie noch Ihre Gebärmutter haben), sorgfältige gynäkologische Untersuchung alle sechs Monate und bei Blutung außer der Reihe, einmal jährlich Mammographie. Viele Frauen brauchen Östrogen bis ans Lebensende, vor allem wenn bei ihnen ein hohes Risiko für Osteoporose oder Herzleiden besteht. Andere benötigen es, um weiterhin sexuell aktiv sein zu können und um rezidivierenden Infektionen der Scheide und der Harnwege vorzubeugen.

Wenn Sie langfristig mit Hormonen behandelt werden, besteht keine Notwendigkeit, Einnahmepausen einzulegen, selbst wenn Sie jahrelang Hormone nehmen – es sei denn, es träten Nebenwirkungen auf oder Sie bekämen eine Hyperplasie.

Wann soll man die Behandlung beenden?

Falls Sie die HST nur lange genug machen, um problemlos mit den Menopausensymptomen fertig zu werden, müssen Sie wahrscheinlich nicht länger als zwei Jahre Hormone nehmen. Doch Sie werden erst wissen, ob Sie die Therapie beenden können, nachdem Sie es ausprobiert haben. Senken Sie die Hormondosen ganz allmählich, wie unten beschrieben, und beobachten Sie, ob die Symptome wiederkehren. Wenn ja, werden Sie vielleicht noch eine Zeitlang Östrogen (und selbstverständlich ein Gestagen) nehmen wollen, bis Sie ohne größere Probleme darauf verzichten können.

Gehen die günstigen Wirkungen verloren?

Wenn Sie die HST beenden, verlieren sich die positiven Wirkungen, obgleich Sie in der Zwischenzeit einige Jahre vor Knochenabbau und Herzkrankheiten geschützt waren.

Wie soll man die Hormonsubstitution beenden?

Setzen Sie Hormone niemals abrupt ab, sonst bekommen Sie nämlich wegen des Rückkoppelungseffektes auf den Hypothalamus prompt schwere Entzugssymptome. Dies kann unabhängig davon geschehen, wie lange Ihre HST schon dauert oder ob Sie vor Beginn der Behandlung noch Symptome hatten oder nicht. Der plötzliche Östrogenmangel lässt die Östrogenrezeptoren im Hypothalamus hungern und bewirkt, dass diese eine adrenalinähnliche Substanz bilden, welche die Temperaturregulation entgleisen lässt und dadurch Hitzewallungen auslöst.

Schleichen Sie sich darum grundsätzlich langsam aus der HST aus. Nehmen Sie das Östrogen zunächst nur noch jeden zweiten Tag, und behalten Sie dieses Einnahmeschema etwa einen Monat lang bei. Dann nehmen Sie einen Monat lang nur zweimal in der Woche eine Pille, danach während ein paar Wochen nur eine Pille wöchentlich.

Das Gestagen dürfen Sie aber nicht allmählich reduzieren. Nehmen Sie während des Östrogenentzugs weiterhin die bisherige Gestagendosis, bis die Entwöhnung beendet ist.

Wenn Sie wegen Ihrer Symptome kein Östrogen mehr brauchen, werden diese jetzt wahrscheinlich ausbleiben. Sollten Sie aber erneut Symptome bekommen, merken Sie das rechtzeitig und können dann wieder mit der Hormonsubstitution beginnen.

Lassen Sie sich helfen

Denken Sie niemals, Sie könnten bei der Hormonsubstitutionstherapie – oder bei anderen Arzneimittelbehandlungen – ohne Gefahr bei sich den Doktor spielen. Sie brauchen einen erfahrenen und kompetenten Arzt, der Ihnen Rezepte schreibt, Ihre Behandlung gegebenenfalls ändert und der Sie – das ist äußerst wichtig! – zweimal jährlich sorgfältig gynäkologisch untersucht.

Bedenken Sie: Sie haben nur diesen einen Körper. Wenn Sie wollen, dass er gesund und fit bleibt, müssen Sie äußerst pfleglich damit umgehen!

8 Super-Sex auch in der Zukunft?

Wenn Sie Östrogen nehmen, bedeutet das nicht, dass Sie garantiert ein tolles Sexualleben haben werden oder dass all Ihre Träume sich erfüllen. Ohne Östrogen kann es aber passieren, dass sich bald gar nichts mehr abspielt! Östrogen ist für die Erhaltung der Größe, Form und Dehnbarkeit Ihrer Scheide sowie für die Dicke und die Gleitfähigkeit der Schleimhaut verantwortlich. Wenn Sie nicht mehr viel von diesem Hormon bilden, finden körperliche Veränderungen statt, die den Geschlechtsverkehr unangenehm bis ausgesprochen schmerzhaft oder sogar gänzlich unmöglich machen.

Erstaunlich wenige Frauen wissen über diese Zusammenhänge zwischen Sex und Östrogen Bescheid. Oft genieren sie sich sogar, wenn ihre Probleme beginnen, mit ihrem Arzt darüber zu sprechen. Die meisten Frauen suchen erst dann ärztliche Hilfe oder erfahren, dass Abhilfe möglich ist, wenn das Liebesleben schon ganz jämmerlich geworden ist, und ein großer Prozentsatz der Frauen nimmt einfach an, dass die Zeiten für Sex vorbei sind. Aber vergessen Sie das. Dieses Problem kann nämlich einfach und schnell durch die Hormonsubstitutionstherapie gelöst werden, und das ist auch der Hauptgrund, warum Frauen sich für die Hormonsubstitution entscheiden.

Östrogen verjüngt das Scheidengewebe – es wird wieder dicker, feuchter und dehnbarer. Bei Frauen, die bereits sehr starke Beschwerden beim Sex haben, macht die Behandlung die unliebsamen Veränderungen binnen weniger Wochen rückgängig.

Das bedeutet nun nicht, dass jede Frau nach der Menopause auf eine Hormonsubstitution angewiesen ist. Zumindest in den ersten Jahren brauchen manche Frauen nichts dergleichen. Denn die Warnung »Wer rastet, der rostet« hat auch hier Gültigkeit. Ein aktives Sexualleben trägt dazu bei, dass die Geschlechtsorgane funktionstüchtig bleiben. Vielleicht gehören Sie auch zu jenen glücklichen Frauen, die zeit ihres Lebens genügend Östrogen bilden, um dieses Gewebe viele Jahre lang funktionsfähig zu erhalten.

Praktisch jede Frau muss aber schließlich den Geschlechtsverkehr aufgeben, sofern sie nicht anfängt, Östrogen zu nehmen.

Die Fähigkeit, sexuell aktiv zu sein und Spaß daran zu haben, bleibt uns lebenslang erhalten. Sie hört niemals auf, obgleich viele Frauen aufhören, sie zu nutzen. Vorausgesetzt also, Sie haben einen passenden Partner oder einen solchen in Aussicht, dann gibt es keinen Grund, warum Sie auf die Freude am Sex verzichten sollten. Die Hormonsubstitutionstherapie wird Sie nicht krebskrank machen, sondern sie kann Ihnen den Weg zu einem lustvollen Sexualleben ebnen.

Wann beginnen die Schwierigkeiten?

Für manche Frauen ist der Geschlechtsverkehr nur noch vier bis sechs Monate nach der Menopause (vor allem nach einer chirurgisch herbeigeführten Menopause) erfreulich, aber im allgemeinen dauert es, nachdem die wichtigste Östrogenquelle versiegt ist, drei bis zehn Jahre, bis die typischen Scheidenprobleme akut werden.

Deshalb sind Sie gut dran, wenn Ihre Menopause spät eintritt, denn dann finden diese Veränderungen erst viel später in Ihrem Leben statt. Eine Frau, die ihre Menopause zum Beispiel mit 55 Jahren hat, bekommt wahrscheinlich erst mit etwa 60 oder 65 Jahren ernsthafte Beschwerden. Wenn Sie aber zum Zeitpunkt der Menopause erst 35 Jahre alt sind, bekommen Sie viel früher, vielleicht zwischen 38 und 45, Probleme beim Sex, sofern Sie kein Östrogen nehmen.

Hormone und Libido

Bei den meisten Frauen scheinen sich der sexuelle Appetit und die Orgasmusfähigkeit nicht zu verändern, nachdem sie die Hürde der Menopause genommen haben. Manche Frauen hingegen stellen fest, dass sie sich nun, da sie keine Angst mehr vor einer Schwangerschaft haben müssen und mehr Freizeit und weniger zeitraubende Verpflichtungen haben, *stärker* für Sex interessieren. Die Libido kann außerdem sogar zunehmen, weil die männlichen Hormone, die jede Frau bildet, ohne das Gegengewicht des Östrogens stärker zur Wirkung kommen. Viele Frauen erleben in dieser Zeit ein richtiges sexuelles Wiedererwachen, und manche haben jetzt überhaupt zum ersten Mal im Leben einen Orgasmus.

Andere Frauen beobachten, dass ihr Interesse an Sex mit der Menopause allmählich abklingt. Ein einleuchtender Grund ist der, dass die körperlichen Veränderungen den Spaß am Sex wirklich mindern können. Das Interesse daran nimmt aber oft auch deshalb ab, weil die Frauen meinen, dass sie jetzt weniger aktiv sein *sollten* und dass Sex nur was für die Jüngeren sei. Natürlich haben manche keinen Partner, der sie erotisiert. Andere haben sich nie sonderlich für Sex interessiert und benutzen die Menopause als bequeme Entschuldigung, damit Schluss zu machen.

Die Sache kann auch anders sein, wenn Sie einen sehr niedrigen Testosteronspiegel haben, insbesondere wenn dieser abgesunken ist, weil Ihre Eierstöcke entfernt oder irreparabel geschädigt wurden. Jede Frau produziert auch männliche Hormone, sogenannte Androgene. Dies geschieht hauptsächlich in den Ovarien, aber eine kleine Menge wird auch in den Nebennieren gebildet. Eines dieser Androgene, das Testosteron, ist beim Mann wie bei der Frau für die Libido zuständig. Wenn der Testosteronspiegel abstürzt, dann auch die Libido.

Selbst bei einer normalen Menopause sinkt die Bildung dieses Hormons um fast fünfzig Prozent. Falls jedoch Ihre Ovarien entfernt oder schwer geschädigt wurden, sodass die Testosteronausschüttung plötzlich und fast gänzlich unterbleibt, wird die Abnahme des sexuellen Interesses viel dramatischer ausfallen.

Eine Verknappung der Androgene, die sich übrigens durch eine einfache Blutuntersuchung leicht nachweisen lässt, kann nicht nur die Libido und die Orgasmusfähigkeit mindern, sondern auch Depressionen und Lethargie zur Folge haben. Wenn Ihre Probleme wirklich auf einem Androgenmangel beruhen, lässt sich leicht Abhilfe schaffen. Schon ganz geringe Testosterondosen können das sexuelle Begehren bereits innerhalb weniger Tagen wiedererwecken. Gewöhnlich wird das Hormon, manchmal mit Östrogen kombiniert, in Tablettenform periodisch jeweils ein paar Tage genommen. Ein zusätzlicher Vorteil ist, dass Testosteron die Empfindlichkeit der Brüste verringert, die manchen Frauen unter der Östrogen-Therapie Kummer bereitet. Sie brauchen übrigens nicht zu befürchten, dass Ihnen ein Schnurrbart wächst. Gegen Ende dieses Kapitels finden Sie noch weitere Informationen über Testosteron.

Die Frage wird zwar noch kontrovers diskutiert, aber einige Onkologen sehen keinen Grund, Frauen mit Brustkrebs, deren Libido wegen eines Androgenmangels auf dem Nullpunkt ist, von einer Testosteronbehandlung auszuschließen. Anstelle von Testosteron können ersatzweise Präparate wie Wellbutrin® und Eldeporil® gegeben werden, die aber weniger wirksam sind. Auch Megace®, ein Progesteronderivat, kann zur Libidosteigerung eingesetzt werden.

Seit einigen Jahren gibt es ein synthetisches Steroid – Tibolon –, das die Libido noch günstiger beeinflusst als Testosteron. Es gehört zu der neuen Stoffklasse der so genannten selektiven Estrogen-Enzym-Modulatoren (SEEMs). Einmal täglich in Tablettenform (z.B. Liviella®) genommen, erhöht es die Libido und mildert schwere Hitzewallungen.

Die unvermeidlichen körperlichen Veränderungen

Bei jeder Frau kommt es einige Jahre nach der Menopause zu Veränderungen in der Vagina, sofern sie kein Östrogen nimmt. Im Gegensatz zu frühen Symptomen wie z.B. Hitzewallungen, die mit oder ohne Behandlung schließlich verschwinden, nehmen diese Veränderungen allmählich zu. Das Genitale wird schlechter durchblutet. Es dauert länger, bis die Frau sexuell erregt wird, und ebenfalls länger, bis sie genügend Feuchtigkeit produziert hat, um für die sexuelle Vereinigung bereit zu sein. Die sensorische Wahrnehmung nimmt ab, und das äußere Genitale verliert seine subkutane Fettschicht. Die

Scheide wird trockener und enger, faltet sich weniger auf und ist weniger dehnbar, und gelegentlich wird sie sogar etwas kürzer. Bei manchen Frauen verengt sich der Scheideneingang so stark, dass der Geschlechtsverkehr unmöglich wird. Die Scheidenschleimhaut büßt ihre dicke Schutzschicht von Plattenepithelzellen ein und wird dünner, glatter, weniger elastisch; sie reagiert nun eher alkalisch, wird leichter gereizt und infektionsanfälliger. Auch die dicken polsterartigen Auffaltungen, welche die Scheide elastisch und dehnbar machten, werden eingeebnet.

Wenn Sie vermeiden wollen, dass diese Veränderungen sich nachteilig auf Ihre sexuelle Aktivität auswirken, müssen Sie auf jeden Fall etwas dagegen tun. Haben Sie keine Hemmungen, Ihre Probleme mit der Frauenärztin oder dem Frauenarzt zu besprechen, denn *Sie brauchen Hilfe*. Noch immer scheuen sich viele Frauen, über diese Dinge zu sprechen, und leider wollen auch viele Ärzte das Thema nicht anschneiden. Doch geben Sie sich einen Ruck und reden Sie offen und ehrlich darüber, damit Sie sexuell aktiv bleiben können.

Verlust der Geschmeidigkeit

Eine trockene und nicht gleitfähige Vagina kann einem den Spaß am Sex endgültig verderben. Dieses erste Anzeichen vaginaler Veränderungen wird meistens sehr bald nach – manchmal aber auch schon vor – der Menopause spürbar. Sobald die Bildung von Zervix- und Vaginalsekret nicht mehr durch Östrogen angeregt wird, verliert die Scheide einen großen Teil der Geschmeidigkeit, die für lustvollen Geschlechtsverkehr unerlässlich ist. Für Frauen, bei denen das Östrogen sehr langsam abnimmt und die noch jahrelang kleine Mengen produzieren, ist Trockenheit der Scheide in den ersten Jahren nach der Menopause kein Problem, aber für die meisten Frauen eben doch.

Falls die mangelnde Gleitfähigkeit Ihr einziges Problem bleibt, können Sie leicht Abhilfe schaffen, indem Sie speziell zu diesem Zweck entwickelte Gleitmittel benutzen. Einzelheiten hierzu finden Sie weiter unten in diesem Kapitel.

Übrigens können Antihistaminika und abschwellende Mittel für die Nasenschleimhaut auch die Scheidenschleimhaut austrocknen.

Auch andere Medikamente haben diese Nebenwirkung, zum Beispiel Herz-Kreislauf-Mittel, Antidepressiva, Atropinpräparate und Diuretika.

Reizung der Vaginalschleimhaut

Das zweite Problem mit der Scheide, das der Östrogenmangel verursacht, besteht im Dünnerwerden der Scheidenschleimhaut. Ohne Stimulierung durch Östrogen wird die Schleimhaut allmählich dünner und unelastischer, sodass es leicht zu Reizungen oder Rissen und sogar zu Blutungen kommen kann.

Eine sehr reizbare und entzündungsanfällige Schleimhaut kann den Geschlechtsverkehr natürlich so schmerzhaft machen, dass man die Lust daran verliert. Wenn die Schleimhaut so dünn wird, dass sie praktisch nicht mehr vorhanden ist, wird der Verkehr so schmerzhaft, dass er nahezu unmöglich ist. Falls Sie nicht die Absicht haben, künftig sexuell abstinent zu leben, müssen Sie jetzt mit der Östrogentherapie beginnen.

Die dünne, trockene Scheidenschleimhaut ist nicht nur ein idealer Nährboden für infektiöse Keime, sondern manchmal auch der Grund, dass sich eine chronische nichtinfektiöse Entzündung, die sogenannte atrophische Vaginitis, entwickelt. Wegen Schmierblutungen infolge solcher Entzündungen müssen jährlich Tausende von Frauen Dilatationen und Kürettagen über sich ergehen lassen, da *jede* Blutung untersucht werden muss.

Das Dünnerwerden der Vaginalschleimhaut kommt so zustande: Eine der Aufgaben des Östrogens besteht darin, die Bildung einer soliden oberflächlichen Zellschicht (mehrschichtiges Plattenepithel) anzuregen, die das darunter liegende, empfindlichere Gewebe vor Verletzungen und Infektionen schützt. Diese dicke Epithelschicht erscheint mit der Pubertät und verschwindet mit der Menopause. Und deswegen sind kleine Mädchen und alte Frauen besonders anfällig für Scheideninfektionen. Über derartige Infektionen und mögliche Gegenmaßnahmen informiert das nächste Kapitel.

Nebenbei bemerkt: Die gleiche Art von Plattenepithel, das die gesamte Scheide auskleidet, findet sich auch im Bereich von Mund und

Nase. Auch dieses Gewebe neigt dazu, unter Östrogenmangel dünner zu werden und auszutrocknen.

Auch Entzündungen und Infektionen der Harnwege sind ein Problem, das die gleichen Ursachen hat. Die schützende obere Schicht der Harnröhrenschleimhaut wird mit dem zunehmenden Östrogenmangel ebenfalls dünner. Das heißt, die der Scheide unmittelbar benachbarte Harnröhre kann sehr leicht gereizt und verletzt werden, speziell bei sexuellen Aktivitäten, und wird damit viel anfälliger für infektiöse Keime. Auch die Elastizität der gleichfalls östrogenabhängigen HarnblaseBlase nimmt deutlich ab. Über die Harnwege erfahren Sie mehr im folgenden Kapitel.

Veränderung der Scheidenform

Auch in anderer Beziehung regrediert die Scheide wieder in den Zustand vor der Pubertät. Sie wird kürzer und enger, und ihre Wände verlieren an Elastizität. Mit dem gleichzeitigen Verlust der Gleitfähigkeit und dem Dünnerwerden der Schleimhaut können diese Veränderungen Ihnen sexuelle Aktivitäten endgültig verleiden.

Hilfe durch ein aktives Sexualleben

Durch Sex bleibt die Scheide elastischer, geschmeidiger und gleitfähiger. Nach MASTERS und JOHNSON bleiben Frauen jeden Alters, wenn sie jahrelang mindestens ein- bis zweimal wöchentlich Geschlechtsverkehr hatten, sexuell interessierter und erlebnisfähiger. Die Stimulierung fördert die Schleimsekretion, stärkt den Muskeltonus und trägt dazu bei, dass Form und Größe der Scheide erhalten bleiben.

Deswegen haben sexuell aktive Frauen oft noch eine Gnadenfrist von ein paar Jahren, um die sich die unvermeidlichen Veränderungen hinauszögern. Doch schließlich bekommen auch sie die gleichen vaginalen Funktionsstörungen wie andere Frauen – es sei denn, sie nehmen Östrogen.

Spielarten sexueller Aktivität

Die übliche Form sexueller Aktivität – der Geschlechtsverkehr – ist zwar am besten, aber sie ist nicht die einzige Möglichkeit, die Genitalorgane funktionstüchtig zu erhalten. Jede Methode, zum Orgasmus zu kommen, auch Masturbation, kann nützlich sein, um die atrophischen Veränderungen zu verzögern.

Falls Ihnen das peinlich ist, sollten Sie bedenken, dass die Ansichten sich geändert haben und mehr Frauen als je zuvor wegen sexueller Probleme einen Gynäkologen aufsuchen. Früher akzeptierten Frauen, die wegen eines Östrogenmangels Schwierigkeiten hatten, einfach ihr vermeintlich unabwendbares Schicksal und verzichteten auf Sex oder gaben die Hoffnung darauf auf. Heute suchen sie Hilfe. Wenn Sie betroffen sind, tun Sie es ebenfalls.

Diabetes und Sex

Diabetikerinnen haben nach der Menopause meistens mehr sexuelle Probleme als Frauen mit normalem Blutzuckerspiegel. Sie leiden oft unter einer ausgeprägten Abnahme der Lubrikation und der Libido, und falls sie hohe Zuckerwerte haben, schaffen die Scheidensekrete den idealen Nährboden für Hefepilz-Infektionen.

Selbstbehandlung

Wir wollen uns die Besprechung der Hormonsubstitution bis zum Schluss aufheben und zuvor andere Möglichkeiten erläutern, wie der sexuelle Suizid verhindert werden kann.

Gleitmittel

In den ersten Jahren nach der Menopause, wenn Ihnen allenfalls die Trockenheit der Scheide Probleme bereitet, können Sie die unangenehme Reibung beim Geschlechtsverkehr wahrscheinlich sehr gut durch Anwendung eines für Sie geeigneten Gleitmittels, wie zum Beispiel Femilind®, K-Y-Gel®, Gleitgelen® oder Katheterpurin®, ausschalten. Falls Sie große Probleme haben, können Sie zusätzlich zum Gleitmittel noch Vaginalzäpfchen einführen. Sie lösen sich in der Scheide rasch auf. Lassen Sie sich in einer Apotheke beraten!

Benutzen Sie niemals Gleitmittel, die nicht eigens für die Anwendung in der Scheide ausgewiesen sind, denn sie können Ihr Problem vergrößern. Die meisten kosmetischen Cremes zum Beispiel enthalten Parfum und Alkohol und können deswegen empfindliches Gewebe reizen. Verwenden Sie auch keine Vaseline oder Babyöl, denn diese können verbacken und die Schleimhaut austrocknen, sie dadurch reizen oder schädigen, einen Nährboden für Bakterien schaffen und die ungehinderte Eigensekretion stören. Diese ungeeigneten Mittel können überdies Latexkondome zerstören und ein Scheidendiaphragma beschädigen. Das Gleitmittel, das Sie benutzen, muß wasserlöslich sein und darf kein Öl enthalten.

Die einzige Ausnahme bildet Vitamin-E-Öl, das weder austrocknet noch verklebt und sogar einen günstigen Einfluss auf die Scheidenschleimhaut ausüben kann. Lassen Sie die Finger von Mandelöl, Kokosöl und aromatisierten Ölen. Sie können Zucker enthalten, der Pilzinfektionen begünstigt.

Feuchtigkeitsgele

Noch wirksamer als Gleitmittel sind hormonfreie Feuchtigkeitsgele wie Replens® und Gyne-Moistrin®, die ohne Rezept über internationale Apotheken erhältlich sind. Sie hydratisieren die Zellen der Vaginalschleimhaut, die dadurch eine ständig feuchte Schutzschicht aufbauen können, was die Feuchtigkeit und Elastizität der Scheide in den meisten Fällen innerhalb von ein paar Monaten deutlich verbessert. Die Feuchtgele sind eine große Hilfe für Frauen, die sich keiner Hormonsubstitution unterziehen dürfen oder wollen. Sie sind nicht annähernd so wirksam wie Östrogen, weil sie das schützende Epithel der Scheidenschleimhaut nicht regenerieren. Aber sie können helfen, indem sie vorübergehend die Schleimhautzellen mit Feuchtigkeit sättigen, was sie weniger trocken und reizbar macht. Die Wirkung jeder Anwendung hält etwa drei Tage an. Das Feuchtgel wird etwa dreimal wöchentlich, vorzugsweise morgens, mit einem Applikator in die Scheide eingeführt.

Ein neuartiges, in den USA rezeptfrei erhältliches Feuchtigkeitsgel heißt Vagisil® Intimate. Dieses hormonfreie Produkt kann nicht nur auf der Scheidenschleimhaut angewandt werden, sondern auch am äußeren Genitale (der Vulva), das nach der Menopause ebenfalls oft sehr trocken und reizbar wird.

Die Feuchtgele haben den zusätzlichen Vorteil, dass ihr pH-Wert sehr niedrig ist, das heißt, sie reagieren sauer und tragen deshalb dazu bei, ein gesundes Scheidenmilieu aufrechtzuerhalten, in dem widerwärtige Bakterien schlechte Überlebenschancen haben.

Feuchtgele sollen nicht als Gleitmittel benutzt werden, dafür sind sie ungeeignet. Außerdem kann ihr Säuregrad bei Ihrem Partner Hautreizungen auslösen.

Auf ärztliche Verordnung können Sie eine sehr trockene Scheide und Vulva erfolgreich mit Linoladiol® (Salbe oder Emulsion) behandeln. Hauptwirkstoff dieses Medikaments ist allerdings Estradiol – also Östrogen.

Vitamingaben

Die Wirkung zusätzlicher Vitamingaben auf die Libido und die sexuelle Leistungsfähigkeit ist umstritten, doch werden dem Vitamin E wie auch den Vitaminen der B-Gruppe günstige Effekte zugeschrieben. Natürlich ist es auch wichtig, dass Sie körperlich in Form bleiben, indem Sie sich gesund ernähren, sich genügend Bewegung sowie viel Ruhe gönnen.

Wie wirkt sich die Hormonsubstitutionstherapie auf Ihr Sexualleben aus?

Wenn Sie an unangenehmen Veränderungen der Scheide leiden, sollten Sie unbedingt mit der HST beginnen, der *ultima ratio*, sofern keine medizinischen Gegenindikationen dies verbieten. Die Hormonsubstitution hat unzählige Ehen und Beziehungen gerettet und andere ermöglicht.

In den meisten Fällen werden nur minimale Östrogendosen benötigt, um all die beschriebenen Scheidenveränderungen zu verhüten oder zu beseitigen und den Geschlechtsverkehr wieder angenehm zu machen. Den Erfolg werden Sie sehr bald, schon nach etwa zweiwöchiger Behandlung beobachten. Bislang kennen wir noch nichts, was bei diesen Geweben die gleiche verjüngende Wirkung hat.

Die Schleimhaut wird allmählich wieder dicker, ihre Gleitfähigkeit nimmt zu, die Empfindlichkeit, der Juckreiz und das Wundsein werden beseitigt. Nach fünf bis sechs Wochen ist sie wahrscheinlich wie neu. Bis zum Eintritt einer wirklichen Besserung kann es allerdings ein paar Monate dauern, falls Sie sehr lange mit der Behandlung gewartet haben.

Die Östrogendosis muss jeweils individuell eingestellt werden, weil manche Frauen mehr, die anderen weniger Östrogen brauchen, um das gleiche Ergebnis zu erzielen. Sie sollten jedoch stets bei einer niedrigen Dosis bleiben und, wenn Sie noch Ihre Gebärmutter haben, auf jeden Fall zusätzlich ein Gestagen nehmen. Bei jeder Frau kann die Scheide mit genügend Östrogen wieder in einen tadellosen Funktionszustand gebracht werden, doch liegt die Dosierung, die bei manchen Frauen für ein optimales Ergebnis benötigt würde, außerhalb des Sicherheitsbereichs. Sollten Sie zu diesem Personenkreis gehören, müssen Sie vielleicht einen Kompromiss eingehen. Seien Sie darüber nicht traurig – eine deutliche Besserung tritt immer ein, und Sie werden viel besser in Form sein als vorher. Die Kriterien einer erfolgreichen Hormonsubstitution sind unproblematischer Geschlechtsverkehr und nicht mehr als eine oder zwei Scheiden- oder Harnwegsinfektionen im Jahr.

Ist es irgendwann zu spät?

Unabhängig davon, wie lange die Vagina infolge Östrogenmangels außer Gefecht war, wird sie sich fast unweigerlich unter einer Östrogentherapie regenerieren. Selbst wenn Sie Jahrzehnte ohne Östrogen gelebt haben, werden die Gewebe wahrscheinlich schon nach ein paar Wochen oder manchmal auch nach wenigen Monaten der Behandlung wieder funktionstüchtig sein.

Wenn der Partner Viagra® nimmt

Manche ältere Frau betritt eine ganz neue Welt, wenn ihr bis dahin potenzschwacher Mann oder Freund beginnt, Viagra® zu nehmen. Manche Frauen haben das Interesse an Sex verloren oder sich daran gewöhnt, auf andere Weise sexuell befriedigt zu werden. Bei vielen funktioniert die Scheide nicht mehr, wie sie soll, und sie haben nichts unternommen, um das zu ändern. Falls Sie in diese Situation geraten, bemühen Sie sich schnellstens um einen Termin bei Ihrer Frauenärztin, um eine Hormonsubstitution einzuleiten. Bis die allgemeine Wirkung der Therapie greift, ist zur Überbrückung eine lokale Anwendung von Östrogen-Scheidencreme oder -Tabletten oder ein Vaginalring hilfreich. Inzwischen wird die Lage erquicklicher, wenn Sie außerdem ein Feuchtigkeitsgel und/oder ein Gleitmittel benutzen.

Viagra® für Frauen?

Bei der ersten vorläufigen Studie über die Wirkung von Viagra® bei Frauen mit sexueller Dysfunktion stellte sich heraus, dass dieses Medikament, wenn überhaupt, nur einen geringen Effekt hat. Und selbst wenn dieser gesichert wäre, scheint Viagra® nichts zu bewirken, was Östrogen nicht ebenfalls zu Wege brächte.

Viagra® und Harnwegsinfektionen

Eine unerwartete unerwünschte Nebenwirkung des Potenzmittels Viagra® ist die erhöhte Wahrscheinlichkeit von Harnwegsinfektionen bei Frauen, sobald sie wieder sexuell aktiv geworden sind. Die Ursache dieses Phänomens ist natürlich, dass die meisten Frauen, deren Partner dieses Präparat einnimmt, die Menopause hinter sich haben und deswegen – außer sie unterziehen sich einer HST – an einem Östrogenmangel der Scheiden- und Harnröhrenschleimhaut leiden und folglich für Infektionen der Scheide und der Harnwege anfällig sind. Über dieses Problem informiert das neunte Kapitel ausführlicher.

Scheidencreme und Scheidenring, Pillen, Pflaster oder Hautgel

Von den verschiedenen Arten der Östrogensubstitution, über die wir heute verfügen, hat jede ihre Vorzüge und ihre Fürsprecher. Wir beschreiben sie hier noch einmal unter dem Aspekt, wie sie das Scheidengewebe beeinflussen.

Östrogenhaltige Scheidencreme

Wenn sich Ihre Postmenopausensymptome nur im Bereich der Scheide und der Harnröhre äußern, ist Ihnen wahrscheinlich mit einer östrogenhaltigen Vaginalcreme (oder mit Vaginalsuppositorien/-tabletten) gut geholfen. Die lokal angewandten Östrogene werden vom Scheidengewebe absorbiert und machen die degenerativen Veränderungen rückgängig, indem sie die Epithelschichten wieder aufbauen, die Gleitfähigkeit verbessern und die Trockenheit lindern. Nach wenigen Tagen der Behandlung sind wieder Plattenepithelzellen erkennbar.

Wie oft und in welcher Dosierung Sie die Vaginalcreme anwenden, hängt von Ihren individuellen Bedürfnissen ab. Manche Frauen brauchen mehr als die Normaldosis, weil sie den Wirkstoff schlechter absorbieren als andere Frauen. Eventuell müssen Sie ein bisschen experimentieren, bis Sie wissen, was für Sie richtig ist.

Abgesehen von Ausnahmefällen beginnt man am besten mit einer relativ hohen Dosis, sagen wir zwei Wochen lang dreimal 2 Gramm pro Woche, dann geht man auf ein Gramm zweimal wöchentlich zurück. Höhere Dosen sind unsinnig, weil die Scheide nur soviel Östrogen absorbiert, wie sie braucht. Ist das Gewebe sehr trocken und papierdünn, nimmt es viel mehr auf als später, nachdem es sich regeneriert hat.

Sie können Ihr individuelles Behandlungsschema mit der vaginalen Anwendung von Östrogen je nach Bedarf praktizieren. Manche Frauen wenden Östrogencreme (oder –zäpfchen) nur vorübergehend an, bis sich der Zustand der Scheide gebessert hat, und gehen dann wieder ganz zu Gleitmitteln über. Dieses Verfahren ist wohl akzeptabel, allerdings müssen sie die Behandlung unweigerlich nach ein paar Monaten wieder aufnehmen. Da die Symptome stets wiederkehren, wenn die Behandlung eingestellt wird, muss das Schema lebenslang beibehalten werden.

Es könnte sein, dass Sie auf die Idee kommen, die Östrogencreme unmittelbar vor dem Geschlechtsverkehr anzuwenden, weil es die Scheide etwas gleitfähiger macht – aber das ist Verschwendung. Besser ist es, sie zu benutzen, wenn Sie nicht auf Sex eingestellt sind: sie kann dann besser wirken und wird nicht von Ihrem Partner absorbiert. Nebenbei bemerkt, sind die für diesen Zweck eigens entwickelten Gleitmittel besser.

Auch Vaginalcreme stellt eine Östrogensubstitution dar!

Machen Sie sich nicht vor, es wäre keine Hormontherapie, wenn Sie Vaginalcreme (oder –zäpfchen/-tabletten) benutzen. Es *ist* sehr wohl eine Form der HST. Ein Teil des lokal in der Scheide angewandten Östrogens gelangt ebenso in den Blutkreislauf wie Östrogen, das auf anderem Wege zugeführt wird. Obwohl die Absorption nur in den ersten paar Tagen hoch ist und minimal wird, sobald sich die Schleimhaut regeneriert hat, Sie *nehmen* Östrogen, und wie jedes andere Östrogen *kann* es den übrigen Körper einschließlich der Gebärmutterschleimhaut beeinflussen.

Das bedeutet, dass Sie sich regelmäßig gynäkologisch untersuchen lassen müssen, um sich zu vergewissern, dass Sie keine Hyperplasie bekommen, jene extreme Proliferation des Endometriums, die unbehandelt zu einem Gebärmutterkarzinom führen kann. Im Fall einer Hyperplasie müssen Sie, zumindest periodisch, auch ein Gestagen nehmen.

Melden Sie sich bei Ihrem Arzt an, wenn es unter Östrogencreme auch bei niedriger Dosierung zwischen zwei routinemäßigen Untersuchungsterminen zu einer Blutung oder Schmierblutung kommt, denn dies könnte ein Warnzeichen sein, dass sich etwas zusammenbraut.

Auch wenn Sie nicht bluten, während Sie die Creme benutzen, sollten Sie sich vergewissern, dass Ihre Gebärmutterschleimhaut wirklich nicht extrem proliferiert, und nach einigen Anwendungsmonaten einen Gestagenbelastungstest machen – das bedeutet, der Gynäkologe lässt Sie kurzzeitig ein Gestagen schlucken – an zwölf Tagen eines Monats täglich 5 Milligramm oder an zehn Tagen 10 Milligramm –, während Sie weiterhin die Östrogencreme benutzen. Eine eintretende Blutung signalisiert, dass das Östrogen einen Aufbau der Schleimhaut verursacht und Sie regelmäßig jeden Monat ein Gestagen nehmen sollten. Falls Sie nicht bluten, wunderbar! Machen Sie trotzdem sicherheitshalber alle paar Monate einen Gestagenbelastungstest.

Ist die vaginale Anwendung von Östrogen für jede Frau unbedenklich?

Für die Kurzzeitbehandlung gilt die vaginale Hormonanwendung im Allgemeinen sogar als sicher bei Frauen, die aus medizinischen Gründen kein Östrogen nehmen dürfen. In diesen Fällen wird das Hormon nur vorübergehend für kurze Zeit lokal angewandt, um die schlimmsten Symptome und Infektionen zu beseitigen, die auf keine andere Maßnahme ansprechen. Die Behandlung kann nicht nur manche ausgesprochen üble chronische Scheideninfektion vertreiben, sondern auch bewirken, dass sexuelle Beziehungen wieder möglich werden. Wenn die Scheidenwand extrem dünn und rigide wird – und dazu kommt es unvermeidlich, wenn im Körper kein Östrogen zirkuliert –, dann versagen Gleitmittel und Feuchtigkeitsspender. Sobald jedoch das Gewebe sich durch Östrogen regeneriert hat, sind die Gleitmittel hinreichend wirksam, bis die nächste lokale Östrogenanwendung fällig ist.

Wir haben bei Frauen mit östrogenabhängigem Brustkrebs, bei denen die übliche Hormonsubstitution nicht in Frage kommt, festgestellt, dass nur 1 Gramm Vaginalcreme einmal wöchentlich die Scheide in einen besseren Funktionszustand versetzt. Es ist höchst unwahrscheinlich, dass diese winzige Dosis in den Blutstrom gelangt und auf diesem Wege das Wachstum etwa verbliebener Krebszellen beschleunigen könnte. Selbstverständlich muss in solchen Fällen regelmäßig der Östrogenspiegel während der Behandlung bestimmt werden.

Eine zweite mögliche Lösung bei Brustkrebspatientinnen, bei denen sich die übliche HST verbietet, ist der bereits erwähnte Östrogen-Vaginalring (ESTRING®). Er wird in der Scheide getragen und gibt täglich eine winzige Menge Östrogen frei, die gerade genügt, um das Scheidengewebe zu regenerieren, aber so gering ist, dass nichts in den Kreislauf absorbiert werden kann.

Der Vaginalring

Wie bereits im vorigen Kapitel erläutert, stellt der Vaginalring ESTRING® eine weitere Möglichkeit dar, den gesunden Zustand der Scheide wiederherzustellen. Der Ring wird ähnlich wie ein Diaphragma in die Scheide eingelegt, wo er über die Schleimhaut eine ganz geringe Menge Östrogen abgibt. Er muss nur alle drei Monate ausgetauscht werden. Wenn Sie Östrogen ausschließlich anwenden wollen, damit Ihre Scheide funktionstüchtig bleibt, und keine Lust haben, regelmäßig Vaginalcreme zu benutzen, dann ist der Ring eine gute Alternative.

Auch für Frauen, die wegen einer vorausgegangenen Brustkrebserkrankung andere Darreichungsformen von Östrogen nicht anwenden dürfen, bietet sich der Ring an, weil das Hormon nicht in den Blutkreislauf gelangt, sondern nur in der Scheide seine Wirkung entfaltet. Ebenso ist er eine sehr gute Alternative für Frauen, die mit Tamoxifen (Nolvadex®) oder Raloxifen (Evista®) behandelt werden, denn diese Medikamente bessern nichts an einer trockenen Scheide, die sexuelle Aktivitäten schmerzhaft macht.

Im siebten Kapitel wurde bereits auf ein neues Medikament, Vagifem®-Vaginaltabletten, hingewiesen, die zweimal wöchentlich in die Scheide eingeführt werden und dort ganz langsam eine sehr geringe Dosis Östrogen freisetzen. Da das Hormon nur in die Scheidenschleimhaut absorbiert wird und nicht in den Blutkreislauf gelangt, hat es keine Wirkung auf andere Teile des Organismus. Daher ist es unbedenklich für Frauen, die Östrogen in keiner anderen Form anwenden dürfen, und hilfreich für jene, die Tamoxifen oder Raloxifen nehmen – Medikamente, die sich auf den Scheidenbefund und auf das Sexualleben verheerend auswirken können. Außerdem kann Vagifem dazu beitragen, dass Sie mit einer Minidosis Östrogen in Tablettenform, als Pflaster oder Hautgel auskommen, die allein nicht ausreichen würde, um einen optimalen Zustand Ihrer Scheide wiederherzustellen.

Orale und transdermale Östrogensubstitution

Wenn Sie Östrogen nicht bloß bei sexuellen physischen Problemen benötigen, sondern um Ihre Knochen gegen Osteoporose oder Ihr Herz vor einer Erkrankung der Koronargefäße zu schützen, dann ist eine Langzeitanwendung des Hormons in Tablettenform oder transdermal erforderlich, gelegentlich vielleicht ergänzt durch Vaginalcreme. Aus der Vaginalcreme wird nicht genügend Östrogen absorbiert, um die Knochen oder das Herz zu schützen – oder etwa auch, um die jugendliche Haut zu retten. Die vaginale Anwendung richtet auch nicht viel bei Hitzewallungen und anderen Symptomen aus, sofern diese nicht ganz schwach sind.

Außerdem ist es bei Anwendung von Creme praktisch unmöglich, die Hormonmenge zu kennen, die möglicherweise doch ins Blut absorbiert wird und vielleicht nachteilig auf das Endometrium wirkt. Die oral oder transdermal zugeführten Mengen sind kontrollierbar.

Bei sehr schweren Vaginalsymptomen sind die Ergebnisse mitunter am besten, wenn Sie anfangs für ein paar Wochen Östrogen als Pille oder Pflaster anwenden und gleichzeitig örtlich Vaginalcreme benutzen. Diese Behandlungsweise baut die Schleimhaut rascher wieder auf und löst die Probleme sehr schnell. Und falls die Scheidenveränderungen Ihr *einziges* Problem waren, können Sie dann auf Pille oder Pflaster verzichten und bei Bedarf künftig die Creme benutzen.

Rückkehr der Libido

Falls andere Versuche, Ihren sexuellen Appetit wieder zu wecken, mehr oder weniger gescheitert sind, sollten Sie überlegen, ob Ihnen eine Behandlung mit Testosteron vielleicht helfen könnte. Zweifellos ist die Östrogensubstitution, ob sie nun oral, transdermal oder vaginal erfolgt, das wirkungsvollste Mittel, um wieder eine optimale physisch-sexuelle Verfassung herzustellen. Gleitmittel und Feuchtigkeitsgele sind eine zusätzliche Hilfe. Wenn der Geschlechtsverkehr weh tut, kann man schwerlich Spaß daran haben.

Doch wenn alles andere in Ordnung ist und Ihre Libido trotzdem darniederliegt, kann die zusätzliche Gabe von Androgenen Ihre Lösung sein. Dr. PHILIP SARRELL von der Medizinischen Hochschule Yale hat 1998 eine Studie veröffentlicht, die belegt, dass die kombinierte Gabe von Östrogen und einem Androgen einer alleinigen Östrogen-Therapie hinsichtlich der Besserung des sexuellen Empfindens und Begehrens überlegen ist.

Wenn also die Laboruntersuchung ergibt, dass Sie einen niedrigen Testosteronspiegel haben (unter 30 mg/100 ml), dann besprechen Sie mit dem Gynäkologen, ob Sie etwas gegen den Mangel tun sollten. Testosteron gibt es in Form von Salbe, Pillen, Pastillen und demnächst auch als transdermales Pflaster. Als Kombinationspräparat sind z.B. Estratest®-Tabletten in zwei Dosierungen im Handel: mit 2,5 mg Testosteron und 1,25 mg Östrogen oder mit 1,25 mg Testosteron und 0,625 mg Östrogen. In den meisten Fällen genügt die niedrigere Dosierung. Auch besteht die Möglichkeit der kombinierten Injektion von Estradiolvalerat mit Testosteronenantat bzw. Prasteronenantat (Androfemon® bzw. GynodianDepot®).

Behalten Sie Ihre Ziele im Auge

Ihr Bestreben ist es, ein unproblematisches Sexualleben ohne Schmerzen beim Geschlechtsverkehr zu haben und nicht mehr als höchstens eine oder zwei Scheiden- oder Harnwegsinfektionen im Jahr zu bekommen. Falls dies nicht gelingt, müssen Sie vielleicht Ihre Östrogendosis erhöhen. Lassen Sie sich einen Termin bei Ihrem Arzt geben, um diese Möglichkeit zu erörtern. Überschreiten Sie aber niemals eine Tagesdosis von 1,25 Milligramm konjugierten Östrogenen oder der äquivalenten Dosis eines anderen Östrogens, außer wenn der Arzt es ganz ausnahmsweise für notwendig hält und die Behandlung streng überwacht.

9 Schluss mit Infektionen

Nach der Menopause, wenn Ihre wichtigste Östrogenquelle versiegt, werden Sie vielleicht feststellen, dass Sie ständig von Scheiden- oder Harnwegsinfektionen geplagt werden. Im Folgenden geben wir Ihnen einige vernünftige Hinweise, wie Sie diesen Infektionen vorbeugen und sie behandeln können. Die einzige Chance jedoch, diese unerfreuliche Situation grundlegend zu verbessern, besteht in einer Östrogentherapie. Sie verjüngt das Gewebe der Scheide und der Harnröhre und macht sie widerstandsfähiger gegen Infektionen. Für Frauen mit chronischen schweren Harnröhreninfektionen, welche die Harnblase und die Nieren gefährden, ist eine Hormonsubstitution absolut notwendig.

Warum häufen sich jetzt die Scheidenentzündungen?

Wenn Ihr Körper nicht mehr ausreichend mit Östrogen versorgt ist, wird die Scheidenschleimhaut trockener, dünner, weniger gleitfähig und weniger elastisch, sodass sie leichter reizbar ist und zu Entzündungen neigt. Die Scheide wird enger, manchmal auch kürzer, und verliert die Relieffalten, die ihr ermöglichen, sich während des Geschlechtsverkehrs zu dehnen und zusammenzuziehen. Durch all die genannten Veränderungen wird die Scheide irritations- und infektionsanfälliger.

Durch eine Veränderung des Säuregleichgewichts oder pH-Wertes in der Scheide wird das Problem noch verschärft. Während der fortpflanzungsfähigen Phase ist der normale pH-Wert der Scheide sauer, mit geringen Schwankungen im Laufe des Menstruationszyklus. Die meisten schädlichen Bakterien und Pilze werden durch ein saures

Milieu abgeschreckt, während die gesunden Keime, die gegen Infektionen schützen, prächtig darin gedeihen. Bei niedrigem Östrogenspiegel jedoch reagiert die Scheide alkalischer und schafft damit ein Milieu, das für viele schädliche Organismen günstig und für die physiologischen Keime weniger günstig ist. Aus diesen Gründen bekommen Frauen nach der Menopause oft eine Infektion nach der anderen. Kaum glauben sie die eine überwunden zu haben, ist schon die nächste fällig.

Auch die Harnwegsinfektionen nehmen zu

Bedingt durch die anatomischen Veränderungen und den neuen Hormonstatus sind jetzt aus mehreren Gründen auch Entzündungen und Infektionen der Harnwege an der Tagesordnung. Zunächst wird der unterste Teil der Harnröhre, der gleich vor dem Scheideneingang liegt, mit dem Östrogenverlust weniger flexibel und weniger elastisch. Gleichzeitig wird auch die Harnröhrenschleimhaut dünner, trockener, reizbarer und anfälliger für infektiöse Keime, die normalerweise im Darm leben.

Wegen der dünn gewordenen Scheidenwand sind außerdem Harnröhre und Blase, die in direkter Nachbarschaft zur Vagina liegen, weniger geschützt. Sie können infolgedessen leicht verletzt werden, speziell, wenn Sie sexuell aktiv sind. Das Problem wird noch dadurch kompliziert, dass der Abstand zwischen Scheide und Harnröhre kürzer wird und daher Infektionen leichter von der einen auf die andere überspringen können. Gleichzeitig ist das Fassungsvermögen der Blase verringert, da dieses Hohlorgan unelastischer wird und seine Haltebänder allmählich erschlaffen. Es ist also kein Wunder, wenn Sie unter ständigem Harndrang leiden und beim Wasserlassen häufig ein brennendes Gefühl verspüren.

Gegenmaßnahmen

Falls Sie immer wieder an Infektionen und Reizungen leiden, kann die Hormonsubstitution wahre Wunder wirken, da sie Scheide und Harnröhre regeneriert und den Funktionszustand der Gewebe so verbessert, dass sie für feindliche Bakterien und andere schädliche Organismen unattraktiv werden. Natürlich können Sie immer noch gelegentlich eine Infektion bekommen, so wie in jüngeren Jahren, aber Sie müssen sich nicht mehr dauernd damit quälen. Wenn Sie also dringend Östrogen benötigen, um künftige Infektionen zu vermeiden, lassen Sie sich nicht durch Vorurteile und Ängste davon abhalten.

Vielleicht genügt bereits die lokale Behandlung mit östrogenhaltiger Vaginalcreme. Die Creme wirkt, indem sie das Gewebe erneuert, dadurch die Trockenheit und den Mangel an Elastizität beseitigt und die Gleitfähigkeit fördert. Sie sorgt außerdem für ein stärker saures Milieu. Im allgemeinen können auch Frauen, bei denen Östrogen aus medizinischen Gründen nicht angezeigt ist, die Creme ab und an für kurze Zeit anwenden, um immer wieder auftretende Scheiden- und Harnwegsinfektionen zu bessern.

Orales und transdermales Östrogen hat eine noch dramatischere Wirkung sowohl auf die Scheide als auch auf die Harnröhre, weil das Hormon vollständig absorbiert wird und über die Blutbahn in alle Gewebe gelangt.

Obwohl der Bedarf bei jeder Frau individuell etwas variiert, genügt normalerweise eine Mindestdosis Östrogen, um die immer wiederkehrenden Infektionen zu bannen. Wenn Sie daher beobachten, dass Sie trotz Östrogensubstitutionstherapie mehr als zwei Infektionen pro Jahr bekommen, muss Ihre Dosierung eventuell leicht erhöht werden. Oder es hilft, wenn Sie zusätzlich zu Pille oder Pflaster hin und wieder Vaginalcreme anwenden. Besprechen Sie diese Möglichkeiten mit Ihrem Arzt.

Eine zweite Möglichkeit – sie ist weniger wirksam als die HST – besteht darin, regelmäßig eine vaginale Feuchtigkeitscreme anzuwenden. Sie hat unter anderem den Vorzug, dass ihr pH-Wert im sauren Bereich liegt, und wehrt dadurch schädliche Bakterien ab.

Übergehen Sie niemals eine Infektion, denn diese kann zwar mitunter spontan heilen, aber in der Regel wird sie ohne Behandlung schlimmer und ist dann um so schwerer zu beseitigen. Vergewissern Sie sich, dass der Arzt die erforderlichen Tests vornimmt und den Infektionserreger bestimmt, bevor er Ihnen ein Antibiotikum oder eine andere Behandlung verschreibt. Benutzen Sie niemals ein Medikament, das Sie noch von einer früheren Infektion übrig haben, ohne dass der Arzt dazu rät, denn es könnte jetzt ungeeignet sein – und dann wird die Angelegenheit langwierig.

Vergessen Sie nicht, den Arzt zu fragen, ob Ihr Partner ebenfalls behandelt werden muss, denn viele Infektionen werden hin und her übertragen (Pingpongeffekt).

Mitunter kann der Arzt nicht feststellen, welcher Erreger eine kleinere Infektion verursacht hat, sodass eine gezielte Medikation nicht möglich ist. Versuchen Sie dann Spülungen mit einem rezeptfreien Jodpräparat (z.B. Betaisadona®-Vaginal-Antiseptikum), das die lästigen Keime unter Kontrolle bringt.

Weitere Möglichkeiten der Prävention von Scheideninfektionen

An erster Stelle müssen Sie in guter körperlicher Verfassung bleiben. Ihre Abwehrkräfte gegen Bakterien und andere schädliche Mikroorganismen, die immer und überall auf ihre Chance lauern, werden geschwächt, wenn Sie müde, erschöpft oder schlecht ernährt sind. Halten Sie sich peinlich sauber, waschen Sie die Genitalien mit Wasser und einer milden, unparfümierten Seife oder einem Syndet. Wischen Sie sich nach Darmentleerungen grundsätzlich von vorn nach hinten sauber, damit keine Darmbakterien in die Scheide oder die Harnröhre eindringen können.

Reinlichkeit bedeutet nicht, Scheidenspülungen oder Intimsprays anzuwenden. Viele handelsübliche Spülungen und Intimsprays reizen das Gewebe und trocknen es aus. Sie können die physiologische Flora zerstören, die verhindert, dass sich schädliche Keime vermehren. Falls Sie eine Scheidenspülung machen wollen, dann tun Sie es höchstens einmal in der Woche mit klarem warmen Wasser.

Falls Sie wegen des neuerdings alkalischen Milieus der Scheide zu häufigen Infektionen neigen, tragen Spülungen mit einer milden Weinessiglösung dazu bei, dass der pH-Wert saurer wird. Zwei Spülungen pro Woche genügen. Benutzen Sie eine fertige Essiglösung oder bereiten Sie sie selbst aus einem Esslöffel Weinessig und einem Liter warmem Wasser. Zur gezielten Infektionsbehandlung kann der Arzt auch medizinische Spülpräparate verschreiben.

Gelegentliche Spülungen mit Natriumbikarbonat (1 Esslöffel auf 1 Liter Wasser) können bei Pilzinfektionen den Juckreiz lindern, bis der Erreger nachgewiesen ist.

Vorsicht: Der Flüssigkeitsbehälter für die Scheidenspülung darf niemals mehr als dreißig Zentimeter über Hüfthöhe gehalten werden. Versuchen Sie niemals, die Spülflüssigkeit höher steigen zu lassen, als sie es von alleine tut. Sie könnten sonst Keime aus der Scheide in die Gebärmutter einspülen.

Weitere Empfehlungen und Warnungen

- Wenn Sie keine HST machen, sollten Sie regelmäßig einen hormonfreien Feuchtigkeitsspender für die Scheide benutzen, um einen gewissen Schutz der Schleimhaut durch Befeuchtung, Quellung und Ansäuerung zu erreichen (siehe achtes Kapitel).
- Benutzen Sie beim Geschlechtsverkehr ein Gleitmittel, um die Reibung zu verringern und das Gewebe dehnbarer zu machen. Verwenden Sie stets ein für diesen Zweck ausgewiesenes Spezialpräparat, aber *niemals* Vaseline, kosmetische Cremes, Öle oder andere Mittel, die Ihre Probleme verschlimmern könnten. Nähere Informationen finden Sie im achten Kapitel.
- Tragen Sie Baumwollhöschen oder wenigstens Höschen mit Baumwollzwickel. Synthetische Fasern sind häufig mitverantwortlich für ständig wiederkehrende Scheidenentzündungen, weil sie undurchlässig für Luft und Hautausdünstungen sind. Das entstehende feuchtwarme Milieu ist für viele Krankheitskeime ein idealer Nährboden.
- Tragen Sie keine Höschen im Bett. Benutzen Sie möglichst selten Miederhöschen, enge Jeans oder Trainingszeug aus Kunstfasern.

- Verwenden Sie aus demselben Grund Binden anstelle von Tampons, falls Sie noch regelmäßige Blutungen bekommen. So gelangt mehr Luft an die Scheide und die Schleimhaut wird nicht gereizt.
- Gebrauchen Sie nur Ihre eigenen Sachen! Benutzen Sie keine Schlüpfer, Badeanzüge, Handtücher, Waschlappen usw. von anderen, denn Sie könnten sich dadurch irgendwelche krankmachenden Keime einhandeln. Hüten Sie sich vor Whirlpools, auch vor dem eigenen, falls Sie zu Scheidenentzündungen neigen. Die infektiösen Keime gedeihen nämlich prächtig im heißen Wasser und könnten Sie als nächstes Opfer ausersehen. Infolge der Hitze in diesen kleinen Becken verdunstet das Chlor, das Ihnen im großen Schwimmbecken einen gewissen Schutz gewährt.
- Wählen Sie Ihre Liebhaber mit Bedacht. Falls Sie mit einem Mann ins Bett gehen, den Sie nicht gut kennen oder dessen Treue Sie sich nicht sicher sind, bestehen Sie darauf, dass er ein Kondom (mit Spermizid) benutzt.
- Nehmen Sie Penizillin und andere Antibiotika nur, wenn es unumgänglich ist, und nur auf ärztliche Verordnung. Diese Mittel können nämlich den pH-Wert der Scheide noch weiter in den alkalischen Bereich verschieben, und das ist gerade richtig für schädliche Keime. Außerdem können Antibiotika physiologische Bakterien wie Lactobacillen zerstören und dadurch den Boden für Pilzinfektionen bereiten. Tetrazyklin ist in dieser Hinsicht besonders tückisch, sogar wenn Sie es bloß auf die Haut auftragen.
- Falls Sie bei jeder Antibiotikabehandlung eine Hefepilzinfektion (Candida) bekommen, verwenden Sie vorbeugend ein Antimykotikum, zum Beispiel mit dem Wirkstoff Nystatin, Clotrimazol oder Miconazol, das Sie vom ersten bis zum letzten Tag der Antibiotika-Einnahme benutzen sollten.
- Manche Detergenzien und Seifen können Haut- und Schleimhautreizungen verursachen. Sollten Sie ständig Probleme haben, versuchen Sie ein anderes Produkt.
- Achten Sie auf Ihren Zuckerverbrauch. Ein hoher Blutzuckerspiegel begünstigt Pilzinfektionen, deswegen sind Diabetiker so anfällig dafür.

- Essen Sie täglich mindestens einen Becher Naturjoghurt mit lebenden Kulturen, um Ihren Bestand an Lactobacillen aufzufrischen, jenen freundlichen Bakterien, die für die Abwehr schädlicher Keime mitverantwortlich sind. Manche Frauen schwören auch auf die Anwendung von Joghurt in der Scheide.
- Steigern Sie Ihre Vitamin-C-Zufuhr. Das Vitamin scheint manchen Frauen bei Scheidenentzündungen zu helfen.

Prävention von Infektionen der Harnwege

Harnwegsinfektionen sind nicht nur lästig oder auch schmerzhaft, sondern können von der Harnröhre in die Blase und sogar bis in die Nieren aufsteigen, und dann wird's gefährlich. Deswegen müssen sie zwingend und unverzüglich behandelt werden, sobald Sie das bekannte Brennen verspüren. Ob Sie Östrogen nehmen oder nicht, Sie können selbst dazu beitragen, dass Sie keine Infektion bekommen, indem Sie die folgenden Ratschläge beherzigen:

- Waschen Sie sich mindestens einmal täglich mit Wasser und einer milden, unparfümierten reizlosen Seife.
- Konzentrierter UrinUrin, konzentrierter bildet einen ausgezeichneten Nährboden für schädliche Keime; verdünnen Sie ihn deshalb, indem Sie viel trinken – vorzugsweise Wasser: das ist billig, leicht verfügbar und kalorienfrei. Trinken Sie erst recht viel Wasser, wenn Sie bereits an einer Infektion leiden.
- Warten Sie nicht, bis es dringend ist, sondern gehen Sie mehrmals am Tag auf die Toilette. Tatsächlich sollten Sie möglichst oft Wasser lassen. Und achten Sie darauf, dass Sie die Blase auch wirklich leeren. Falls Sie das nicht in einer Sitzung schaffen, warten Sie zehn Minuten und erledigen dann den Rest.
- Leeren Sie die Blase, bevor Sie Geschlechtsverkehr haben, weil dann Verletzungen weniger wahrscheinlich sind. Gehen Sie auch danach gleich auf die Toilette, um Bakterien auszuschwemmen, die in die Harnröhre gelangt sein könnten. Benutzen Sie beim Geschlechtsverkehr ein Gleitmittel (siehe achtes Kapitel).
- Trinken Sie Preiselbeer- oder Heidelbeersaft, beide beugen nachweislich Harnwegsinfektionen vor, indem sie die Bakterien hin-

dern, sich an der Blasenwand anzuheften. Trinken Sie über den Tag verteilt 120 bis 240 Milliliter Saft.

- Meiden Sie Intimsprays und Scheidenspülungen, denn sie verursachen Reizungen und trocknen die Schleimhaut aus. (Spülungen sind allenfalls mit klarem Wasser oder mit stark verdünnter Weinessig-Wasser-Lösung zuträglich.)
- Achten Sie auf Ihre Ernährung. Verzehren Sie mehr Obst und Gemüse, um den Urin anzusäuern, und weniger fette Speisen, denn die machen den Urin alkalischer. Trinken Sie wenig Alkohol, denn Alkohol trocknet den Körper aus und konzentriert den Urin. Versuchen Sie, Koffein und scharfe Gewürze vom Speiseplan zu streichen, diese können nämlich die Schleimhaut der Harnröhre reizen.
- Bedenken Sie, dass heftige sexuelle Aktivität die Harnröhre traumatisieren kann und eine häufige Ursache von Reizungen und Harnwegsinfektionen ist. Und verzichten Sie auf sexuelle Praktiken, bei denen Bakterien aus dem Analbereich in die Scheide (und somit in die Harnröhre) geschleust werden könnten.

Die leidige Harninkontinenz

Wenn Sie tagsüber und nachts öfter Wasser lassen müssen, hat das folgenden Grund: Unter Östrogenmangel verliert die HarnblaseBlase ihre Elastizität und kann den Urin schlechter halten. Deswegen spüren Sie häufiger den Drang, zur Toilette gehen zu müssen.

Ein sehr häufiges Frauenproblem ist die Stressinkontinenz. Es handelt sich um unwillkürliche Harnabgänge, die durch Niesen, Lachen, beim Orgasmus, durch Hüpfen, Springen oder ohne spürbaren Anlass ausgelöst werden können. Schätzungsweise vierzig Prozent der Frauen über Fünfundvierzig sind zumindest gelegentlich davon betroffen. Meist beginnt die Schwäche vor der Menopause und verschlimmert sich dann allmählich.

Die Inkontinenz ist keine Krankheit, sondern ein Symptom eines zugrunde liegenden Zustandes, der praktisch immer erfolgreich behandelt oder zumindest gemildert werden kann. Die häufigste Ursache, insbesondere bei Frauen, die mehrere Kinder normal geboren haben und deren Beckenmuskulatur und Bandapparat dadurch dauerhaft geschwächt wurden, ist eine Senkung der Blase und der Harnröhre. Hinzu kommen noch die Folgen des Alters und der Menopause. Mit dem Verlust des Östrogens nehmen auch der Muskeltonus und die Elastizität der Blase ab, sodass sie nicht mehr soviel Urin halten kann wie früher.

Auch Harnwegsinfektionen, Entzündungen, große Myome, bestimmte Medikamente wie blutdrucksenkende Mittel und Antidepressiva, Fettsucht, vorausgegangene chirurgische Eingriffe im Bereich des Beckens und sogar schwere Verstopfung können eine Inkontinenz verursachen.

Was lässt sich gegen eine inkontinente Blase tun? Rücken Sie der Ursache zu Leibe, und Ihr Problem dürfte gelöst sein. Aber warten Sie nicht wie die meisten Frauen, bis Ihr Leben schwierig geworden ist. Sprechen Sie mit Ihrem Arzt, und lassen Sie sich gründlich untersuchen, um die Ursache zu klären und die Behandlung festzulegen. Vielleicht ist Ihr Hausarzt oder Gynäkologe hinreichend sachkundig, um einige oder alle entsprechenden Untersuchungen durchzuführen und Sie dann gezielt zu behandeln. Es kann aber auch sein, dass er Sie an einen Spezialisten überweist.

Zuerst ein Versuch mit Hormonsubstitution

Wenn die Inkontinenz nach der Menopause auftritt, sollte zuallererst eine Östrogensubstitution erwogen werden, weil sie Blase und Harnröhre wieder annähernd in den früheren Zustand versetzt und sie widerstandsfähiger gegen Infektionen und andere Attacken macht. Falls Sie Östrogen nicht als Pille oder Pflaster nehmen dürfen oder wollen, versuchen Sie wenigstens, Östrogen-Scheidencreme anzuwenden, die praktisch nur lokal wirkt.

Andere Maßnahmen, die der Arzt verordnet, sind vielleicht Übungen zur Kräftigung der Muskeln, Absetzen bestimmter Arzneimittel, Blasentraining, Ausbehandlung von Infektionen, Medikamente, Injektionsbehandlung und eventuell ein chirurgischer Eingriff.

Kräftigung durch gezielte Gymnastik

Bemühen Sie sich, den Blasenschließmuskel und die Muskeln des Beckenbodens, die Harnröhre und Scheide umgeben, zu kräftigen. Beharrliches Üben kann leichte Fälle von Stressinkontinenz mildern und gleichzeitig den Tonus der Scheide verbessern.

Immer wenn Sie daran denken – und das sollten Sie im Laufe des Tages möglichst oft tun –, spannen Sie die Muskeln ganz fest an, als müssten Sie den Urin zurückhalten. Anspannen, zehn Sekunden halten, locker lassen, das Ganze mindestens zwanzigmal pro Übungseinheit.

Eine weitere Möglichkeit, wie Sie üben können: Bei jedem Wasserlassen unterbrechen Sie mehrmals den Harnfluss und zählen dabei jeweils langsam bis zehn.

Bei einer anderen Methode werden kleine Kegel für die Scheide benutzt, um den Schließmuskel und den Beckenboden zu trainieren. Geübt wird mit Kegeln von zunehmendem Gewicht. Sie führen einen Kegel in die Scheide ein und bemühen sich, ihn zu halten. Dabei werden die beteiligten Muskeln kontrahiert und gekräftigt.

Dranginkontinenz

Diese Form der Inkontinenz ist durch eine Blase bedingt, die sich unwillkürlich zu unpassenden Zeiten zusammenzieht und wahrscheinlich nicht auf Hormone ansprechen wird. Ursache sind unkontrollierte Kontraktionen der für die Entleerung der Blase zuständigen Muskelfasern, während letztere sich mit Urin füllt. Die Symptomatik besteht oft in einem plötzlichen unwiderstehlichen Harndrang, in acht oder mehr Blasenentleerungen innerhalb 24 Stunden und plötzlichen unerwarteten Urinabgängen.

Die übliche Behandlung besteht in der Gabe von muskelrelaxierenden Medikamenten und einem konsequenten Blasentraining, bei dem die Patientin lernt, nur zu festgesetzten Zeiten die Blase zu leeren. Seit 1999 ist in den USA Detrol® zugelassen, das erste Medikament zur gezielten Behandlung einer überaktiven Blase. Es hat weniger unerwünschte Nebenwirkungen – wie z.B. Trockenheit von Schleimhäuten, Palpitationen – als die bisher bei dieser Indikation verwendeten Präparate und wirkt durch eine Hemmung der Blasenempfindlichkeit, sodass Sie nicht ständig auf die kleinen Kontraktionen reagieren, die Ihnen eine volle Blase vortäuschen. Detrol wird zweimal täglich oder, falls Sie nur nachts Probleme haben, beim Schlafengehen eingenommen. In Deutschland steht für die Behandlung der überaktiven Blase Detrusilol® (Tolterodin) zur Verfügung.

Was Sie sonst noch tun können

Gewöhnen Sie sich an, viel zu trinken, denn hoch konzentrierter Urin reizt die Blase und begünstigt Infektionen. Sorgen Sie dafür, dass Ihre Blase immer möglichst leer ist, indem Sie bei jeder sich bietenden Gelegenheit eine Toilette benutzen. Falls Sie übergewichtig sind, specken Sie ab. Geben Sie das Rauchen auf. Benutzen Sie kein farbiges, parfümiertes Toilettenpapier, keine parfümierten Seifen oder Badezusätze. Achten S Sie auf balaststoffreiche Kost. Vermeiden Sie, schwer zu heben und zu rennen. Verzichten Sie auf Speisen und Getränke, welche die Blase reizen, beispielsweise Alkohol, Koffein, kohlensäurehaltige Getränke, scharfe Gewürze, Zucker, künstliche Süßmittel und Trinkmilch.

10 Stabile Knochen auf Dauer

- Sind Sie schlank, hellhäutig, von zartem Knochenbau?
- Sind Sie früh in die Menopause gekommen?
- Ist Ihre Mutter oder Großmutter mütterlicherseits im Alter auffallend kleiner geworden?
- Rauchen Sie?
- Haben Sie wenig körperliche Bewegung?
- Haben Sie schon öfter kalorienreduzierte Diäten ausprobiert, genießen Sie regelmäßig mehr als zwei alkoholische Getränke pro Tag, und haben Sie schon immer Milch verabscheut?
- Stammt Ihre Familie von den Britischen Inseln oder aus dem nördlichen Europa?

Falls Sie einen Großteil dieser Fragen mit ja beantworten, haben Sie ein erhöhtes Risiko, an Osteoporose – Knochenbrüchigkeit – zu erkranken. Sie müssen dann ernsthaft eine Hormonsubstitutionstherapie in Erwägung ziehen, denn diese ist die *beste* Behandlungsmethode, die den zugrundeliegenden Knochenabbau aufzuhalten vermag.

Osteoporose ist eine krankhafte Veränderung des Knochengewebes, die sich langsam und tückisch nach der Menopause entwickelt, wenn die körpereigene Östrogenbildung aufhört. Abgesehen vielleicht von rätselhaften Rückenschmerzen, gibt es keine Warnzeichen, und wahrscheinlich merken Sie erst, dass Sie Ärger bekommen, wenn er plötzlich da ist, meist in Form eines Knochenbruchs. Dann ist es für eine Heilung zu spät. Eine Osteoporose ist kaum rückgängig zu machen, und deswegen sind die Prävention und die Frühdiagnose so unheimlich wichtig. Die präventiven Maßnahmen müssen unmittelbar nach der Menopause beginnen, denn dann erfolgt der Abbau von Knochenmasse sehr schnell; und dieser Knochenverlust lässt sich verlangsamen, zum Stillstand bringen und vielleicht rückgängig machen, bevor es zu bleibenden Schäden kommt.

Wodurch entsteht Osteoporose?

Wenn bei einer Frau der Östrogenspiegel erniedrigt ist, können die Knochen – *unabhängig von den zugeführten Kalziummengen* – nicht genügend Kalzium absorbieren und einbauen, um voll belastbar zu bleiben, sodass sie langsam und unaufhaltsam immer poröser werden. Nach dem dreißigsten Lebensjahr setzt der Abbau der Knochensubstanz mit einem Prozent jährlich ein. Er beginnt in der Wirbelsäule, greift später auf Hüftgelenke und Handgelenke über und verringert Masse, Umfang und Dichte der Knochen. Von der Menopause an beschleunigt sich der Knochenabbau auf zwei bis drei, mitunter sogar bis zu zehn Prozent im Jahr, vor allem während der ersten sieben oder acht Jahre, in denen die Hälfte des gesamten Knochenverlusts eines Frauenlebens eintreten kann.

Einige Frauen haben von Anfang an ein noch größeres Problem: Nach neuester wissenschaftlicher Erkenntnis haben sie ein Gen geerbt, das die Kalziumabsorption in die Knochenzellen hemmt, sodass sie ein viel größeres Osteoporoserisiko haben.

Wie verändern sich die Knochen?

Knochen bestehen aus lebendem Gewebe, das sich ständig verändert. Sie speichern Kalzium und geben es bei Bedarf frei, wenn es von anderen Teilen des Körpers für lebenserhaltende Funktionen benötigt wird. Altes Knochengewebe wird kontinuierlich in einem Umbauprozess durch neues ersetzt, sodass Ihr heutiges Skelett mit Sicherheit nicht dasselbe ist, das Sie in ein paar Jahren haben werden.

Vor der Menopause befinden sich die Bildung neuer und die Resorption alter Knochensubstanz meist in einem gesunden Gleichgewicht, falls Ihre Ernährung genügend Kalzium bereitstellt. Nach der Menopause jedoch wird die Neubildung selbst dann von der Resorption überrundet, wenn Sie Ihren täglichen Kalziumbedarf decken und genügend Bewegung haben, und folglich werden Ihre Knochen allmählich dünner und schwächer.

Etwa um das 35. Lebensjahr erreicht die Knochenmasse ihre maximale Dichte. So kompakt wie in diesem Alter wird Ihr Knochenbau nie wieder sein. Danach nehmen sowohl beim Mann als auch bei der Frau die Masse und Stärke der Knochen allmählich ab.

Frauen haben aber von vornherein einen zarteren Knochenbau als Männer und können sich deswegen nicht ungestraft ebenso große Verluste an Knochenmasse leisten. Tatsächlich ist bei Frauen die Wahrscheinlichkeit, eine Osteoporose zu bekommen, viermal so groß wie beim Mann, bei dem man im Durchschnitt ohnehin von 30 Prozent mehr Knochenmasse ausgehen kann. Außerdem haben Männer keine Menopause. Beim Mann wird die Kalziumverwertung durch das männliche Hormon Testosteron reguliert, das bis ins hohe Alter in ausreichenden Mengen produziert wird. Dagegen führt der Östrogenverlust der Frau in der Menopause zu einem beschleunigten Knochenabbau, der etwa sieben Jahre lang erfolgt und sich erst danach verlangsamt. Wenn eine Frau lange genug lebt, läuft sie Gefahr, bis zu 40 oder 45 Prozent ihrer Knochenmasse einzubüßen.

Ein Drittel der Amerikanerinnen über Sechzig leiden an Osteoporose, die alljährlich 1,5 Millionen Frakturen zur Folge hat. Osteoporose ist die Ursache all der Oberschenkelhalsbrüche, gebrochenen Handgelenke und Witwenbuckel bei der älteren weiblichen Bevölkerung. Die Zahlenrelationen in Westeuropa sind ganz ähnlich.

Der Verlust an Knochensubstanz lässt sich nie mehr vollständig beheben oder ersetzen. Obwohl einige neue Medikamente einen geringen Prozentsatz der Schädigung zumindest an der Wirbelsäule rückgängig machen können, ist der größte Teil der abgebauten Knochensubstanz unwiederbringlich verloren. Da es keine echte Heilbehandlung für die Osteoporose gibt, muss jede Frau, die ein hohes Risiko hat, dem Knochenabbau vorbeugen, bevor er beginnt – oder ihn zum Stillstand bringen, bevor er noch weiter fortschreitet.

Kalzium und körperliches Training genügen nicht

Obwohl die Frauen vom Anbeginn der Geschichte von Osteoporose heimgesucht wurden, sind die brüchigen Knochen erst neuerdings im Gespräch. Ständig werden die Frauen mit guten Ratschlägen bombardiert, wie sie durch körperliches Training und höhere Kalziumzufuhr Osteoporose verhindern können.

Aber das ist *nicht* ausreichend. Gewiss sind Training und Kalzium hilfreich, aber Sie können noch soviel Sport treiben und noch soviel Kalzium schlucken: All dies ist kein ausreichender Schutz, wenn Sie zu den Frauen mit hohem Osteoporoserisiko gehören. Es ist kein Ersatz für Östrogen. Die wirksamste Maßnahme, um dem Knochenabbau vorzubeugen oder Einhalt zu gebieten, besteht in der Hormonsubstitution, die natürlich durch ausreichende Kalziumzufuhr und viel körperliches Training ergänzt werden muss. Die zweitbeste Möglichkeit ist die Einnahme eines der neuen nichthormonalen Medikamente, auf die wir weiter unten eingehen werden.

Die Knochen retten: eine Lebensaufgabe

Falls Sie hochgradig osteoporosegefährdet sind, können Sie Ihre Knochen ohne Östrogensubstitution oder eines der Knochen erhaltenden Medikamente nicht retten, und wenn Sie noch soviel Kalzium zuführen. Im Idealfall sollten Sie mit der HST unmittelbar nach Ihrer letzten Menstruationsblutung, zumindest aber innerhalb von drei Jahren nach der Menopause beginnen und lebenslang dabei bleiben. Die Hormone wirken nämlich nur solange, wie Sie sie einnehmen. Wenn Sie mehrere Jahre Hormone nehmen und sie dann absetzen, wird der Knochenabbau erneut mit dem erhöhten Postmenopausentempo beginnen. Tatsächlich wurde nachgewiesen, dass der Schutz vor Osteoporose, den das Östrogen bietet, bei 75jährigen Frauen, die es bald nach der Menopause weniger als sieben Jahre genommen hatten, nachließ. Und wenn Sie mehr als fünf Jahre mit der HST aussetzen, geht der größte Teil der Schutzwirkung verloren.

Mit anderen Worten, je länger Sie Östrogen anwenden, desto nachhaltiger ist die Knochen erhaltende Wirkung. Wenn Sie gleich nach der Menopause mit der Behandlung beginnen, müssen Sie diese mindestens fünfzehn bis zwanzig Jahre fortsetzen, um im Alter geschützt zu sein.

Dieses Argument wird durch eine 1995 veröffentlichte Studie mit 9500 Frauen über 65 bekräftigt, die ergab, dass bei Frauen, die innerhalb von fünf Jahren nach der Menopause mit einer Östrogensubstitution begannen und diese für den Rest ihres Lebens beibehielten, das Risiko praktisch aller Arten von Knochenbrüchen wesentlich verringert wurde. Sie zeigten eine 50-prozentige Minderung des Risikos für alle Frakturen außerhalb der Wirbelsäule und eine Abnahme des Risikos für Frakturen der Hüften und der Handgelenke um 71 Prozent. Hingegen wurde das Frakturrisiko bei den Frauen, welche die Östrogeneinnahme beendeten, nicht signifikant geringer, selbst wenn sie das Hormon länger als zehn Jahre genommen hatten.

Der beschleunigte Knochenabbau beginnt mit der Menopause, ungeachtet, wie alt Sie dann sind. Deswegen ist bei Frauen, deren Ovarialfunktion früh erlosch – sagen wir, mit 35 statt mit 50 Jahren –, die Gefahr eines massiven Knochenverlustes besonders groß, erst recht, wenn sie zu der Gruppe mit hohem Risiko gehören. In den zusätzlichen fünfzehn Jahre ohne Östrogen wird natürlich die Osteoporose fortschreiten, und bei vielen zeigen sich die ersten Symptome bereits, bevor sie die Fünfzig erreicht haben.

Schlimmer noch ist es um Frauen bestellt, bei denen die Menopause nicht spontan eintritt, sondern nachdem die Eierstöcke operativ entfernt oder durch Bestrahlung oder Chemotherapie zerstört wurden: Bei ihnen ist die Gefahr noch größer, dass sie wenige Jahre später Probleme mit den Knochen bekommen. Der Grund ist möglicherweise, dass der plötzliche und vollständige Mangel an Östrogen die Geschwindigkeit des Knochenabbaus viel stärker beschleunigt als die allmähliche Abnahme im Verlauf einer natürlichen Menopause.

Auch eine einfache Hysterektomie – die Entfernung der Gebärmutter ohne Anhänge – kann zur Abnahme der Knochenmasse führen, wahrscheinlich weil der Eingriff die Durchblutung der Ovarien mindert und dadurch zu einer allmählichen Abnahme des Östrogenspiegels führt.

Hilft Kalzium nicht?

Selbstverständlich hilft es. Um kräftige Knochen zu bekommen und den Kalziumbedarf des Körpers zu decken, ist sowohl eine ausreichende Zufuhr dieses lebenswichtigen Mineralstoffs als auch körperliches Training erforderlich. Doch das ist nur ein Teil der Antwort. Zwar ist Östrogen nicht direkt für die Stabilität der Knochen verantwortlich, aber es reguliert die Absorption von Kalzium in die Knochen und regt die Bildung von Kalzitonin an, einem Hormon, das die Knochen schützt. Wenn Sie nicht mehr viel Östrogen produzieren, verlieren Ihre Knochen sehr schnell mehr Substanz, als sie zugewinnen, *sogar* wenn Ihr Kalziumbedarf gedeckt wird.

Fazit: Wenn Sie vor der Menopause Ihre Knochen durch vernünftige Ernährung und ausreichendes Training fit gehalten und einen kräftigen Knochenbau geerbt haben, mögen kalziumreiche Ernährung und das rechte Maß an Sport nach der Menopause durchaus als Schutz genügen. Sie haben dann wahrscheinlich genug Knochensubstanz für Ihr restliches Leben.

Wenn dies nicht der Fall ist, *müssen* Sie eine Östrogensubstitution ernsthaft erwägen, um dem mit zunehmendem Alter unaufhaltsamen Verlust an Knochenmasse gegenzusteuern.

Osteoporose – eine ernste Angelegenheit

Osteoporose ist eine ernste Angelegenheit. Sie kann sogar tödlich sein. Allein in den USA sind mehr als 25 Millionen Menschen davon betroffen, achtzig Prozent von ihnen sind Frauen. Wohl erkranken auch Männer daran, aber die Osteoporose gilt als typische Frauenkrankheit, weil sie in erster Linie die unmittelbare Folge der sinkenden weiblichen Hormonproduktion ist und ihr Zerstörungswerk mit der Östrogenverknappung beginnt.

Schon Niesen kann gefährlich sein

Bei stark fortgeschrittener Osteoporose kann es passieren, dass die betroffene Person sich den Arm bricht, wenn sie einen Topf aus dem Backofen heben oder sich am Rücken einen Reißverschluss zuziehen will. Sie kann sich beim Aufstehen aus dem Bett den Fuß oder beim Niesen eine Rippe brechen. Sie kann in wenigen Wochen um einige Zentimeter kleiner werden, einen Buckel bekommen oder an rätselhaften Rückenschmerzen leiden. Viele Schmerzen und Beschwerden älterer Menschen beruhen auf unmerklichen Mikrofrakturen und Kompressionen der Wirbelsäule, von denen sie überhaupt nichts ahnen.

In Deutschland kommt es jährlich zu etwa 65000 Oberschenkelhalsfrakturen infolge einer Osteoporose. Wegen Osteoporose brechen sich in den USA jährlich mehr als 350000 Frauen die Hüfte. Von ihnen sterben schätzungsweise 30000 an Komplikationen, und weitere 100000 werden zu Pflegefällen. Jede dritte Frau erleidet eine Oberschenkelhalsfraktur, bevor sie das achtzigste Lebensjahr erreicht. Von fünf Amerikanerinnen über Sechzig, die sich die Hüfte brechen, stirbt eine an den Komplikationen, sodass die Osteoporose mit zu den häufigsten Todesursachen in den Vereinigten Staaten zählt. Zwölf bis fünfzehn Prozent der Patientinnen, die eine Hüftfraktur erleiden, überleben die ersten Monate nach dem Unfall nicht. Nach Erhebungen der Nationalen Gesundheitsinstitute benötigen 50 Prozent der Überlebenden Hilfe im Alltag, und 15 bis 25 Prozent müssen in ein Pflegeheim eingewiesen werden.

Natürlich sind nicht alle Frauen ernsthaft gefährdet. Frauen mit kräftigem Knochenbau bekommen unter Umständen keine großen Probleme, weil sie viel Knochensubstanz verlieren können und dennoch eine ausreichende Knochenfestigkeit erhalten bleibt. Auch übergewichtige Frauen haben meist ein geringeres Risiko, weil sie in ihrem Fettgewebe weiterhin eine gewisse Menge Östrogen bilden. Schlanke Frauen mit zartem Knochenbau hingegen haben von vornherein weniger Knochenmasse und dementsprechend einen engeren Sicherheitsbereich. Sie benötigen jede mögliche therapeutische Hilfe.

Warum sind Frauen stärker gefährdet als Männer?

Was die Knochen angeht, sind die Männer den Frauen weit überlegen. Sie bekommen zwar auch Osteoporose, aber erst viel später. Der Mann verfügt beim Einsetzen des biologischen Abbaus über festere Knochen und kann deshalb viel größere Verluste an Knochenmasse verkraften, bis die Lage kritisch wird. Außerdem sind die meisten Männer körperlich aktiver, sie essen mehr kalziumreiche Lebensmittel, vor allem Milch und Milchprodukte, und machen keine rabiaten Abmagerungskuren, bei denen im Allgemeinen viel Eiweiß und wenig Kalzium zugeführt wird. Männer, die reichlich Alkohol konsumieren, büßen jedoch einen Teil ihrer biologischen Überlegenheit ein. Alkohol vermindert die Kalziumabsorption und verdrängt oft nährstoffreiche Nahrungsmittel.

Noch wichtiger ist, dass Östrogen die Aufgabe hat, andere Hormone zu stimulieren, welche die Absorption von Kalzium in die Knochen steuern und seine Resorption in die Blutbahn verhindern. Da Männer keine Menopause haben, nehmen ihr Testosteron und ihr Östrogen nicht so steil und nicht so schnell ab wie der Hormonspiegel der Frau nach der Menopause, und deswegen werden bei ihnen auch die Knochen nicht so schnell abgebaut.

Als Folge der Osteoporose schnellt die Zahl der Knochenbrüche bei Frauen mit zunehmendem Alter steil nach oben und übersteigt die der männlichen Betroffenen bei weitem. Um das 45. Lebensjahr sind Frakturen der Handgelenke bei Mann und Frau noch etwa gleich häufig, aber danach steigt der Anteil der Frauen rapide an, sodass diese Knochenbrüche, auf die gesamte Lebensdauer berechnet, bei Frauen zehnmal öfter vorkommen. Sie erleiden achtmal häufiger Frakturen der Hüfte, obwohl die Wahrscheinlichkeit dieser Fraktur bei 45jährigen Männern noch sechsmal größer ist.

Fast 93 Prozent der Frauen, die kein Östrogen nehmen, werden sich, bis sie 85 Jahre alt geworden sind, die Hüfte, den Unterarm, das Becken oder einen Wirbel brechen. Bei Männern gleichen Alters ist das entsprechende Risiko nur ein Drittel so groß.

Wer bekommt Osteoporose?

Jeder Mensch bekommt Osteoporose. Es ist eine normale und allgemeine Erscheinung, dass die Knochen mit zunehmendem Alter abgebaut werden. Indessen sind schwere Fälle nicht normal.

Bei etwa einem Viertel der Frauen nimmt die Osteoporose einen so schweren Verlauf, dass sie echte gesundheitliche Probleme bekommen.

- Osteoporose kommt bei Schwarzen am seltensten, bei Weißen und bei Asiaten am häufigsten vor. Angehörige der schwarzen Rasse haben dichtere, schwerere Knochen.
- Bei weißen Frauen nordeuropäischer Herkunft ist die Wahrscheinlichkeit, dass sie an Osteoporose erkranken, größer als bei Frauen, deren Familien aus südeuropäischen Ländern stammen. Verallgemeinernd gilt, dass Sie ein um so geringeres Risiko haben, an Osteoporose zu erkranken, je dunkler Ihre Hautfarbe ist.
- Oft können übergewichtige Frauen aus Nebennierenhormonen in ihrem Fettgewebe genügend Östrogen gewinnen, das die Kalziumabsorption unterstützt, wenn die Ovarien schon längst den Dienst quittiert haben. Allgemein ist festzustellen, dass die Östrogenbildung nach der Menopause um so besser ist, je größer der Anteil des Fettgewebes ist.
- Bei Frauen, die in gemäßigtem Klima leben, ist die Osteoporose häufiger als in tropischen Gebieten.
- Vorzeitig ergrautes Haar kann auf ein erhöhtes Osteoporoserisiko hinweisen. Dies geht aus einer neuen Untersuchung hervor, bei der sich herausstellte, dass bei Menschen, die bereits vor dem 40. Geburtstag zur Hälfte ergraut sind, eine viermal höhere Wahrscheinlichkeit besteht, dass sie dünne Knochen haben und Osteoporose in ihrer Familie gehäuft vorkommt. Die Forscher spekulieren, dass das Gen für vorzeitiges Ergrauen an ein Gen gekoppelt sein könnte, das für die Regulierung der Knochenmasse zuständig ist.
- Bei Frauen, die Schilddrüsenhormone nehmen, erhöht sich das Risiko, brüchige Knochen zu bekommen. Je höher die Dosis, des-

to stärker der Knochenverlust. Hier kann jedoch die Östrogensubstitution das Risiko beheben.
- Langzeittherapie mit Steroiden in Form von Tabletten oder als Inhalation kann zu schweren Knochensubstanzverlusten führen. Je höher die Dosis und je länger die Anwendung, desto größer der Knochenabbau. Frauen, die auf Kortikosteroide angewiesen sind, sollten Sorge tragen, dass sie unmittelbar nach der Menopause mit der Hormonsubstitutionstherapie beginnen.
- Auch hohe Dosen anderer Medikamente können die Absorption und Speicherung von Kalzium in den Knochen beeinträchtigen. Hierzu zählen einige Furosemiddiuretika, Antiepileptika, Sedativa, Muskelrelaxantien, einige orale Antidiabetika, aluminiumhaltige Antazida, Cholestyramin, Ballaststoffpräparate zur Darmregulierung sowie Tetrazyklin-Antibiotika.

Liste der Risikofaktoren

In der folgenden Liste sind die Faktoren für ein erhöhtes Osteoporoserisiko zusammengestellt. Wenn viele dieser Faktoren auf Sie zutreffen (vor allem die am Anfang der Liste), müssen Sie sofort Maßnahmen ergreifen, um einen massiven Knochenabbau zu verhüten oder zum Stillstand zu bringen. Das heißt, Sie müssen nach der Menopause unverzüglich mit der Hormonsubstitution beginnen.

Die *Mindestdosis* für die Osteoporoseprophylaxe beträgt 0,625 Milligramm konjugierte Östrogene täglich (oder eine entsprechende Dosis eines anderen Östrogens). Am besten ist es, das Hormon täglich während des ganzen Monats zu nehmen.

Und dies sind die Risikofaktoren:
- Menopause vor dem 40. Lebensjahr
- Osteoporose in der Familienanamnese
- Familie stammt aus Mittel- oder Nordeuropa oder aus Asien
- Starker Zigarettenkonsum (ein halbes Päckchen oder mehr pro Tag)
- Abnahme der Körpergröße, speziell am Oberkörper
- Fraktur ungeklärter Ursache

- Überfunktion der Nebenschilddrüsen
- Urämie (Harnvergiftung)
- Vermehrte körpereigene Kortisonbildung oder vorausgegangene Langzeitbehandlung mit Kortison
- Vitamin-D-Mangelzustand
- Hellhäutigkeit
- Zarter Knochenbau
- Täglicher Konsum von mehr als 150 Gramm Alkohol
- Lebererkrankung
- Kalziumarme Ernährung
- Laktasemangel
- Malabsorption (Verdauungsschwäche)
- Schilddrüsenüberfunktion
- Untergewicht
- Sitzende Lebensweise
- Vorausgegangene proteinreiche, kohlenhydratarme Diät im Erwachsenenalter für länger als ein Jahr

Die Untersuchung der Knochen

Die Knochendichte kann heute mit raffinierten und aussagefähigen Suchmethoden geprüft werden. Wenn Sie mit der Hormonsubstitution beginnen wollen, sobald Ihre Menopause eingetreten ist, brauchen Sie sich nicht darum zu sorgen. Sie müssen aber Ihre Knochendichte bestimmen lassen, bevor Sie sich entschließen, *keine* Hormone zu nehmen.

Ein derzeit eingesetztes, präzises Verfahren zur Knochendichtemessung ist die duale Röntgenabsorptiometrie mit Röntgenröhre als Strahlenquelle (DRA oder DXA, DEXA, QDR). Sie misst den Knochenmineralgehalt der Lendenwirbelsäule, der Hüftknochen oder Handgelenke, dauert nur wenige Minuten und ist mit einer sehr geringen Strahlenbelastung verbunden. Die DRA ist allerdings sehr teuer. Dagegen ist die Single-Photon-Absorptiometrie (SPA) am Radiusschaft öfter mit Messfehlern behaftet.

Ein einfacher und billiger Suchtest ist die Bestimmung der Knochendichte am Fersenbein mittels Ultraschall. Wenn diese unaufwändige Untersuchung auf eine Osteoporose hinweist, muss die Diagnose durch genauere Verfahren gesichert werden. Diese erfassen nämlich Knochensubstanzverluste von nur ein bis zwei Prozent. Manche Ärzte benutzen noch Standard-Röntgenaufnahmen, um eine Osteoporose zu diagnostizieren, obwohl diese erst Knochenmasseverluste ab 25 Prozent sichtbar machen – und dann ist es für eine wirksame Behandlung in der Regel zu spät.

Mit den verschiedenen Methoden der quantitativen Computertomographie (QCT) lassen sich Knochensubstanzverluste ebenfalls ausgezeichnet erfassen. Sie wird jedoch nur in besonderen Fällen eingesetzt, da die Strahlenbelastung wesentlich höher ist als bei anderen Verfahren. Außerdem ist die QCT apparativ sehr aufwändig und sehr teuer.

Zwei einfache Urinuntersuchungen können über eine bestehende Osteoporose Aufschluss geben. Bei diesen Tests werden bestimmte Stoffwechselprodukte gemessen, die mit dem Urin ausgeschieden werden und Hinweise auf den Knochenstoffwechsel geben. Zwar sind diese Tests zu ungenau, um eine sichere Osteoporosediagnose zu erlauben, aber sie eignen sich gut, um die Wirksamkeit von Medikamenten zum Knochenaufbau zu überwachen.

Die Abnahme der Körpergröße ist ein brauchbarer Indikator, dass die Osteoporose bereits ihr Zerstörungswerk begonnen hat. Zum Nachweis wird die Körperlänge vom Scheitel bis zum Schambein und vom Schambein bis zur Basis der Fersen gemessen. Normalerweise sind die Messwerte beider Körperhälften nahezu immer praktisch identisch. Wenn jedoch der Oberkörper 2,5 Zentimeter kürzer ist als der Unterkörper oder noch kürzer, dann besteht wahrscheinlich eine Kompression der Wirbelsäule infolge Osteoporose.

Bei älteren Frauen kann auch der Verlust von Zähnen darauf hinweisen, dass die Knochen dünner werden. Die Zahnwurzeln sind im Kieferknochen verankert, und abnehmende Knochendichte führt zu einer Lockerung der Zähne im Knochenfach, wie neueste Untersuchungen an der Tufts University ergaben.

Wirkung der Östrogensubstitution auf die Knochen

Eine richtig dosierte Östrogensubstitution verhütet sogar bei Frauen mit hohem Risiko von vornherein den Verlust an Knochensubstanz, *sofern* die Behandlung unmittelbar nach der Menopause einsetzt. Sobald Sie nach Ihrer Menopause mit der Therapie anfangen, verhindert sie ein Fortschreiten der Osteoporose. Das Membranpflaster scheint übrigens die Knochen genauso gut zu schützen wie das orale Östrogen. Dagegen ist die vaginale Anwendung untauglich, um die Knochensubstanz zu erhalten – ob Sie eine Östrogen-Creme, einen -Ring oder -Tabletten benutzen.

Progesteron verstärkt nachweislich die Wirkung des Östrogens, denn unter der Kombination wird dickeres und stärkeres Knochengewebe gebildet als unter Östrogen allein.

Die Ergebnisse der wenigen Studien, in denen die kombinierte Gabe von Östrogen und Testosteron geprüft wurde, zeigen, dass auch das männliche Hormon zur Bildung von hochwertigem Knochengewebe beiträgt, was logisch ist, denn Testosteron wie auch Östrogen verhindern ja beim Mann das frühe Auftreten einer Osteoporose.

In vielen Studien wurde nachgewiesen, dass Wirbel- und Hüftfrakturen bei Frauen unter HST seltener vorkommen und dass der Abbau von Knochensubstanz gestoppt oder verhindert wird. Unsere eigene 10-Jahres-Studie, die 1979 veröffentlicht wurde, ist die erste Studie, die man in Fachkreisen als entscheidenden Beweis für die präventive Wirkung der HST zu zitieren pflegt. Für diese bahnbrechende Untersuchung wurden 168 Frauen in möglichst gleiche Paare aufgeteilt. Von diesen Paaren erhielt jeweils eine Frau über einen Zeitraum von zehn Jahren täglich Östrogen und ein Gestagen, die andere hingegen identisch aussehende Placebotabletten. Von den 51 Frauen, die am Ende des Forschungsprojektes noch in der Studie waren, wiesen die Frauen, die innerhalb von drei Jahren nach der Menopause eine HST begonnen hatten, eine Zunahme der Knochenmasse auf. Bei den Frauen, die erst drei Jahre nach der allerletzten Periode oder noch später mit der HST angefangen und bereits Knochensubstanz eingebüßt hatten, war der Knochenabbau zum Stillstand gekommen. Alle Frauen jedoch, die Placebos erhalten hatten, zeigten erhebliche Verluste von Knochenmasse.

Zu den fundierten klinischen Studien zählt auch eine über neun Jahre durchgeführte Doppelblindstudie aus Schottland von Dr. ROBERT LINDSAY und Mitarbeitern. Sie ergab »eine deutliche Größenabnahme« bei den Frauen, die kein Östrogen erhielten. Die Probandinnen unter HST hingegen wurden nicht kleiner. In einer weiteren Studie, die Dr. LINDSAY in den Vereinigten Staaten leitete, kam er zu dem Ergebnis, dass zur Verhütung des Knochenabbaus eine tägliche Mindestdosis von 0,625 Milligramm konjugierten Östrogenen (oder eine entsprechende Dosis anderer Östrogene) erforderlich ist.

Das beratende Gutachtergremium für die Nationalen Gesundheitsinstitute billigte 1984 ausdrücklich die Anwendung von Östrogen zur Prävention der Osteoporose. Und die amerikanische Arzneimittelbehörde FDA gab 1986 ihren Segen.

Eine Gruppe von Forschern an der Universität York in England publizierte 2001 in *The Journal of the American Medical Association* die Ergebnisse ihrer Auswertung von 22 Studien. Die Daten weisen auf eine Abnahme des relativen Risikos von Knochenbrüchen (ohne Wirbelbrüche) von etwa 35 Prozent hin, wenn die HST vor dem sechzigsten Lebensjahr (mit anderen Worten: bald nach der Menopause) begonnen wurde. Bei den Frakturen des Handgelenks und des Oberschenkelhalses sank das relative Risiko sogar um ca. 50 Prozent. Diese Ergebnisse bestätigen die meiner eigenen Studie aus dem Jahr 1975, bei der in einer östrogensubstituierten Gruppe keine, in der entsprechenden Placebogruppe hingegen sieben Knochenbrüche gezählt wurden.

Niedrige Östrogen-Dosen schützen vor Knochenverlust

Frauen, die sich einer HST unterziehen, haben fast immer mit einer Tagesdosis von 0,625 Milligramm konjugierten Östrogenen begonnen (oder mit äquivalenten Dosen eines anderen Östrogens), da man lange Zeit glaubte, dies sei die Mindestdosis zur Prävention von Verlusten der Knochensubstanz. Inzwischen hat sich jedoch herausgestellt, dass bei manchen Frauen bereits 0,3 Milligramm genügen – die Mindestdosis, die von der FDA für die Indikation Osteoporoseprävention zugelassen ist. Eine Studie, die 406 postmenopausale Frauen an 29 medizinischen Zentren umfasste, ergab, dass Frauen, die täglich 0,3 Milligramm Estratab® einnahmen, ein aus Soja und Yamswurzel gewonnenes Östrogen, signifikant geringere Knochensubstanzverluste erlitten als Frauen unter Plazebo. Andererseits war der Effekt nicht so gut wie bei den Frauen, die mit täglich 0,625 Milligramm Östrogen behandelt wurden. Eine neuere Untersuchung bestätigt, dass die Dosis von 0,3 mg/Tag adäquat ist, sofern sie durch ausreichende Mengen von Vitamin D und Kalzium ergänzt wird.

Brauchen alle Frauen eine Östrogensubstitution?

Natürlich nicht. Falls Sie gute, kräftige Knochen und keine gesundheitlichen Probleme infolge Östrogenmangels haben, sind Sie nicht behandlungsbedürftig. Es ist stets am besten, keine unnötigen Medikamente zu nehmen.

Östrogen und Kalzium

Nach den Ergebnissen zahlreicher Studien und nach Auffassung des angesehenen beratenden Gutachtergremiums für die Nationalen Gesundheitsinstitute in den USA ist die Östrogensubstitution die wirksamste Maßnahme, um eine Osteoporose zu verhüten. Wahrscheinlich ist sie die einzige Möglichkeit, um eine kritische Entwicklung der Osteoporose zu verhindern. Obwohl andere Maßnahmen, die wir kurz beschreiben werden, helfen können, sind sie weder in der Wirksamkeit mit Östrogen vergleichbar, noch sind sie imstande, die Erkrankung bei Risikopersonen zu verhüten.

Einen wichtigen Beweis zugunsten der Östrogensubstitution liefert die Studie von Dr. BRUCE ETTINGER an der Kaiser Permanente Klinik in Kalifornien, der die Wirkung alleiniger Kalziumgaben mit der von Östrogen verglich. Insgesamt 83 freiwillige Probandinnen in der frühen Menopause wurden drei Gruppen zugeordnet. Eine Gruppe erhielt täglich 0,3 Milligramm konjugierte Östrogene plus 1500 Milligramm Kalzium. Die zweite Gruppe bekam 0,625 Milligramm Östrogen und *kein* Kalzium. Die dritte Gruppe nahm täglich 1500 Milligramm Kalzium und *kein* Östrogen. Nach einem Jahr stellte Dr. Ettinger fest, dass bei den Frauen, die Niedrigdosen Östrogen plus Kalzium genommen hatten, kein Knochenabbau eingetreten war; ebenso wenig bei den Frauen, die 0,625 Milligramm Östrogen und kein Kalzium bekommen hatten. Die Frauen hingegen, die täglich 1500 Milligramm Kalzium, aber kein Östrogen geschluckt hatten, zeigten einen deutlichen Verlust von Knochenmasse.

Dr. ETTINGERS 1993 durchgeführte Studie belegte außerdem, dass der Knochenverlust wieder fortschritt, sobald die Frauen die Östrogeneinnahme beendeten.

Kalzium ist unentbehrlich

Die meisten Frauen nehmen zu wenig Kalzium zu sich, jedenfalls nicht soviel, um mit 35 Jahren mit starken Knochen gegen den drohenden Abbau gerüstet zu sein, und nicht annähernd genug, um mit 65 oder 70 noch ein kräftiges Knochengerüst zu haben. Die Durchschnittsamerikanerin im mittleren Alter erhält mit der Nahrung täglich nur 400 bis 500 Milligramm Kalzium, also etwa die Hälfte des empfohlenen Tagesbedarfs von 1000 Milligramm für Frauen vor der Menopause und knapp ein Drittel der empfohlenen Menge von 1500 Milligramm für Frauen nach der Menopause.

Auch in der Bundesrepublik Deutschland wird die empfohlene Kalziumzufuhr nicht erreicht. Die Deutsche Gesellschaft für Ernährung weist darauf hin, dass Kalzium und Phosphor in der Nahrung in einer Wechselbeziehung stehen: Hohe Zufuhr von Phosphat (vor allem in Fleischwaren, Schmelzkäse, Cola-Getränken) fördert bei mangelhafter Kalziumzufuhr (Milch und Milchprodukte) die Entstehung und das Fortschreiten der Osteoporose. Die empfohlenen Tagesdosen an Kalzium decken sich mit den amerikanischen.

Warum Sie mehr Kalzium brauchen

Nehmen Sie täglich genügend Kalzium zu sich? Trinken Sie keine Milch mehr, seit Sie erwachsen sind? Oder haben Sie vielleicht solche Angst vor Cholesterin oder vor dem Dickwerden, dass Sie einige der Lebensmittel, die besonders gesund für Sie sind, von Ihrem Speisenplan gestrichen haben? Es ist ziemlich unwahrscheinlich, dass Sie bei der allgemein üblichen Ernährungsweise täglich Ihren Kalziumbedarf decken, erst recht, wenn Sie immer wieder mal eine Diät machen. Falls Sie sehr kalorienarm essen, können Sie *unmöglich* genügend Kalzium mit der Nahrung zuführen.

Als entscheidende Tatsache müssen Sie sich vor Augen halten, dass sich der Körper das benötigte Kalzium aus den Knochen holt, wenn nicht genug aus der zugeführten Nahrung verfügbar ist. Schon junge Frauen sollten auf kalziumreiche Ernährung bedacht sein, da es äußerst wichtig ist, von einer maximalen Knochenreserve ausgehen zu können. Ältere Frauen müssen erst recht auf ihre Kalziumzufuhr achten, denn wenn die Menge zu gering ist, um lebenswichtige Körperfunktionen zu unterhalten, wird der benötigte Rest aus den Knochen geraubt. Übrigens ist zu berücksichtigen, dass Kalzium vom älteren Menschen nicht mehr so gut absorbiert wird.

Aus diesem Grund ist für die meisten Frauen die zusätzliche Einnahme eines Kalziumpräparates dringend geboten. Schon vor der Menopause ist das ratsam, sofern Sie nicht täglich vier Gläser fettarme Milch trinken (sie enthält soviel Kalzium wie Vollmilch, aber weniger Kalorien) oder entsprechende Mengen Milchprodukte verzehren. Das gilt auch, wenn Sie sich nach der Menopause einer Hormonsubstitution unterziehen. Wenn Sie aber kein Östrogen nehmen, benötigen Sie auf jeden Fall zusätzlich ein Kalziumpräparat, sofern Sie nicht täglich mindestens *fünf* Gläser Milch oder entsprechende Mengen Milchprodukte konsumieren.

Wie hoch ist der Kalziumbedarf?

- Vor der Menopause sollten Sie täglich mindestens 1000 Milligramm Kalzium mit dem Essen und/oder in Tabletten- oder Pulverform zu sich nehmen.
- Wenn Sie Ihre Menopause hatten *und* Östrogen nehmen, benötigen Sie ebenfalls 1000 Milligramm Kalzium pro Tag.
- Wenn Sie Ihre Menopause hatten und *kein* Östrogen nehmen, haben Sie einen Tagesbedarf von mindestens 1500 Milligramm Kalzium.

Noch ein paar wichtige Hinweise

- Kalzium wird am besten absorbiert, wenn Sie es über den Tag verteilt und nicht in einer einzigen Dosis zuführen. Nehmen Sie also mehrmals täglich eine kleine Dosis oder Retard-Kapseln (sie geben den Mineralstoff verzögert und kontinuierlich frei). Die Absorption wird noch verbessert, wenn die Einnahme zu den Mahlzeiten oder mit einem kleinen Imbiss erfolgt, weil dann die Magensäurebildung maximal ist. Auf leeren Magen genommen, ist Kalzium weniger gut verträglich.
- Kalzium-Präparate dürfen nicht überdosiert werden. Sie führen bei manchen Personen zu Verstopfung, und sehr hohe Dosen können die Absorption von Eisen und Zink stören. Nehmen Sie als Einzeldosis nicht mehr als 600 Milligramm elementares Kalzium, als Tagesdosis nicht mehr als 2000 Milligramm, damit Sie keine Magenbeschwerden bekommen. Mehr als die genannte Einzeldosis wird auf einmal nicht absorbiert, der Rest wird ausgeschieden.
- Trinken Sie jeden Tag viel kalziumreiches Mineralwasser. Das ist aus vielen Gründen gesund, und es fördert außerdem die Absorption des Kalziums aus der Nahrung und aus Kalzium-Präparaten.
- Aluminiumhaltige Antazida (Al-Hydroxide; Mittel gegen Magensäure) *entziehen* dem Körper Kalzium. Achten Sie beim Kauf eines Antazidums darauf, dass es keine Aluminiumverbindung enthält.

- Regelmäßiger Gebrauch von Abführmitteln kann die Kalziumabsorption stören.
- Eine ballaststoffreiche Ernährung hat viele Vorteile, kann aber die Kalziumaufnahme verringern. Hoher Verzehr von Ballaststoffen hemmt die Absorption wertvoller Nährstoffe, auch des Kalziums, weil die Nahrung so schnell durch den Darmtrakt transportiert wird. Aus demselben Grund sollten Sie Kalziumpräparate nicht gleichzeitig mit quellenden Stuhlregulierungsmitteln einnehmen.
- Kalzium soll nicht mit Eisenpräparaten eingenommen werden, denn es stört die Absorption von Eisen.
- Grüne Blattgemüse sind als Hauptlieferanten von Kalzium nicht geeignet. Warum, erklären wir weiter unten.
- Ihre Knochen können nur so dick und so dicht sein, wie es in Ihren Genen programmiert ist. Natürlich benötigen Sie genügend Kalzium, um sie bis um die Fünfunddreißig zu optimaler Größe und Stärke zu entwickeln, aber über das eigene genetische Potential hinaus ist nichts drin. Wenn Sie Ihre individuelle tägliche Schwellendosis Kalzium aufgenommen haben, ist eine zusätzliche Einnahme unsinnig, weil Sie den Überschuss bloß ausscheiden.
- Neuen Untersuchungen zufolge fördert reichliche Zufuhr von Kalzium nicht die Bildung von Nierensteinen, wie wir früher glaubten. Stattdessen trägt Kalzium manchmal dazu bei, sie zu verhindern.
- Meiden Sie mit Kalzium angereicherte »Fruchtsaftgetränke«, sie bestehen nämlich zu 90 Prozent aus Zuckerwasser und enthalten nur 10 Prozent Fruchtsaft. Einen höheren Nährstoffgehalt haben Saftkonzentrate, die je Portionsflasche (1/8 Liter) 300 Milligramm Kalzium bereitstellen (Reformhaus, Apotheke).

Deckung des Kalziumbedarfs aus Lebensmitteln

Jeder Mensch sollte sich kalziumreich ernähren, insbesondere Frauen nach der Menopause. Wenn Sie Milch verabscheuen, essen Sie statt dessen Käse, Joghurt oder andere Milchprodukte, aber achten

Sie darauf, dass es auch wirklich eine ausreichende Menge ist. Nicht alle Milchprodukte sind gute Kalziumlieferanten, beispielsweise sind Butter, Sahnequark und Sahne fettreich, aber kalziumarm. Falls Sie Vollmilch nicht vertragen, machen Sie einen Versuch mit kalziumangereicherter fettarmer Milch.

Schauen Sie sich die Kalziumgehalte der Lebensmittel in der nachstehenden Liste an, rechnen Sie zusammen, was Sie normalerweise an einem Tag essen, und stellen Sie Ihren Speisenplan so zusammen, dass Sie auf mindestens 1500 Milligramm Kalzium kommen, wenn Sie kein Östrogen nehmen, und auf 1000 Milligramm, wenn Sie Östrogen nehmen. Sollten Sie diese Gesamtmenge nicht mit der Nahrung erreichen, müssen Sie zusätzlich ein Kalzium-Präparat nehmen. Auf Ihrem Ernährungsplan sollten Sardinen und andere Fische mit weichen Knochen stehen, ferner grüne Blattgemüse.

Vorsicht: Viele grüne Blattgemüse, unter anderem Spinat, Blätter von Roten Beten oder Mangold, sind tatsächlich Kalzium*blocker*. Sie enthalten Oxalsäure, welche die Absorption von Kalzium und anderen Nährstoffen im Organismus hemmt. Obwohl die genannten Gemüse mit dem wertvollen Mineralstoff Kalzium vollgepackt sind, können Sie ihn nicht vollends verwerten, und wenn Sie gleichzeitig Milch oder andere kalziumreiche Nahrungsmittel essen, kann auch die Kalziumabsorption *aus diesen* blockiert sein.

Auch wenn Sie viel Fett essen, werden Sie weniger Kalzium absorbieren, desgleichen wenn Sie hohe Dosen Zink oder Megadosen Vitamin A zu sich nehmen.

Obwohl viele andere Nahrungsmittel, von Sesamsaat bis zur Auster, Kalzium enthalten, steht fest: Es ist praktisch unmöglich, den täglichen Kalziumbedarf von 1000 bis 1500 Milligramm durch die Ernährung zu decken, ohne beachtliche Mengen Milch oder Milchprodukte zu verzehren. Wenn Sie nicht genug Milch trinken oder genug Milchprodukte essen, müssen Sie zur vollen Deckung des Bedarfs ein Kalzium-Präparat schlucken. Ihrem Organismus ist es gleichgültig, woher das Mineral stammt.

Einige kalziumreiche Lebensmittel

Lebensmittel	*Kalziumgehalt in 100 Gramm essbarem Anteil*
Vollmilch	120 mg
Milch, fettarm	120 mg
Joghurt aus Vollmilch	120 mg
Joghurt, fettarm	115 mg
Parmesan	1290 mg
Emmentaler Käse	1020 mg
Provolone	880 mg
Gouda	820 mg
Kochkäse	800 mg
Schmelzkäse	545 mg
Camembert	510 mg
Ölsardinen	330 mg
Mandeln, süße	250 mg
Feigen, getrocknet	195 mg
Sojabohnen	225 mg
Grünkohl	210 mg
Löwenzahnblätter	160 mg
Broccoli	105 mg
Wirsing	45 mg

Die Wahl des richtigen Kalzium-Präparates

Ganz allgemein sollten Sie bei einem Kalziumpräparat darauf achten, dass es hochdosiert, frei von schädlichen Verunreinigungen und preiswert ist. Alle Präparate sind Verbindungen von Kalzium und einem anderen Element. Für Sie ist die Bioverfügbarkeit des Kalziums wichtig. Sie ist um so besser, je mehr *elementares Kalzium* in einer Tablette enthalten ist. Das ist auf der Packung angegeben. Und diese Menge wird absorbiert. Von Präparaten, die wenig elementares Kalzium enthalten, müssen Sie mehr Pillen schlucken, um die Gesamtdosis pro Tag zu erreichen.

Viele dieser Präparate enthalten Kalziumkarbonat, das leicht absorbiert wird, je Tablette die höchste Dosis elementaren Kalziums enthält und preiswert ist. Manchmal jedoch führt Kalziumkarbonat zu Blähungen und Verstopfung. Nehmen Sie es mit einer kleinen Mahlzeit ein.

Tricalciumphosphat-Präparate liefern die gleiche Menge an Kalzium, aber ohne zu blähen.

Aus Kalziumzitrat wird der Mineralstoff am leichtesten absorbiert, es enthält aber nur etwa halb soviel bioverfügbares elementares Kalzium wie Kalziumkarbonat. Um den Tagesbedarf zu decken, müssen Sie daher die doppelte Menge Tabletten schlucken. Personen, die zu wenig Magensaft produzieren, können das Kalzium mit Orangensaft einnehmen (oder Frubiase® Calcium T, Trinkampullen).

Viele Frauen nehmen am liebsten Kalzium aus Austernschalen, weil es wie Sardinenknöchlein ein Naturprodukt ist. Das Kalziumkarbonat aus Austernschalen ist zwar hochwertig, aber nicht besser als die anderen Präparate, dafür teurer. Das gilt auch für die kalziumhaltigen Antazida, von denen Sie jedoch mehr Tabletten brauchen, um den Tagesbedarf zu decken. Denken Sie daran: Aluminiumhaltige Antazida (Al-Hydroxide) kommen nicht in Frage; sie enthalten kein Kalzium, sondern sind Kalziumräuber.

Versuchen Sie nicht, Ihren Kalziumbedarf durch Knochenmehl oder gemahlenes Dolomit zu decken. Wohl enthalten sie Kalzium, können aber mit Blei oder anderen giftigen Metallen verunreinigt sein. Außerdem werden sie oft schlecht absorbiert.

Prüfen Sie Ihr Kalziumpräparat

Manche Kalziumpräparate lösen sich nicht schnell genug im Magen auf, sodass die Absorption nicht gesichert ist. Legen Sie eine Ihrer Tabletten in ein Schälchen und gießen Sie Weißweinessig darüber. Wenn sich die Tablette nicht innerhalb einer halben Stunde vollständig aufgelöst hat, versuchen Sie ein anderes Präparat.

Welche Rolle spielt Vitamin D?

Vitamin D ist unentbehrlich für die Absorption des Kalziums, außerdem reguliert es den Knochenstoffwechsel. Sie sind also darauf angewiesen. Übertreiben Sie aber nicht. Die meisten Menschen bekommen durch das Sonnenlicht und durch ihre Ernährung reichlich Vitamin D. Vor allem in der Milch ist es enthalten, manchmal auch in Kalziumpräparaten. Sie brauchen sich also um Ihren Vitamin-D-Status keine Sorgen zu machen, außer Sie sind hochbetagt, gehen nicht an die frische Luft ins Freie oder ernähren sich schlecht.

Wenn Sie Ihre Nährstoffzufuhr unbedingt um Vitamin D bereichern wollen, nehmen Sie bitte nur eine minimale Dosis – 250 IE (Internationale Einheiten) sind die meiste Zeit des Jahres eine völlig ausreichende Tagesdosis, und im Winter 400 IE. Bei über 65jährigen empfiehlt der *Harvard Medical School Health Letter* eine etwas höhere Dosis, etwa 800 IE täglich, weil im Alter die Fähigkeit der Haut abnimmt, mit Hilfe des Sonnenlichts Vitamin D zu bilden. Doch mehr kann toxisch wirken. Prüfen Sie nach, ob Ihr Kalziumpräparat Vitamin D enthält. Falls ja, rechnen Sie aus, auf welche Tagesmenge Sie kommen, und passen Sie auf, dass Sie nicht überdosieren. Im Übrigen lassen Sie sich von Ihrem Arzt beraten oder erkundigen Sie sich bei der Ernährungsberaterin Ihrer Krankenversicherung.

Wenn Sie sich einer HST unterziehen, brauchen Sie überhaupt kein zusätzliches Vitamin D, weil das Östrogen die Bildung und Absorption des Vitamins (in seiner aktivierten Form Calcitriol) steigert. Sie müssen dann nur dafür sorgen, dass Sie neben dem Östrogen genügend Kalzium bekommen und sich ausreichend Bewegung verschaffen.

Gefahren für Ihre Knochen

Salz, Koffein und Alkohol

Starke Kochsalzzufuhr erhöht die Ausscheidung von Kalzium in den Urin, das heißt, in den Knochen wird weniger Kalzium zurückgehalten. Dies gilt auch, so wurde bisher angenommen, für das Koffein in Kaffee, Tee und Limonaden. Allerdings weisen neuere Untersuchungen darauf hin, dass möglicherweise doch kein Zusammenhang besteht. Was den Alkohol angeht, erfolgt der Knochensubstanzverlust bei starken Trinkern schneller als bei mäßig Trinkenden und bei Abstinenzlern, wahrscheinlich weil auch Alkohol die Kalziumretention in den Knochen hemmt.

Rauchen

Falls Sie rauchen, gehören Sie zu einer der Gruppen mit höchstem Osteoporoserisiko; zum Teil weil es zu einer früheren Menopause führen kann, als in Ihren Genen angelegt ist, sodass der Zeitraum für den Knochensubstanzverlust verlängert wird, zum Teil auch, weil Rauchen die Ovarialfunktion und damit die Bildung von Östrogen und Progesteron einschränkt. Rauchen kann sogar die Schutzwirkung der Hormonsubstitution aufheben. Bei schlanken starken Raucherinnen erfolgt der Knochenabbau nach der Menopause doppelt so schnell wie bei Nichtraucherinnen.

Diuretika

Eine Langzeitbehandlung mit Thiazid-Diuretika, wie sie häufig bei Bluthochdruck angewandt wird, kann in geringem Maß vor Osteoporose und den so häufig damit einhergehenden Oberschenkelhalsfrakturen bei älteren Frauen schützen. Thiazide wirken nur, wenn sie in reiner Form genommen und nicht mit anderen Medikamenten kombiniert werden.

Diäten zur Gewichtsabnahme

Zur schnellen Gewichtsabnahme ist eine Eiweißdiät gut geeignet; aber sie sollte nicht länger als eine, höchstens zwei Wochen dauern, denn gesund ist sie nicht. Zum einen führt sie zur Azidose, zur Übersäuerung des Organismus. Sogar eine geringgradige Azidose erhöht die Kalziumausscheidung und kann, falls sie lange genug besteht, Osteoporose verursachen. Daher ist bei Frauen, die immer wieder bizarre Diäten mit extremer Nährstoffrelation durchführen, die Wahrscheinlichkeit größer, dass sie brüchige Knochen bekommen. Es gibt auch Anhaltspunkte dafür, dass übertriebener Verzehr von tierischem Eiweiß die Kalziumabsorption hemmt, und tatsächlich haben Vegetarierinnen meist dichtere Knochen als Fleischesser.

Tamoxifen

Tamoxifen (Novaldex®) ist ein so genannter selektiver Östrogenrezeptor-Modulator (SERM). Die Substanz wurde entwickelt, um der Eigenschaft des Östrogens, das Wachstum von Brusttumoren zu beschleunigen, gegenzusteuern.

Es wird eingesetzt in der Prävention von Tumoren bei Frauen mit hohem Risiko und in der Behandlung von Frühstadien des Brustkrebses, wobei es die Gefahr, dass auch die andere Brust von Krebs befallen wird, um fast die Hälfte verringert.

Ungeklärt ist vorläufig, ob Tamoxifen tatsächlich Neuerkrankungen an Brustkrebs verhindert. Zwei soeben in Italien und in England veröffentlichte Anwendungsstudien ergaben keine präventive Wirkung von SERMs. Dagegen zeigte eine amerikanische Studie mit 13000 gesunden Frauen, die entweder Tamoxifen oder Plazebo erhielten, weniger Brustkrebserkrankungen in der Tamoxifen-Gruppe.

Wie die meisten wirksamen Medikamente hat auch Tamoxifen Nebenwirkungen. Es erhöht das Risiko eines Gebärmutterkarzinoms, von Thrombosen und grauem Star und es verstärkt Menopausensymptome wie z.B. Hitzewallungen und Trockenheit der Scheidenschleimhaut. Die gute Nachricht ist, dass Tamoxifen, solange es angewandt wird, nach der Menopause eine Abnahme der Knochendichte verhindert.

Nach Tamoxifen wurden neuere SERMs entwickelt, von denen das Raloxifen zur Behandlung der postmenopausalen Osteoporose eingesetzt wird. Ob Raloxifen zur unterstützenden Behandlung von östrogenabhängigem Brustkrebs dem Tamoxifen überlegen ist, wird noch erforscht. Auch werden weitere SERMs derzeit klinisch geprüft.

Therapeutische Alternativen bei brüchigen Knochen

Wenn Sie früh genug mit der Hormonsubstitution beginnen, brauchen Sie keine Angst vor Osteoporose zu haben. Östrogen beugt dem Knochenabbau vor oder bringt ihn in jedem Stadium zum Stillstand. Für die Frauen, die wegen einer Brustkrebserkrankung kein Östrogen nehmen dürfen, oder Frauen, die bereits brüchige Knochen haben, stehen heute mehrere therapeutische Alternativen zur Verfügung, die verlorenes Knochengewebe wieder aufbauen sollen. Allerdings ist keine so wirksam wie Östrogen.

Zwar bleibt die Östrogensubstitution das eigentliche Mittel der Wahl und stellt die wirksamste Behandlung der Osteoporose dar, indem es die Knochenmasse nachhaltiger stabilisiert und erneuert, doch verfügen wir heute auch über zwei ausgezeichnete neue medikamentöse Alternativen für Frauen, die eine Osteoporoseprophylaxe benötigen, aber keine Hormone nehmen dürfen oder wollen. Die nachstehend erläuterten Präparate Fosamax® und Evista® sind kein Ersatz für Östrogen, das mehr als fünfzig Jahre erforscht wurde und neben seinen vielen nachweislichen Vorzügen in der Prävention der Osteoporose nahezu um hundert Prozent wirksamer ist. Die neuen Medikamente werden noch nicht sehr lange angewandt und ihre Langzeitwirkungen sind noch nicht bekannt. Immerhin sind sie für manche Frauen eine Alternative, die vor wenigen Jahren noch nicht verfügbar war. Wo bislang einzig Östrogen bei Osteoporose eingesetzt werden konnte, gibt es jetzt eine Wahlmöglichkeit. Und weitere therapeutische Möglichkeiten werden geprüft.

Alendronat (Fosamax®)

Alendronate wie z.B. Fosamax® gehören zur Stoffgruppe der Bisphosphonate und sind die zweitbeste Therapiemöglichkeit für Frauen mit fortgeschrittener Osteoporose. Fosamax beispielsweise kann den Knochenabbau verlangsamen und Knochenmasse aufbauen und trägt dadurch zur Prävention weiterer Knochenbrüche bei. Bei Frauen mit hohem Risiko reduziert die Einnahme in Tablettenform die Häufigkeit von Oberschenkelhalsfrakturen um 56 Prozent und die Wirbelfrakturen um 49 Prozent..

Die Kehrseite der Medaille ist, dass Fosamax® schlecht absorbiert wird und Entzündungen der Speiseröhre, Sodbrennen, Schmerzen im Brustkorb und Verdauungsbeschwerden auslösen kann. Um die Nebenwirkungen im Magen-Darm-Bereich zu vermeiden, sollte es morgens auf nüchternen Magen mit einem großen Glas Wasser eingenommen werden. Danach wird eine halbe Stunde im Sitzen oder Stehen gewartet, ohne zu essen oder zu trinken. Erst dann darf gefrühstückt werden. Anders als Östrogen wirkt Alendronat nur auf die Knochen und nützt weder dem Herzen, der Haut, der Schleimhaut von Scheide oder Harnwegen noch dem Gehirn.

Bei schwerer Osteoporose ist die kombinierte Therapie mit einem Knochen aufbauenden Medikament und Östrogen wahrscheinlich optimal, weil sich die Wirkungen beider Substanzen auf die Knochen gegenseitig potenzieren. Die 1998 beim Europäischen Osteoporosekongress in Berlin vorgelegten Daten weisen darauf hin, dass Frauen, die kombiniert mit Hormonen und Fosamax® behandelt wurden, eine signifikant größere Zunahme der Knochendichte an Wirbelsäule und Hüften aufweisen als Frauen, die nur Hormone oder Alendronat nahmen.

Bis vor kurzem wurde Fosamax® in Tagesdosen von 5 oder 10 Milligramm verordnet. Neuerdings geht es auch einfacher und das Risiko von Magen-Darm-Beschwerden wird gemindert, da eine Retardform mit 35 und mit 70 Milligramm entwickelt wurde, die nur einmal wöchentlich zu nehmen ist.

Raloxifen (Evista®)

Wie bereits erwähnt, gehört das 1998 von der FDA zugelassene Raloxifen zu der neuen Stoffklasse der selektiven Östrogenrezeptor-Modulatoren oder SERMs. Man spricht hier auch von »Designer-Östrogenen«, doch handelt es sich in Wirklichkeit weder um ein Hormon noch kann die Substanz als gleichwertiger Ersatz für Östrogen gelten. Schon der Name selektiver Östrogenrezeptor-Modulator deutet an, dass Raloxifen die Östrogenwirkungen an bestimmten Teilen des Körpers, wo das Hormon Schaden anrichten kann, blockiert – beispielsweise an den Brüsten und in der Gebärmutter. Gleichzeitig bekämpft Raloxifen aber auch die Osteoporose. Es erhöht nachweislich die Knochendichte in der Wirbelsäule und senkt das Risiko von Wirbelbrüchen. Die Ergebnisse einer 1999 veröffentlichten internationalen Studie zeigten, dass es zumindest kurzfristig das Brustkrebsrisiko verringert, wahrscheinlich, indem es die Östrogenrezeptoren an der Zelloberfläche besetzt. Wegen dieser Selektivität sind SERMs für Frauen mit Osteoporose und gleichzeitigem hohen Brustkrebsrisiko die Therapie der ersten Wahl.

Im Übrigen hat Raloxifen erfreulicherweise keine unerwünschten Nebenwirkungen auf den Magen-Darm-Trakt, erhöht nicht – jedenfalls nicht während einer Behandlungsdauer von 40 Monaten – das Risiko eines Endometriumkarzinoms, bessert aber die Konzentration des Gesamtcholesterins. Anders als Östrogen erhöht es allerdings nicht den HDL-Spiegel (die »guten« Blutfette). Ob es die Gehirnfunktion beeinflusst, lässt sich noch nicht absehen.

Nachteilig ist, dass Raloxifen das Thromboserisiko erhöht und eine trockene Scheide noch trockener macht. Noch schlimmer ist, dass es sogar bei Frauen, die dieses Problem längst abgehakt hatten, zu starken Hitzewallungen führen kann .

Hinsichtlich der Bildung neuer Knochensubstanz ist Evista® dem Alendronat und erst recht dem Östrogen deutlich unterlegen. Eine klinische Prüfung, an der 12000 Frauen aus 25 Ländern zwei Jahre lang teilnahmen, ergab bei Frauen, die Raloxifen nahmen, eine Zunahme der Knochenmasse in Hüften und Wirbelsäule um zwei bis drei Prozent im Vergleich zu Frauen unter Placebo. Dagegen beträgt die Zunahme der Knochendichte vor allem in der Wirbelsäule unter Östrogengaben oft das Doppelte.

Bei schwerer Osteoporose plädieren manche Experten heute für die kombinierte Anwendung von Evista® und Fosamax®, um ein optimales Ergebnis zu erzielen. In der Kombination potenziert sich die therapeutische Wirkung beider Substanzen.

Natriumfluorid

Bei Menschen, die in Gegenden mit fluorreichem Trinkwasser leben, ist die durchschnittliche Knochendichte (auch die Verankerung der Zähne) besser als bei denen in fluorarmen Regionen. Eine finnische Studie hat nachgewiesen, dass eine geringgradige Trinkwasserfluoridierung die Zahl der Oberschenkelhalsfrakturen bei älteren Menschen um ein Drittel zu senken vermag.

Deshalb glaubte man schon lange, dass Natriumfluorid sich zur Behandlung brüchig gewordener Knochen infolge Osteoporose eignen könnte. Doch bis vor kurzem funktionierte das nicht. Zwar wurde neuer Knochen gebildet, der aber noch brüchiger war, und außerdem war die Behandlung mit vielen unerfreulichen Nebenwirkungen verbunden.

Lachs-Calcitonin

Lachs-Calcitonin ist eine synthetische Form eines Schilddrüsenhormons, das 1995 in den USA für die Behandlung der Osteoporose zugelassen wurde. Lachs-Calcitonin stellt eine therapeutische Alternative für Frauen dar, die kein Östrogen nehmen möchten oder dürfen. In den USA wird es als Nasenspray und in Kombination mit Kalzium angewandt und kann die Knochendichte der Wirbelsäule erhöhen. Als unerwünschte Nebenwirkung können eine Reizung oder Entzündung der Nasenschleimhaut und Kopfschmerzen auftreten. In Europa ist Lachs-Calcitonin (z.B. Calsynar®, Karil®) in Ampullen zur subkutanen Injektion oder intravenösen Infusion im Handel.

Parathormon

Derzeit gilt die Anwendung von Parathormon, dem Hormon der Nebenschilddrüsen, das die Regulierung der Kalziumabsorption unterstützt, noch als experimentell. Bei wissenschaftlichen Untersuchungen am Massachusetts General Hospital, die 1998 publiziert wurden, hat sich jedoch herausgestellt, dass Parathormon bei jungen Frauen mit schwerem Östrogenmangel dem Knochenabbau vorbeugt. An der Universität von Kalifornien in San Francisco wurden postmenopausale Frauen untersucht, die mit Kortikosteroiden wie z.B. Prednison behandelt wurden. Diese Substanz schwächt die Knochen, indem sie die Absorption von Kalzium aus der Nahrung verlangsamt und die Funktion der Knochenzellen unterdrückt. Die Forscher fanden heraus, dass tägliche Gaben von Parathormon als Injektion plus Östrogen, Vitamin D und Kalzium tatsächlich das Knochenwachstum dramatisch förderten, indem sie die Zahl der so genannten Osteoblasten (das sind die Knochen bildenden Zellen) erhöhten. Derzeit wird die Wirkung dieses Hormons an Frauen mit der üblichen postmenopausalen Osteoporose erforscht, und die Ärzte sind einigermaßen optimistisch.

Die Dosierung von Parathormon muss jedoch sehr sorgfältig überwacht werden, sonst kann es zu bösen Überraschungen kommen – in zu großen Mengen verursacht das Hormon nämlich schwere Knochensubstanzverluste, also das Gegenteil der erwünschten Wirkung.

Etidronat

Das Natriumsalz der Etidronsäure, unter den Handelsnamen Diphos® und Didronel® für die Behandlung der Hyperkalziämie auf dem Markt, kann die Knochenmasse vermehren und vermag darüber hinaus Berichten zufolge bei Frauen mit weit fortgeschrittener Osteoporose die Häufigkeit von Wirbelfrakturen zu halbieren. Langzeituntersuchungen über die Wirkung von Etidronat bei Osteoporose liegen noch nicht vor.

Calcitriol

Für Brustkrebspatientinnen mit schwerer Osteoporose, bei denen sich eine Hormonsubstitution verbietet, steht mit dem Calcitriol (Rocaltrol®), einem synthetischen Vitamin D, eine weitere therapeutisch wirksame Substanz zur Verfügung. Calcitriol wird zusammen mit Kalzium verabreicht. Es wurde nachgewiesen, dass es die Häufigkeit von Frakturen der Wirbelsäule verringert.

Risedronat

Auch bei dieser Substanz, die unter dem Warenzeichen Actonel® erhältlich ist, handelt es sich um ein Knochen aufbauendes Medikament, das sich ursprünglich in der Prävention und Therapie der steroidinduzierten Osteoporose bewährt hat. Wie Alendronat ist es ein stark wirkendes Bisphosphonat. Diese Substanzgruppe wirkt nur auf das Knochengewebe und hat – soweit bisher bekannt – weder günstige noch nachteilige Effekte an anderen Teilen des Organismus. Es hemmt den Knochenabbau und verbessert nachweislich die Knochendichte, sodass die Gefahr von Knochenbrüchen verringert wird.

Risedronat (Actonel®) hat gegenüber Alendronat (Fosamax®) den großen Vorteil, dass es deutlich geringere Magen-Darm-Beschwerden verursacht. Wie Alendronat muss Risedronat morgens nüchtern eingenommen werden und darf anschließend mindestens eine halbe Stunde nicht durch Zufuhr von Nahrung verdünnt werden, aber eine aufrechte Haltung ist dabei nicht erforderlich und wahrscheinlich löst es weder Magenbeschwerden noch eine Reizung der Speiseröhre aus.

In einer 1999 publizierten Studie der Universität von Kalifornien in San Francisco untersuchten Forscher 2458 postmenopausale Frauen unter 85 Jahren, die zuvor mindestens eine Wirbelfraktur erlitten hatten. Die Frauen wurden drei Jahre lang nach einer Zufallsverteilung mit Risedronat-Tabletten oder mit Plazebo-Tabletten behandelt. Nach Ablauf dieser Zeit zeigte sich, dass bei der Risedronat-Gruppe das Risiko, neue Frakturen der Wirbelsäule oder anderer Knochen zu erleiden, etwa vierzig Prozent geringer war als bei der Placebo-Gruppe.

Wie bei den anderen, ähnlichen Medikamenten zum Knochenaufbau ist es jedoch noch zu früh, ein endgültiges Urteil über die Wirksamkeit und Unbedenklichkeit dieser Substanz auf lange Sicht abzugeben.

Und wie die anderen Medikamente zum Knochenaufbau ist auch Risedronat nicht so wirksam wie Östrogen, das in den vergangenen Jahrzehnten intensiv erforscht wurde.

Iridia

Iridia, ein neues Medikament zur Bekämpfung der Osteoporose, gehört wie die Mittel Fosamax® und Actonel® zu den Bisphosphonaten, muss allerdings gespritzt werden. Es eignet sich für Frauen mit Osteoporose, die andere Knochen erhaltende Präparate nicht vertragen oder die, wie manche Krebspatientinnen, weder Östrogene noch selektive Estrogenrezeptor-Modulatoren (SERMs) einnehmen dürfen. In Deutschland sind von den neuen Bisphosphonaten nur Alendronat, Etidronat und Risedronat für die Behandlung der Osteoporose zugelassen.

Sie brauchen Kalzium!

Welche Behandlung Sie auch zum Schutz Ihrer Knochen anwenden: Es ist unerlässlich, dass Sie durch Ihre Ernährung und/oder durch geeignete Präparate genügend Kalzium aufnehmen. Kalzium unterstützt die Wirkung jeder anderen Therapie und wird für die Bildung von neuem Knochen benötigt. Falls Sie aber schon eine deutliche Osteoporose haben oder zu den Frauen mit hohem Risiko gehören, bedenken Sie bitte, dass Kalzium allein, ohne Östrogen oder eine andere gezielte Therapie, nicht genügt. Warten Sie nicht erst einmal ab, sondern gehen Sie jetzt zum Arzt.

Sport ist gesund

Sportliches Training allein genügt nicht, um Ihre Knochen gesund zu erhalten. Um nach der Menopause keinen schweren Verlust an Knochenmasse zu erleiden, benötigen Sie außerdem genügend Kalzium und reichlich Östrogen. Sie können täglich stundenlang trainieren, hohe Dosen Kalzium schlucken, und dennoch wird Ihre Knochendichte abnehmen, falls Sie einen Östrogenmangel haben.

Das bedeutet indes nicht, dass Sie es sich leisten könnten, träge herumzuhängen. Training ist hilfreich. Obwohl wir nicht mehr viel Knochensubstanz aufbauen können – das Maximum an Knochenmasse haben wir bekanntlich mit etwa 35 Jahren –, können wir bewahren, was vorhanden ist. Die Wahrheit ist, dass die Knochen – wie die Muskeln – betätigt werden müssen, um ihre optimale Stärke zu bewahren. Und die nötige körperliche Aktivität muss die mechanische Belastung der Muskeln auf die Knochen übertragen. Obwohl Training mit Gewichten und Übungen gegen die Schwerkraft am besten sind, ist auch Krafttraining sehr nützlich.

In jedem Alter reagieren die Knochen auf körperliches Training, auch wenn die meisten von uns in diesem Abschnitt des Lebens weniger Bewegung haben und mehr sitzen. Wir brauchen aber gerade jetzt mehr denn je die körperliche Belastung, damit jeder Teil unseres Körpers möglichst in Bestform bleibt. Machen Sie es sich deshalb zur Gewohnheit, viermal in der Woche mindestens eine halbe Stunde ein Training mit nicht zu schweren Gewichten und mindestens zweimal wöchentlich ein Training zur Kräftigung der Muskeln zu absolvieren. Damit erweisen Sie Ihren Knochen wirklich einen guten Dienst. Sie erarbeiten sich dabei auch mehr Muskelmasse, und das wird Ihnen helfen, Stürze zu vermeiden oder heil zu überstehen.

Denken Sie dran, dass die günstige Wirkung eines Trainings nur so lange anhält, wie Sie trainieren, und sehr schnell nachlässt, wenn Sie wieder zur sitzenden Lebensweise zurückkehren.

Geeignete Sportarten

Fast jede Art anstrengender sportlicher Betätigung steigert Ihre Fitness, kräftigt Herz und Lungen, verbessert den Muskeltonus und macht Sie frisch und munter. Um die Knochen zu kräftigen, müssen jedoch die langen Röhrenknochen und die Wirbelsäule belastet und gegen die Schwerkraft trainiert werden. Zum Beispiel durch Joggen, strammes Gehen, Radeln, Tanzen, Treppensteigen. Strammes Gehen ist übrigens jeder anderen Trainingsform ebenbürtig. Sie müssen bloß schnell genug gehen, um fünf Kilometer in weniger als einer Stunde zurückzulegen.

In Ihrem Trainingsprogramm sollte auch das Üben mit Gewichten seinen Platz haben. Man hat nämlich festgestellt, dass Frauen nach der Menopause, die zweimal in der Woche ein intensives Training an Kraftmaschinen absolvieren, das Volumen und die Kraft der Muskulatur steigern und ihr Gefühl für Koordination verbessern. Dies kann Stürze verhindern, die ja bei älteren Frauen die größte Gefahr für Knochenbrüche darstellen. Gewichttraining kann auch die Knochendichte in Hüften und Wirbelsäule erhöhen, die für die schwersten Frakturen infolge Osteoporose prädestiniert sind.

Hormonsubstitution hält die Zähne gesund

An der Harvard Medical School in Brigham und an der Frauenklinik in Boston wurde bei mehr als 42000 postmenopausalen Frauen der Zahnstatus überprüft und festgestellt, dass die Zahnverluste unter den hormonsubstituierten Frauen um 24 Prozent geringer waren. Die Ergebnisse einer weiteren Langzeitstudie mit fast 500 Frauen zeigten, dass bei den Frauen, die sich neun Jahre oder länger einer Hormonsubstitution unterzogen hatten, die meisten Zähne erhalten blieben, nämlich fast das Vierfache verglichen mit den Frauen, die nie Hormone genommen hatten.

Natürlich wird einer der Gründe dafür sein, dass Frauen, die eine Hormonsubstitution machen, besonders auf ihre Gesundheit und somit auch auf gesunde Zähne bedacht sind. Ein weiterer Grund ist der, dass Östrogen auch die Dichte und Stärke der Kieferknochen bewahrt und die Zähne folglich fester verankert sind.

Es ist nie zu spät

Wann immer Sie mit der regelmäßigen Östrogensubstitution nach der Menopause beginnen, wird sie einen weiteren Knochenabbau eindämmen. Deswegen ist es für wirksame Hilfe nie zu spät. Sogar achtzig- bis über neunzigjährige Frauen profitieren noch, wenn ihnen eine HST verordnet wird, um das weitere Fortschreiten der Osteoporose zu verhindern. Mitunter lässt sich eine zusätzliche Bildung von Knochensubstanz erreichen, wenn außerdem eine der beschriebenen therapeutischen Alternativen angewandt wird.

Dieses Buch wurde nicht geschrieben, um Sie gegen Ihre Überzeugung für eine HST zu gewinnen. Vielmehr will es Ihnen die Einsicht vermitteln, dass Östrogen – dies ist bewiesen! – Ihre Knochen am besten schützt. Wenn Sie es nicht benötigen – sehr gut. Wenn Sie es aber benötigen, dann nehmen Sie es ohne Bedenken!

11 Die Haut: ewig jung durch Östrogen?

Nein, Östrogen ist kein Jungbrunnen und wird Ihnen keine ewige Jugend bescheren. Es wird nicht die Uhr anhalten, wird die Auswirkungen des normalen Alterns oder zu eifrigen Sonnenbadens auf die Haut nicht rückgängig machen, aber es *kann* die Veränderungen, die speziell durch den Verlust des Östrogens bedingt sind, verzögern. Frauen, die sich einer Hormonsubstitutionstherapie unterziehen, sehen meist jünger aus, als sie sind, denn ihre Haut bleibt dicker, feuchter, fetthaltiger und geschmeidiger.

Betrachten Sie das aber bitte nur als erfreulichen Zusatzeffekt, denn selbstverständlich können wir nicht empfehlen, Östrogen nur zu diesem Zweck einzunehmen. Hormone sind schließlich Arzneimittel, und noch immer wissen wir nicht alles über diese Substanzen. Doch wird natürlich auch Ihre Haut profitieren, wenn Sie Östrogen aus triftigen medizinischen Gründen nehmen.

Auch die Haut wird älter

Die Haut, diese strapazierfähige schützende Hülle und gleichzeitig das größte Organ des menschlichen Körpers, wird mit zunehmendem Alter allmählich dünner, ihr Feuchtigkeitsgehalt und ihre Geschmeidigkeit nehmen ab. Sie wird trockener, weniger elastisch und schlaffer. Die Hautdurchblutung nimmt ab und damit auch die Aktivität der Talg- und Schweißdrüsen. Gleichzeitig wird das stützende Gewebe unter der Haut geschwächt, da die subkutane Fettschicht schrumpft, das Muskelgewebe Volumen und Festigkeit verliert, das Elastin spröde wird und die Anzahl und Dichte der Kollagenfasern abnimmt. Die Fähigkeit der Zellen, sich zu erneuern, nimmt ab, und mit Sechzig benötigen sie doppelt so lange, um sich zu regenerieren.

Und damit ist der schlechten Nachrichten noch nicht genug. Allmählich verliert die Haut ihre schützenden Pigmentzellen (deswegen werden Sie nicht mehr so schnell braun), sie wird dünner, die Wände der oberflächlichen Blutgefäße werden brüchig (deshalb bilden sich jetzt öfter Besenreiser und geplatzte Äderchen), Heilungsprozesse laufen nicht mehr so glatt ab (deshalb dauert die Selbstreparatur von Verletzungen länger als früher), und die Haut vermag die Körpertemperatur nicht mehr so wirkungsvoll zu regulieren (deswegen frösteln Sie jetzt leichter).

Starke Sonnenbestrahlung, die Erzfeindin der Haut, beschleunigt den Alterungsprozeß, indem sie die Immunreaktion hemmt und die Talgdrüsen, das Kollagen und die elastischen Fasern zerstört. Schätzungsweise 80 Prozent aller sichtbaren Zeichen der Hautalterung und 90 Prozent der Hautkrebserkrankungen sind durch Sonne verursacht.

Auch Rauchen beschleunigt die Schädigung der Haut, indem es die kleinen Blutgefäße verengt und die Sauerstoffversorgung der Haut verringert. Rabiate Abmagerungskuren, häufige Gewichtsschwankungen sowie Umwelteinflüsse, zum Beispiel extreme Temperaturen, geringe Luftfeuchtigkeit und Luftverschmutzung, spielen ebenfalls eine Rolle.

Die Aufgaben des Östrogens in der Haut

Auch Östrogen hat einen wesentlichen Einfluss darauf, wie das Alter der Haut zusetzt. Zwar kann die Hormonsubstitution nichts gegen die Veränderungen ausrichten, die einfach altersbedingt sind oder die wir unserer empfindlichen Körperhülle von außen zugefügt haben, aber sie kann dazu beitragen, die speziell durch den Östrogenmangel bedingten Hautveränderungen aufzuhalten.

Östrogen ist teilweise für die Verteilung des subkutanen Fettes verantwortlich, das ist die Fettschicht direkt unter der Epidermis, die inneren Halt, Festigkeit und Geschmeidigkeit verleiht. Es fördert die Retention von Wasser im Gewebe, indem es die Bildung der wasserbindenden Hyaluronsäure stimuliert und den extrazellulären Flüssigkeitsgehalt erhöht. Östrogen fördert die Talgproduktion und die

Bildung von Kollagen, jener Bindegewebsstruktur, die für dicke und straffe Haut sorgt.

Aus all diesen Gründen spiegelt Ihre Haut die Folgen des allmählich sinkenden Östrogenspiegels, vor allem in den ersten Jahren nach der Menopause.

Keine Frau gleicht der anderen

Manche Frauen haben das Glück, eine phantastische Haut geerbt zu haben, die trotz zunehmenden Alters glatt und straff bleibt, sofern sie nicht besonders schlecht mit ihr umgegangen sind und vor allem die Sonne gemieden haben. Meist sind es die Frauen, deren Östrogenspiegel bei der Menopause nicht plötzlich in den Keller stürzt und die auch weiterhin noch eine gewisse Menge des Hormons bilden, jetzt freilich überwiegend in den Nebennieren und den Fettzellen.

Auch Frauen mit später Menopause haben, verglichen mit jenen, die schon früh kein Östrogen mehr bilden, meist eine jugendlichere Haut. Da das Östrogen bei ihnen einige Jahre länger auf die Haut und die anderen Organe einwirken kann, ist ihre Haut oft straffer, selbst wenn sie sich nicht einer Hormonsubstitutionstherapie unterziehen, und sie sehen jünger aus als ihre Altersgenossinnen. Einer neuen britischen Studie zufolge hängt der Zustand der Haut weniger vom chronologischen Alter ab als davon, wie viele Jahre eine Frau ohne Östrogen zugebracht hat.

Frauen mit leichtem Übergewicht sehen nach der Menopause ebenfalls meist jünger aus, nicht nur, weil das zusätzliche Fett ihre Haut unterfüttert, sondern weil sie in ihrem Fettgewebe weiterhin kleine Mengen Östrogen bilden.

Was die Hormonsubstitution in der Haut bewirkt

Um eine optimale Wirkung auf die Haut zu erzielen, sollte die HST sehr bald nach der Menopause eingeleitet werden. Genau wie bei den Knochen erfolgen nämlich auch die Veränderungen der Haut in den ersten paar Jahren nach Erlöschen der Ovarialfunktion am schnellsten. Doch wann Sie auch mit der Behandlung beginnen, eine gewisse Besserung werden Sie höchstwahrscheinlich immer erzielen. Obwohl eine Östrogensubstitution, wie schon gesagt, die Folgen der genetisch programmierten Alterung oder Schäden durch Sonnenexposition nicht rückgängig machen kann, vermag sie durch Östrogenmangel verursachte Veränderungen zu verzögern und das Hautbild zu verbessern, indem sie eine zusätzliche Speicherung von Fett, Feuchtigkeit, Talg und Kollagen fördert.

Das zusätzliche subkutane Fett, das durch den Einfluss des Östrogens gebildet wird, macht die Haut etwas straffer, und die verstärkte Talgproduktion bewahrt sie davor, so stark auszutrocknen, wie es ohne das Hormon geschehen würde. Und weil gleichzeitig mehr Kollagen erhalten bleibt, ist die Haut auch dicker und fester. In der Tat haben britische Wissenschaftler nachgewiesen, dass die Haut von Frauen um die Sechzig, die kein Östrogen nehmen, nur halb so dick ist wie bei hormonsubstituierten Frauen.

Gelegentlich kommt es jedoch bei manchen Frauen, wenn sie Östrogen in höheren Dosen einnehmen, zu einer kosmetisch unerwünschten Nebenwirkung, indem das Hormon eine mitunter irreversible verstärkte Pigmentierung der Haut, eine fleckige dunkle Verfärbung verursacht (Chloasma). Unter der üblichen Dosierung der HST kommt das selten vor, aber sprechen Sie mit Ihrem Arzt, falls es Ihnen passiert. Sie haben die Wahl, entweder – mit Einverständnis des Arztes – die Dosierung zu verringern oder die Therapie zu beenden.

Ratschläge für die Hautpflege von innen und außen

Wie Ihre Haut jetzt und in Zukunft aussieht, hängt in hohem Maße von Ihrer Hautpflege ab. Ob Sie sich einer Hormonsubstitution unterziehen oder nicht, Sie können eine Menge tun, damit Ihre Haut jünger und frischer wirkt.

- Gehen Sie vor allem nicht in die Sonne. Sie ist die ärgste Feindin der Haut, und ihre Schäden sind zumeist nicht rückgängig zu machen. Je mehr Sie der Sonne ausgesetzt waren, desto älter wird Ihre Haut schließlich aussehen. Wenn Sie Sonnenexposition nicht vermeiden können, benutzen Sie einen Sonnenblocker oder ein Sonnenschutzmittel mit hohem Lichtschutzfaktor (mindestens LF 15).

- Sorgen Sie für ausreichende Luftfeuchtigkeit. Bei trockenem Raumklima ist ein Luftreinigungsbefeuchter eine sinnvolle Anschaffung.
- Benutzen Sie konsequent Feuchtigkeitsspender, welche die Hautoberfläche versiegeln und dadurch den Verlust an Feuchtigkeit mindern. Tragen Sie sie nach dem Baden oder Waschen auf die noch feuchte Haut auf.
- Fetten Sie Ihre Haut regelmäßig ein, am besten nachdem Sie ihr Feuchtigkeit zugeführt haben. Geeignet sind Vaseline, jedes gute Öl, Pflanzenfett, Cremes auf Ölbasis oder Salben. Je fetter, desto besser.
- Waschen Sie sich mit warmem (nicht heißem) Wasser, wenn möglich ohne Seife. Für eine gründlichere Reinigung verwenden Sie eine milde, unparfümierte Seife oder ein Syndet. Seife wie auch heißes Wasser entziehen der Haut das natürliche Fett, das sie geschmeidig erhält.
- Trinken Sie viel Flüssigkeit, vorzugsweise Wasser. Das ist gut für den gesamten Organismus einschließlich der Haut.
- Meiden Sie alles, was dem Körper Wasser entzieht, zum Beispiel Alkohol, Koffein, Diuretika, trockene Luft und Saunabaden.
- Verschaffen Sie sich viel ausgiebige Bewegung. Ist der Kreislauf gesund, dann wird die Haut besser durchblutet, und der verbesserte Muskeltonus macht weichere Konturen.
- Verwenden Sie Kosmetika auf Ölbasis, und meiden Sie parfümierte Hautpflegemittel.
- Erhöhen Sie Ihre Vitamin-C-Zufuhr.

Weitere Cremes und Lotionen

Zwei neuartige Cremes wurden entwickelt, die uns im Kampf gegen feine Fältchen, Leberflecken und andere Hautveränderungen, welche die Jahre und die Sonne uns bescheren, beistehen sollen. Es handelt sich um das rezeptpflichtige Tretinoin (Retin-A) und die aus natürlichen Quellen gewonnenen alpha-Hydroxysäuren. Neuerdings werden diese Säuren vielen kosmetischen Cremes zugesetzt, aber eine echte Wirkung haben sie nur in höheren Konzentrationen. Die aber gibt es ausschließlich auf Rezept oder beim Dermatologen in der Praxis.

Wirkung von Östrogen auf die Körperbehaarung

Wenn Ihr Östrogenspiegel abnimmt, werden Ihre Haare an den Beinen, unter den Armen und in der Schamregion spärlicher. Etwa fünf bis zehn Jahre nach der Menopause passiert es außerdem mitunter, dass auf einmal im Gesicht und am Körper Haare sprießen, die dort nichts zu suchen haben und ganz bestimmt nicht willkommen sind, zumal sie oft dunkler und borstig sind.

All das geschieht, weil auch die Körperbehaarung hormonell gesteuert wird. Bei manchen Frauen reagieren die Haarfollikel extrem empfindlich auf die Androgene (männliche Hormone), die jede Frau von Natur aus bildet, und das wird nach der Menopause deutlich, wenn die Androgene einflussreicher werden, weil sie nicht mehr angemessen durch Östrogen kompensiert werden. Die Folge ist, dass sich Ihr Behaarungsmuster dem männlichen annähert.

Die Hormonsubstitution kann eine ausgesprochen günstige Wirkung auf unerwünschte Gesichts- und Körperhaare haben und das Wachstum neuer Haare auf einen Schlag blockieren. Als Alternative wäre Spironolacton (z.B. Aldactone®), ein mildes Diuretikum, zu erwägen: solange Sie es einnehmen, unterbindet es das Sprießen von Haaren im Gesicht und am Körper. Dauerhaft werden solche störenden Haare durch Elektrolyse (Verkochung der Haarpapillen) entfernt.

Wirkung von Östrogen auf die Kopfbehaarung

Mit zunehmendem Alter nimmt zwar bei allen Frauen die Haarfülle allmählich ab, doch leiden manche Frauen an einem erblich bedingten Haarverlust, der irreversibel ist. Sollte Ihnen das blühen, dann können Sie's auf Ihre Gene schieben, denen der Hormonmangel den Job erleichtert hat.

Die Hormonsubstitution hat wenig Einfluss auf das Dünnerwerden der Haare. Sie können allenfalls ein wenig dichter werden. Manchmal wird auch der Haarausfall etwas verlangsamt.

Das Medikament Minoxidil (Lonolox®), ein sehr starkes und langwirkendes Mittel gegen Bluthochdruck, war eine Zeit lang mehrfach als haarwuchsfördernd im Gespräch und ist von der amerikanischen Arzneimittelbehörde aufgrund dieser Nebenwirkung als einziges Präparat »zur Behandlung der männlichen Glatzenbildung« zugelassen. Frauen empfinden den vermehrten Haarwuchs am Kopf, im Gesicht, am Rücken sowie an den Armen und Beinen in der Regel als lästig. In Deutschland wird Minoxidil wegen seiner vielen unerwünschten Nebenwirkungen nur bei Bluthochdruck empfohlen, der auf die gebräuchlichen Medikamente nicht anspricht.

12 Hysterektomie, Ovarektomie und abrupte Menopause

Viele Frauen haben keine Ahnung, was bei einer Hysterektomie, der Entfernung der Gebärmutter, geschieht. In den USA ist sie nach dem Kaiserschnitt die zweithäufigste große gynäkologische Operation, ein Drittel der Frauen über Sechzig ist hysterektomiert. Die Frauen wissen oft nicht, was bei der Operation entfernt wird und wie sich der Eingriff auf die Menopause, die Versorgung mit Östrogen und überhaupt auf ihr künftiges Leben auswirken wird. Im Folgenden erklären wir diese Operation und versuchen, einige häufige Missverständnisse auszuräumen.

Was geschieht, wenn ... ?

Bei einer Hysterektomie werden Uterus und Zervix (oder ein Teil derselben) entfernt. Die Zervix oder der Gebärmutterhals bildet die Basis der Gebärmutter und verengt sich nach unten zu einer kleinen Öffnung, die in die Vagina hineinragt. Bei der Operation bleiben die Ovarien unversehrt erhalten. Wenn Sie zur Zeit des Eingriffs noch nicht in der Menopause waren, werden Ihre Ovarien weiterhin Östrogen produzieren, und nach der Operation wird weder Ihre Menopause eintreten, noch werden Sie irgendwelche Menopausensymptome bekommen. Sie werden erst zu dem von der Natur vorbestimmten Termin oder ein bisschen früher in die Menopause kommen. Sie bekommen aber nicht mehr Ihre monatliche Regelblutung und können nicht mehr schwanger werden.

Ganz anders ist die Situation, wenn die Eierstöcke mit den Eileitern entfernt werden. Diese sogenannte Oophorektomie oder Ovarektomie wird oft mit der Hysterektomie durchgeführt. Wenn Sie Ihre Ovarien verlieren, bevor Sie Ihre Menopause hatten, tritt jetzt eine sofortige abrupte Menopause ein. Ohne Ovarien bilden Sie, abgesehen von geringen Mengen in den Nebennieren und im Fettgewebe, kein Östrogen mehr (und auch kein Testosteron), und mit den monatlichen Blutungen ist es ebenfalls vorbei. Natürlich können Sie auch nicht mehr schwanger werden. Und Sie bekommen sofort (innerhalb von ein bis zwei Tagen nach der Operation) Symptome, die wegen des plötzlichen Östrogenverlusts wahrscheinlich viel heftiger und anhaltender sein werden als nach einer natürlichen Menopause. Gewöhnlich sind die Symptome umso schlimmer und dauern umso länger, je jünger Sie zum Zeitpunkt der Operation sind.

Manchmal muss nur ein Ovar entfernt werden. Solange das andere Ovar noch funktioniert, gilt dann das Obengesagte nicht, weil das verbliebene Ovar weiterhin Hormone produziert, bis die natürliche Menopause eintritt.

Sollten Sie vor der Ovarektomie schon in der Menopause gewesen sein, dann ist der Verlust der Ovarien nicht so dramatisch, obgleich es bedeutet, dass Sie dann auch auf die geringen Mengen Östrogen und Testosteron verzichten müssen, die vielleicht noch in Ihren Ovarien gebildet wurden. Wahrscheinlich werden Sie aber nicht oder allenfalls ganz kurz unter Hitzewallungen und anderen Menopausensymptomen leiden. Wenn das geschieht, dann deshalb, weil Ihre Ovarien noch winzige Östrogenmengen produzierten, die allerdings zu gering waren, um einen Eisprung und Menstruationsblutungen auszulösen.

Oft wird mit der Hysterektomie (Entfernung des Uterus) gleichzeitig eine Ovarektomie (Entfernung der Ovarien) durchgeführt, und die meisten Leute, auch Ärzte, nennen das Ganze eine »Hysterektomie«, obwohl sie ja wesentlich umfassender ist. Es handelt sich vielmehr um eine Hysterektomie *plus* Ovarektomie. Dieser falsche Gebrauch eines Fachbegriffs stiftet viel Verwirrung. Für die Kurzbeschreibung einer Operation benutzen viele Ärzte aber auch den Eigennamen von Kollegen, die eine bestimmte Operationsmethode erarbeitet haben, zum Beispiel Wertheim-Operation für den kombinierten großen Eingriff (ERNST WERTHEIM, 1864 – 1920, war ein Wiener Gynäkologe).

Die Ovarien schrumpfen nicht und werden nicht funktionsunfähig, wenn nur die Gebärmutter entfernt wurde. Sie haben ihre eigene Gefäßversorgung und funktionieren weiterhin. Wenn allerdings eine Frau bei der Gebärmutterentfernung noch relativ jung ist, tritt die Menopause oft verfrüht ein, mitunter sogar etliche Jahre früher, als es ohne den Eingriff normalerweise geschehen wäre, wahrscheinlich weil die Operation die Ovarialdurchblutung beeinträchtigt hat.

Derweil werden von den Ovarien allmonatlich Eier produziert und freigegeben, die keine Gebärmutter mehr für eine mögliche Befruchtung vorfinden. Sie fallen stattdessen in die Bauchhöhle und werden dort schnell und schmerzlos absorbiert.

Unterleibsuntersuchung ist nach wie vor unerlässlich

Viele Frauen meinen, dass regelmäßige Unterleibsuntersuchungen nicht mehr nötig seien, nachdem ihre Gebärmutter entfernt wurde. Aber diese Routineuntersuchungen sind sehr wohl notwendig. Falls Sie noch Ihre Eierstöcke haben, müssen diese und die Eileiter periodisch untersucht werden, und falls sie entfernt wurden, muss die Scheide inspiziert und palpiert und eine Abstrichuntersuchung nach PAPANICOLAOU vorgenommen werden, und mindestens einmal jährlich ist eine Untersuchung der Brüste fällig. Sorgfältige gynäkologische Kontrollen sind auch sinnvoll, weil die Freizügigkeit der Gesellschaft die Verbreitung sexuell übertragbarer Krankheiten von der oft symptomlosen Chlamydieninfektion bis zu dem erworbenen Immunschwächesyndrom Aids bei Frauen aller Altersgruppen und sozialen Schichten fördert.

Wann ist eine Hysterektomie erforderlich?

Etwa ein Drittel aller Hysterektomien werden wegen großer störender Myome gemacht, das sind gutartige, überwiegend aus Muskelfasern bestehende Geschwülste in der Gebärmutter, die schwere Blutungen verursachen, auf andere Organe drücken und mitunter starke Schmerzen bereiten können. Die meisten Frauen jedoch spüren nichts von ihren Myomen und erfahren erst, dass sie welche haben, wenn der Gynäkologe sie bei der Untersuchung des Unterleibs entdeckt. Nur ganz selten werden Myome bösartig. Deswegen plädieren die Gynäkologen heute dafür, gutartige Myome, wie groß sie auch werden mögen, nur zu behandeln, wenn sie unzumutbare Beschwerden verursachen.

Myome können nur durch Gebärmutterentfernung beseitigt werden, obgleich sie, da ihr Wachstum östrogenabhängig ist, nicht mehr weiterwachsen oder sogar schrumpfen, wenn die Östrogenproduktion mit der Menopause praktisch erlischt. Lässt man nur die Myome entfernen – die Chirurgen sprechen von einer Myomektomie –, dann hat man keine Gewähr, dass sich später nicht wieder neue bilden.

Inzwischen ist für Frauen, die kurz vor der Menopause stehen, eine andere Behandlung der Myome möglich. Sie können Zeit gewinnen, indem sie ein Medikament nehmen, das die Ovarien stilllegt und eine künstliche Menopause erzeugt, bis die natürliche Menopause eintritt. In der Folge schrumpfen die Myome, weil sie nicht mehr mit Östrogen gefüttert werden.

Übrigens stimuliert die Hormonsubstitution nach der Menopause selten ein Wachstum von Myomen, weil die Östrogendosis so gering ist; allerdings kann sie verhindern, dass die Myome schrumpfen. Falls Sie Östrogen dringend benötigen, aber große Myome haben und befürchten, dass diese unter HST noch größer werden könnten, sollten Sie einfach einen Therapieversuch machen und abwarten, was passiert.

Weitere Gründe für eine Gebärmutterentfernung sind schwere Infektionen des Organs, Endometriose, Adenomyose (eine Form der Endometriose) und selbstverständlich Krebs. Auch die Hyperplasie, die extreme Proliferation der Gebärmutterschleimhaut, ist häufig Anlass für eine Hysterektomie, wenn befürchtet wird, sie könnte bösartig werden. Mitunter wird die Hyperplasie sogar mit einem Karzinom verwechselt. Eine »einfache« Hyperplasie rechtfertigt jedoch nur selten eine Entfernung der Gebärmutter, denn sie kann fast immer erfolgreich mit Gestagenen behandelt werden.

Die Hysterektomie ist auch bei vielen anderen Problemen nicht die einzige Antwort, und wenn eine Frau sich dezidiert gegen die Operation ausspricht, hat sie heute gute Chancen, dass sich die Ärzte andere Behandlungsmöglichkeiten überlegen. Vor allem die jüngeren Mediziner sind nicht mehr so schnell bereit, zum Skalpell zu greifen.

Haben Sie noch Ihre Eierstöcke?

Es ist wichtig, dass Sie wissen, ob bei einer Hysterektomie auch die Ovarien mitentfernt wurden, das heißt, ob Sie noch einen oder beide Eierstöcke besitzen. Viele Frauen haben keine Ahnung, ob oder ob nicht, und nehmen meist an, dass »alles« herausgenommen wurde. Die Frauen, deren Ovarien nach einer Hysterektomie vor der Menopause intakt geblieben sind, wundern sich oft, wenn ihre Östrogenproduktion abnimmt und sie auf einmal Menopausensymptome bekommen.

Wenn Ihre Eierstöcke (oder einer) drin bleiben, können Sie damit rechnen, dass Ihre Menopause etwa zu dem Zeitpunkt eintreten wird, den die Natur vorgesehen hatte, oder vielleicht ein bisschen früher, und zwar mit allen typischen Menopausensymptomen.

Nicht nur um zu vermeiden, dass Sie Jahre nach einer Hysterektomie plötzlichen Hitzewallungen fassungslos gegenüberstehen – auch aus einem anderen Grund müssen Sie wissen, ob Ihre Ovarien entfernt wurden. Wenn Sie den Arzt wechseln, sollten Sie den neuen Doktor vollständig über Ihre Krankengeschichte informieren können, damit er bei der Untersuchung auf bestimmte Veränderungen wie Zysten, Vergrößerung oder Infektion der Ovarien besonders achtet.

Falls Sie Ihren Befund nicht kennen, bitten Sie Ihren jetzigen oder früheren Arzt, die Unterlagen zu prüfen oder den Operationsbericht von der betreffenden Klinik anzufordern. Sollte das Schwierigkeiten bereiten, kann der neue Arzt anhand einer Ultraschalluntersuchung feststellen, ob die Ovarien noch vorhanden sind. Falls Sie das übliche Menopausenalter noch nicht erreicht haben, kann er außerdem den FSH-Spiegel bestimmen. Ein niedriger FSH-Spiegel besagt, dass Sie noch funktionstüchtige Ovarien haben.

Wann müssen die Ovarien entfernt werden?

Meistens wird so vorgegangen: Wenn Sie über Vierzig oder Fünfundvierzig sind, werden bei der Hysterektomie auch die gesunden Ovarien mit entfernt, weil der Arzt die Ansicht vertritt, dass Sie sie nicht mehr oder nicht mehr sehr lange brauchen. Entweder nähern Sie sich mit Riesenschritten der Menopause oder haben sie schon hinter sich. Und, so die Argumentation, warum nicht gleich vorsorglich die Möglichkeit eines Ovarialkarzinoms ausschließen, einer tückischerweise lange Zeit symptomlosen, tödlichen Krankheit?

Dem ist entgegenzuhalten, dass Ovarialkarzinome sehr selten sind. Dieses Risiko muss sorgfältig gegen die dramatischen Folgen einer Ausschaltung der Ovarialfunktion abgewogen werden.

Sie müssen entscheiden, ob Sie Ihre Ovarien, auch wenn sie gesund sind, bei einer Hysterektomie entfernen lassen, wie alt Sie auch sein mögen. *Sie* müssen entscheiden, ob Sie das Risiko eingehen wollen, eventuell an dieser seltenen Krebsart zu erkranken.

Für beide Entscheidungen gibt es gute Gründe. Viele Gynäkologen plädieren dafür, gesunde Ovarien nach der Menopause mit zu entfernen, da sie davon ausgehen, sie würden dann ohnehin nicht mehr viel nützen. Doch selbst nach der Menopause bilden die Ovarien unter Umständen noch jahrelang *ein wenig* Östrogen und Androgene, bei manchen Frauen sogar nach zehn bis zwanzig Jahren noch ziemlich bedeutende Mengen. Dieses Östrogen schützt die Arterien, die Knochen, die Haut und die Scheide. Diese Vorteile müssen Sie gegen die Risiken abwägen.

Anders verhält es sich mit der Entfernung gesunder Ovarien, die noch große Mengen Östrogen produzieren, *vor* der Menopause. Selbst mit Fünfundvierzig oder Fünfzig kann es noch Jahre dauern, bis Ihre Menopause eintritt. Also überlegen Sie sich das gut. In Anbetracht der degenerativen Veränderungen, die auf einen Schlag in Ihrem gesamten Organismus ausgelöst werden, sofern Sie nicht gleich zu einer HST übergehen, ist das Ausschalten der Hauptöstrogenquelle, vor allem wenn es so plötzlich geschieht wie bei einer Operation, ein sehr folgenreicher Schritt.

Wenn Sie darauf setzen wollen, dass Ihre Ovarien gesund bleiben – und die Frauen, die ihre Gebärmutter behalten, tun dies –, dann werden Sie sich vielleicht für die Erhaltung der Ovarien entscheiden. Nehmen Sie ernst, was der Gynäkologe Ihnen rät, konsultieren Sie aber vorsorglich noch einen zweiten, und treffen Sie erst dann Ihre Entscheidung.

Lassen Sie den FSH-Spiegel bestimmen

Eine Entscheidungshilfe in der Frage »Ovarektomie: ja oder nein?« ist die Bestimmung des FSH-Spiegels (siehe siebtes Kapitel). Ist der FSH-Spiegel erhöht, dann steht Ihnen wahrscheinlich binnen Jahresfrist die Menopause ins Haus. Ist er nicht erhöht, haben Sie vielleicht noch für ein paar Jahre eine ausreichende Östrogenproduktion zu erwarten. Erkundigen Sie sich, wann Ihre weiblichen Verwandten in die Menopause kamen. Wenn Ihre Mutter zum Beispiel mit 58 Jahren ihre Menopause hatte und Sie gerade 46 sind, dann entscheiden Sie vielleicht, dass eine weitere natürliche Versorgung mit Östrogen über ungefähr zwölf Jahre das geringe Risiko einer späteren Ovarialerkrankung wert ist.

Wie Sie sich auch entscheiden mögen, es ist auf jeden Fall sinnvoll, dem Chirurgen die schriftliche Einwilligung zu geben, bei einer Hysterektomie die Ovarien mit zu entfernen, falls sich herausstellt, dass sie krank sind. Ohne dieses Einverständnis müssten Sie sich vielleicht ein paar Wochen später erneut operieren lassen.

Ist eine Hormonsubstitution unbedingt notwendig?

Wenn Ihre Ovarien vor der Menopause entfernt wurden, ist eine HST nicht zwingend erforderlich, aber sie ist sicherlich ratsam, weil sie das Leben um einiges erleichtert. Ohne Hormonsubstitution bekommen Sie wahrscheinlich sehr schwere Symptome. Deswegen verzichten nur wenige Frauen darauf, und nur wenige Ärzte weigern sich, eine HST zu verordnen. Heute gibt es nur selten Fälle, in denen die Behandlung kontraindiziert ist.

Der zweite große Nachteil beim vorzeitigen Verlust der Ovarien sind die zusätzlichen Jahre, die Sie ohne den Segen des Östrogens erwarten, ein längerer Zeitraum also, in dem sich die Folgen des Östrogenmangels auswirken können – unter anderem Osteoporose, Probleme bei sexuellen Aktivitäten und ein deutlich höheres Herzerkrankungsrisiko. All dies lässt sich mit Hilfe der HST vermeiden.

Im Allgemeinen wird die Hormonsubstitution nach der Operation mindestens fünf Jahre lang durchgeführt – das gilt als Kurzzeitbehandlung – oder solange, bis Sie sie beenden wollen. Achten Sie darauf, die Behandlung ausschleichend zu beenden, sonst müssen Sie sich wieder mit Menopausensymptomen quälen. Heute schließt ein Ovarialkarzinom übrigens nicht in jedem Fall eine HST aus.

Natürlich brauchen Sie jetzt, da Sie keine Gebärmutter mehr schützen müssen, auch kein Gestagen zu nehmen.

Wenn Sie kein Östrogen nehmen dürfen, müssen Sie die Mangelsymptome wie Hitzewallungen und atrophische Gewebeveränderungen auf andere Weise bekämpfen. Ratschläge lesen Sie im sechsten Kapitel nach.

13 Doktor, ist das normal?

Sie sollten mit Ihrem Körper so vertraut sein, dass Sie spüren, ob sich irgend etwas nur verändert oder aber vielleicht nicht normal ist. Während der Perimenopause und nach der Menopause ist das mitunter schwer zu beurteilen, weil der Körper sich verändert und Sie oft einfach nicht wissen, was normal ist und was nicht.

Je mehr Sie daher über die Menopause wissen, desto besser. In diesem Lebensabschnitt sorgen sich viele Frauen um ihre Gesundheit, und zwar nicht allein wegen der körperlichen Veränderungen, der unberechenbaren Blutungen und merkwürdigen Empfindungen, sondern auch, weil die Menstruation für sie stets ein Symbol der weiblichen Gesundheit war.

Aus vielen Gründen ist es ungeheuer wichtig, dass Sie sich künftig regelmäßig von einem kompetenten und erfahrenen Arzt untersuchen lassen und diesen Arzt informieren, sobald Sie nur das geringste Anzeichen wahrnehmen, dass etwas nicht stimmt oder anders ist als sonst.

Starke Periodenblutung: Gehen Sie zum Arzt!

Häufig haben Frauen in der Perimenopause sehr starke Menstruationsblutungen, bei denen das Blut manchmal in Klumpen abgeht. Ist das normal? Ja. Darf man es ignorieren? Nein.

Auch wenn der starke Blutabgang nahezu sicher durch die hormonellen Veränderungen bedingt ist, besteht immer auch eine entfernte Möglichkeit, dass es sich anderes verhält, zumal gerade jetzt die Gebärmutterschleimhaut dazu neigt, eine Hyperplasie zu entwickeln, und diese Verdickung des Endometriums darf nicht vernachlässigt werden.

Der Arzt versteht sich darauf, den Zustand des Endometriums zu beurteilen und nötigenfalls eine Behandlung vorzunehmen. Bei einer bestehenden Hyperplasie wird die Gebärmutter durch eine zwei- bis dreimonatige Behandlung mit einem Gestagen veranlasst, die übermäßig proliferierte Schleimhaut abzustoßen. Wenn sich Ihre Periode wieder normalisiert, wissen Sie, dass die starke Blutung eintrat, weil Sie keinen Eisprung hatten oder kein Progesteron produzierten.

Falls sich die Periode nicht normalisiert, ist die Blutung als anormal zu werten und muss genau abgeklärt werden.

Blutungen außer der Reihe: Gehen Sie zum Arzt!

Betrachten Sie jede Blutung, die *außerhalb* Ihrer normalen Perioden oder Ihrer normalen Miniperioden unter der Hormonsubstitution (siehe siebtes Kapitel) auftritt, als unnormal und informieren Sie unverzüglich Ihren Arzt.

Blutungen außer der Reihe können durch Hyperplasie, Polypen (gutartige kleine Schleimhautwucherungen), Myome (am häufigsten) oder andere krankhafte Zustände einschließlich Krebs verursacht sein. Frauen, die kein Östrogen nehmen, bekommen gelegentlich Schmierblutungen infolge einer atrophischen Vaginitis, bei der die Scheidenschleimhaut so dünn, wund und reizbar wird, dass sie sehr leicht blutet, vor allem nach dem Geschlechtsverkehr.

Wenn Sie sechs Monate lang keine Periode hatten, bedeutet jede neue Blutung (außer, es sind die regelmäßigen kleinen Entzugsblutungen unter HST), dass Sie durch eine ärztliche Untersuchung klären lassen müssen, ob alles in Ordnung ist. Das ist ratsam, auch wenn es durchaus möglich und normal ist, dass Sie sogar nach so langer Pause wieder Ihre Tage bekommen. Sprechen Sie auch mit dem Arzt, wenn die Intervalle zwischen diesen Perioden kürzer als drei Wochen sind.

Die Untersuchung des Endometriums

Der Gynäkologe hat mehrere Möglichkeiten zu beurteilen, ob die Gebärmutterschleimhaut gesund ist. Folgende Verfahren sind üblich:

Abstrichuntersuchung *(Papanicolaou-Abstrich)*: Bei diesem schnellen Suchtest wird eine Zellprobe vom unteren Abschnitt der Zervix (das ist der untere Abschnitt der Gebärmutter) und vom oberen Abschnitt der Vagina abgeschabt oder abgebürstet, auf einem gläsernen Objektträger verstrichen und zur genauen mikroskopischen Untersuchung an ein Labor gegeben. Ein negativer Abstrichbefund kann Sie in falscher Sicherheit wiegen, weil diese Untersuchung nur Zellen aus dem Gebärmutterhals und der Scheide erfasst. Sie ist *nicht* für eine zuverlässige Beurteilung des Endometriums geeignet.

Gestagenbelastungstest: Um das Endometrium vor der Menopause zu testen, schlucken Sie einen oder zwei Monate hintereinander an jeweils sieben Tagen ein Gestagen, meist 10 Milligramm täglich. Falls das Gestagen die Perioden der Perimenopause reguliert, sodass sie regelmäßig in normaler Stärke und pünktlich eintreten, ist dies ein erfreulicher Hinweis, dass die Gebärmutterschleimhaut normal ist.

Falls Ihre Menopause stattgefunden hat und Sie nach zwölftägiger Einnahme von täglich 10 Milligramm oralem Gestagen keine Blutung bekommen, ist es unwahrscheinlich, dass Sie eine übermäßig verdickte Schleimhaut, also eine Hyperplasie haben. Falls Sie bluten und die Endometriumbiopsie eine einfache Hyperplasie ergibt, kann diese praktisch immer durch eine zwei- bis dreimonatige Gestagenbehandlung rückgängig gemacht werden. Ergibt die Endometriumbiopsie hingegen atypische Zellen, dann muss weiter untersucht werden, zumeist durch Dilatation und Kürettage.

Endometriumbiopsie: Dieses Verfahren, das ambulant in der Praxis des Gynäkologen durchgeführt wird, hat die Dilatation und Kürettage, früher Standardmethode zur Gewinnung einer Gewebeprobe vom Endometrium, nahezu vollständig verdrängt. Ein dünner Katheter oder eine Sonde wird in die Scheide eingeführt und durch die

Zervix in den Uterus geschoben. Dann wird Endometrium abgesaugt, das von einem Pathologen auf anormale Zellen und extreme Zellzahlen untersucht wird. Die Biopsie dauert nur ein paar Minuten, ist meist schmerzlos, wenn auch manchmal ein leichter, schmerzhafter Krampf verspürt wird. Das läst sich in Grenzen halten, wenn man ein bis zwei Stunden vor der Gewebeentnahme einen Prostaglandinsynthesehemmer (z.B. Aspirin®) schluckt.

Transvaginale Ultraschalluntersuchung: Dieses nichtinvasive (unblutige) Verfahren kann ein ausgezeichneter Suchtest sein, um die Dicke des Endometriums zu messen, wenn man dabei auch keine Gewebeproben für die mikroskopische Untersuchung erhält. Ist das Endometrium nicht gewuchert, also dünn, dann sind Sie vor einer Hyperplasie ganz sicher. Falls es dick ist, muss eine Endometriumbiopsie gemacht werden.

Dilatation und Kürettage: Dieser kleine chirurgische Eingriff dauert 15 Minuten und wird gewöhnlich unter Vollnarkose in der Klinik vorgenommen. Er wird niemals routinemäßig durchgeführt, sondern stets als nächster Schritt, nachdem die Biopsie einen anormalen Zellbefund ergeben hat. Manchmal ist diese Untersuchung auch erforderlich, wenn die Gebärmutter vergrößert ist, schwere oder anhaltende Blutungen auftreten, die Sonde wegen einer zu engen Zervix nicht eingeführt werden kann, bei Verdacht auf Polypen oder wenn durch Aspiration zu wenig Biopsiematerial gewonnen wird. Für den Eingriff wird die Zervix instrumentell gedehnt und mit einem sogenannten scharfen Löffel (Kürette) die Gebärmutterschleimhaut abgelöst. Mehrere kleine Gewebeproben werden zur Untersuchung an ein Labor geschickt.

Wie finden Sie den richtigen Arzt?

Die meisten Frauen nehmen sich mehr Zeit für den Kauf eines Autos oder eines Mantels als für die Suche nach dem richtigen Arzt. Einen guten Arzt auszuwählen ist aber weitaus wichtiger als die meisten anderen Entscheidungen, die Sie treffen müssen. Irgendwann könnte eine kritische Situation eintreten, und dann kommt die Erkenntnis, dass Sie eine schlechte Wahl getroffen haben, zu spät. Sofern Sie sich wie eine Durchschnittsfrau verhalten, gehen Sie nur dann zum Arzt, wenn Ihnen etwas fehlt, und folglich wären Sie im entscheidenden Moment einander fremd. Wenn Sie keine vertrauensvolle Beziehung zu einem Arzt aufgebaut haben und seine Fähigkeiten nicht kennen, haben Sie keine Gewähr, dass Sie wirklich optimal behandelt werden.

Die meisten Frauen finden ihren Arzt über die Empfehlung von Freundinnen oder Verwandten. Das ist in Ordnung, sofern diese Freundinnen oder Angehörigen ihre eigenen Entscheidungen kritisch bedenken. Im allgemeinen jedoch fanden *sie* ihren Arzt über die Cousine der Nachbarin, die durch ihre Friseurin von dem betreffenden Arzt gehört hat. Es ist sicherer, sich nicht bloß auf solche Empfehlungen zu verlassen. Immerhin geht es um eine wichtige Entscheidung.

Machen Sie sich die Wahl Ihres Arztes nicht leicht, das tun Sie auch nicht bei großen Anschaffungen. Im allgemeinen fahren Sie am besten, wenn Sie zu einem Arzt gehen, der Ihnen von einem Arzt, dem Sie vertrauen (z.B. Hausarzt), empfohlen wurde. Fragen Sie herum, erkundigen Sie sich bei Patientinnen, hören Sie sich bei Ihren Freundinnen und eventuell in Frauengesundheitszentren um. Falls Sie wirklich ratlos sind, bitten Sie den ärztlichen Leiter der angesehensten Klinik in Ihrer Nähe telefonisch oder schriftlich, Ihnen einen kompetenten Kollegen zu empfehlen.

Wenn Ihnen ein Arzt empfohlen wurde, müssen Sie noch nicht am Ziel Ihrer Wünsche sein. Vergewissern Sie sich, dass er Belegbetten in einer passenden, kompetenten und renommierten Klinik hat. Und dann bitten Sie um ein Gespräch mit dem Arzt, bevor Sie seine Patientin werden. Es könnte ja sein, dass dieser Arzt sein Handwerk versteht, aber das Zwischenmenschliche zu wenig berücksichtigt. Sie müssen jemanden finden, der Ihnen das vermittelt, was Sie brauchen. Manche Frauen wollen blind geführt, andere an den Entscheidungen über ihre Behandlung mitbeteiligt werden. Die Beziehung muss angenehm sein und Sie intellektuell und emotional zufriedenstellen.

Sie müssen mit Ihrem Arzt reden, die heikelsten Dinge ihm anvertrauen und mit ihm besprechen können. Sie müssen sicher sein, dass Sie nicht aus dem Sprechzimmer geschoben werden, bevor Sie alle Fragen stellen konnten, die Ihnen am Herzen liegen, und befriedigende Antworten erhalten haben. Sie brauchen einen, der zuhören kann, der weder zu autoritär noch gleichgültig ist und der auch naive Fragen oder eine gegensätzliche Meinung nicht übel nimmt. Das ist bei der Menopause besonders wichtig, weil der Arzt andere Ansichten darüber haben könnte als Sie. Der Arzt oder die Ärztin mag ja schon Hunderte von Frauen durch die Wechseljahre und die Zeit danach begleitet haben, aber für Sie ist das alles neu.

Bedenken Sie, nachdem Sie sich für einen Arzt entschieden haben, dass Sie mit diesem Menschen nicht verheiratet sind und sich, falls Sie nicht mit ihm zufrieden sind, nicht von ihm scheiden lassen müssen. Wenn Sie nicht überzeugt sind, dass Sie wirklich gut betreut werden, oder wenn Sie menschlich nicht harmonieren, gehen Sie nicht mehr hin. Suchen Sie sich einen, mit dem Sie besser klarkommen.

Muss es ein Gynäkologe sein?

Jede Frau und besonders jede Frau über Vierzig sollte sich mindestens einmal jährlich und im Fall einer Hormonsubstitutionsbehandlung alle sechs Monate gründlich gynäkologisch untersuchen lassen. Manche praktischen Ärzte und Internisten betrachten auch die weiblichen Fortpflanzungsorgane als ihr Arbeitsgebiet und führen gynäkologische Routineuntersuchungen durch. Wenn sie sich fachlich oder apparativ überfordert sehen, überweisen sie die Patientin (hoffentlich) an einen Facharzt für Frauenheilkunde.

Im allgemeinen ist es jedoch am besten, einen Hausarzt oder Internisten zu haben, der einmal jährlich eine körperliche Generaluntersuchung vornimmt, *und* eine Frauenärztin oder einen Frauenarzt, die Sie mindestens einmal jährlich gynäkologisch untersuchen. Gynäkologen sind ständig mit Hyperplasien, Scheideninfektionen, sexuellen Problemen und Knoten in der Brust konfrontiert und wissen gewöhnlich viel mehr über Menopause, Menopausensymptome, atrophische Scheiden und Hormonsubstitution. Ganz wichtig ist auch, dass Gynäkologen wahrscheinlich besser über die neuesten Entwicklungen auf diesem komplizierten und ständig im Wandel begriffenen Gebiet informiert sind.

Mitunter wird der Internist oder Gynäkologe empfehlen, dass Sie einen gynäkologisch orientierten Endokrinologen konsultieren, zumeist ist dies ein Arzt, der sich zunächst auf Innere Medizin oder Frauenheilkunde spezialisiert und daran eine Zusatzausbildung auf dem Gebiet der weiblichen Hormone angeschlossen hat. Zum Endokrinologen geht man nicht routinemäßig, sondern nur, wenn der Hormonhaushalt nicht in Ordnung ist. Wenn Ihr Arzt nicht von sich aus einen Endokrinologen hinzuziehen will, Sie aber zweifeln, ob Sie richtig behandelt werden, oder finden, dass ein Hormonspezialist zusätzlich konsultiert werden sollte, dann schlagen Sie das Ihrem Arzt vor oder lassen Sie sich einfach einen Termin bei einem solchen Spezialisten geben.

14 Wehren Sie sich! Es geht um Ihren Körper!

In diesem Buch haben wir versucht, Ihnen jede nur mögliche Frage zu beantworten, die Sie zum Thema Menopause und Hormonsubstitutionstherapie stellen könnten. Sie wurden über Fakten und Ammenmärchen informiert, über historische und wissenschaftliche Aspekte, über pharmakologische und alternative Behandlungsmöglichkeiten. Sie können sich nun ein Bild von den Vorgängen in Ihrem Organismus machen und entscheiden, wie Sie damit umgehen wollen. Nach der Menopause haben Sie wahrscheinlich noch dreißig, vierzig oder sogar fünfzig Lebensjahre vor sich, und Ihre Entscheidung kann die Qualität dieser Jahre sehr grundlegend beeinflussen.

Sie brauchen nicht zu leiden

Die Postmenopause ist keine Krankheit und braucht somit auch nicht geheilt zu werden. Sie ist ein natürlicher und normaler physiologischer Lebensabschnitt. Doch wenn diese Zeit für Sie schwierig wird, ist es sinnlos, sich nicht helfen zu lassen. Falls Ihnen Menopausensymptome oder körperliche Veränderungen zu schaffen machen, wehren Sie sich! Weigern Sie sich, unnötig zu leiden! Es ist Ihr Körper, Sie müssen damit leben, und darum sollten Sie sich nach Kräften bemühen.

Eignen Sie sich möglichst alles Wissenswerte über Menopausenprobleme und andere körperliche Beschwerden an. Finden Sie heraus, welche Hilfen Ihnen zur Verfügung stehen. Überlegen Sie, ob Sie Hilfe brauchen, und wenn ja, sorgen Sie dafür, dass Sie sie bekommen. Sie können zuerst die eher naturheilkundlichen Alternativen ausprobieren und, wenn das nicht funktioniert, zu den wirksameren Maßnahmen übergehen.

Sie können sich auf die Menopause vorbereiten, indem Sie vernünftig essen, sich viel bewegen, gesund leben und für ein ausgeglichenes Gefühlsleben sorgen. Doch wie gut Sie auch vorbereitet sind, wie gesund, wie fit, wie ausgeglichen, zufrieden und ausgefüllt Sie sind, wie viel Vitamine, Mineralstoffe und Kräuter, wie viel Kilo Joghurt Sie auch gegessen haben – manchmal passiert es eben doch, dass Sie fürchterliche Hitzewallungen bekommen, das Herz rast, die Finger kribbeln oder Sie Schlafstörungen haben. Trotz guter Vorbereitung kann es geschehen, dass Ihre Knochen porös werden und ohne besonderen Grund brechen, dass Ihre Arterien hart und verstopft werden oder die Scheide sich so verändert, dass Geschlechtsverkehr unmöglich ist.

Manchmal brauchen Sie Hilfe, um Probleme zu lösen – und Sie haben ein Recht auf Hilfe. In den vergangenen Jahren haben sich viele Wertungen und Meinungen geändert, da die wissenschaftlichen Erkenntnisse über weibliche Gesundheit zugenommen haben und die Einstellung dazu positiver geworden ist. Was Sie auch über die Vergangenheit wissen, Sie sollten Ihre Möglichkeiten *jetzt* prüfen.

Sie haben die Wahl

Sie müssen entscheiden, ob Sie sich nach der Menopause einer Hormonsubstitutionstherapie unterziehen wollen. Vielleicht brauchen oder möchten Sie keine. Für die Frauen, die sie benötigen, ist es jedoch beruhigend zu wissen, dass die moderne HST eine sichere und wirksame Therapie darstellt. Sie wird die Uhr nicht zurückdrehen, aber sie kann Wunder wirken, wenn Sie wirklich dringend therapiebedürftig sind. Bei korrekter Anwendung verursacht die Hormontherapie keinen Krebs, sondern kann vielmehr zum Schutz vor Krebs beitragen.

Sie können die Behandlung ein paar Jahre durchführen und sie beenden, wenn Sie keine linderungsbedürftigen Symptome mehr verspüren. Sie können die Hormonsubstitution viele Jahre oder lebenslang durchführen. Wie Sie die Therapie auch handhaben, sie ist gefahrlos, wenn Sie die Behandlungsrichtlinien strikt befolgen.

Sie haben die Wahl.

Glossar

Abstrichuntersuchung Entnahme von Organmaterial (Zellen, Krankheitskeime) von Haut und Schleimhaut zu diagnostischen Zwecken.

Anamnese Krankengeschichte.

Androgene Männliche Keimdrüsenhormone (Sexualhormone); bewirken beim Mann die Entwicklung der Geschlechtsorgane, bei der Frau Virilisierung (Ausprägung männlicher Merkmale).

Angina pectoris Akute Leistungsschwäche der Herzkranzgefäße mit plötzlichen Schmerzen und Engegefühl im Brustkorb.

Angiotensin Durch das Gewebshormon Renin von Lebereiweiß abgespaltenes Enzym im Blut; wirkt teilweise gefäßverengend und blutdrucksteigernd.

Antazidum (Mz.: *Antazida*) Medikament gegen Übersäuerung (meist des Magens).

Antibabypille Volkstümliche Bezeichnung für hormonale orale Empfängnisverhütungsmittel. Synonyme: Ovulationshemmer, Kontrazeptivum.

Antibiotikum (Mz.: *Antibiotika*) Biologischer Wirkstoff aus Stoffwechselprodukten von Mikroorganismen; hemmt oder tötet andere Mikroorganismen. Penicillin und Tetracyclin sind Antibiotika.

Antidepressivum (Mz.: *Antidepressiva*) Medikament gegen Depressionen; stimmungsaufhellend und antriebssteigernd.

Antihistaminikum (Mz.: *Antihistaminika*) Medikament gegen Allergien.

Äquivalente Dosis Dosis einer Substanz, die in Bezug auf die chemische Reaktionsfähigkeit einer anderen gleichwertig ist.

Atrophie Schwund, Schrumpfung von Gewebe.

Azidose Übersäuerung.

Biopsie Entnahme von Gewebeproben aus dem lebenden Organismus zu diagnostischen Zwecken.

Bluthochdruck Synonyme: *Hypertonie*. Kreislauferkrankung mit erhöhtem Druck in den Arterienwänden infolge Herz-, Gefäß- oder Nierenleiden (renaler Hochdruck).

Chromosom Träger der Erbmasse im Zellkern. Auf den Chromosomen sind die Gene (Erbfaktoren) angeordnet. Der Mensch hat 23 Chromosomenpaare, darunter die Geschlechtschromosomen XX (weiblich) und XY (männlich).

Computertomographie oder *CT* Röntgenuntersuchung, bei der Weichteilstrukturen sichtbar gemacht werden können.

Densitometrie Photoelektrische Methode zur Darstellung von Dichte- oder Konzentrationsänderungen.

Diabetes Zuckerkrankheit. Glukosestoffwechselstörung mit Insulinmangel. Insulin ist ein Hormon, das in der Bauchspeicheldrüse (Pankreas) gebildet wird.

Dilatation und Kürettage Instrumentelle Erweiterung des Muttermundes und Auskratzung der Gebärmutterhöhle mit der Kürette zu diagnostischen oder therapeutischen Zwecken.

Diuretikum (Mz.: *Diuretika*) Harntreibendes Mittel, Entwässerungsmittel.

Doppelblindstudie Klinische Versuchsanordnung, bei der weder der Versuchsleiter noch die Probanden wissen, bei welchem Patienten einer Gruppe ein Wirkstoff bzw. ein Placebo angewandt wird. Soll unbewusste Verfälschung von Ergebnissen vermeiden.

Durchbruchsblutung Blutung aus der Gebärmutter bei relativem Östrogenmangel.

Eierstöcke Synonym: *Ovarien*. Weibliche Keimdrüsen, zu beiden Seiten der Gebärmutter gelegen; produzieren befruchtungsfähige Eier (Follikelreifung ➛ Ovulation ➛ Gelbkörper) und Hormone (Östrogen, Progesteron, Androgen).

Eileiter Synonyme: *Tuba uterina, Fallopio-Tube*. Dünnes, schlauchförmiges, paariges Organ, das befruchtungsfähige Eier aus den Ovarien auffängt und in die Gebärmutter transportiert.

Eisprung Synonym: *Ovulation*. Ausstoßung eines reifen Eis aus dem geplatzten Graafschen Follikel etwa in der Mitte des weiblichen Zyklus.

Endokrinologie Lehre von der Funktion der endokrinen Drüsen (Drüsen mit innerer Sekretion) und der Hormone.

Endometriose Vorkommen versprengter Gebärmutterschleimhaut außerhalb der Gebärmutter. Diese Schleimhaut am falschen Ort unterliegt wie die in der Gebärmutter zyklischen Veränderungen.

Endometrium Schleimhaut der Gebärmutter.

Endometriumbiopsie Entnahme von Schleimhaut an der Vorder- und Hinterwand der Gebärmutterhöhle zur histologischen Untersuchung und zur Klärung der Hormonsituation.

Endometriumkarzinom Gebärmutterkrebs.

Entartung, maligne Bösartige Gewebeveränderung.

Epidemiologie Lehre von der Verbreitung von Krankheiten und den beteiligten Einflussfaktoren.

Estrogen Siehe Östrogen.

Extrazelluläre Flüssigkeit Flüssigkeit außerhalb der Zellen, enthält Nähr- und Schlackenstoffe; z.B. Plasma, Lymphe.

Fallopio-Tube Eileiter.

Fetus Leibesfrucht ab drittem Schwangerschaftsmonat, nach Abschluss der Organentwicklung (bis dahin spricht man vom Embryo).

First-pass-Effekt Verstärkte Verstoffwechselung von Arzneimitteln bei oraler Gabe infolge der Passage durch die Leber vor Übergang in die Blutbahn und Verteilung im Organismus.

Fraktur Knochenbruch.

FSH Follikelstimulierendes Hormon. Im Hypophysenvorderlappen gebildetes Hormon, das Follikelreifung und Östrogenproduktion bei der Frau anregt (und Bildung der Samenzellen in den Hoden des Mannes).

Gebärmutter Synonym: *Uterus.* Weibliches Geschlechtsorgan im kleinen Becken. Funktion: Aufnahme und Entwicklung des befruchteten Eis.

Gelbkörperhormon Synonyme: *Corpus-luteum-Hormon, Progesteron.* Wird im Rest des gesprungenen Follikels, dem Gelbkörper, aber auch in den Nebennieren und bei Schwangeren in der Plazenta gebildet. Steuert den Auf- und Abbau des Endometriums während des Menstruationszyklus.

Gen (Mz.: *Gene*) Erbanlage, Erbfaktor.

Generikum (Mz.: *Generika*) Chemische oder warenrechtlich nicht geschützte Bezeichnung für Fertigarzneimittel. Synonym: Freizeichen.

Gestagene Stoffklasse synthetischer Hormone mit zum Teil ähnlichen Eigenschaften wie das physiologische Gelbkörperhormon Progesteron. Oft synonym gebraucht.

Graafscher Follikel Kugelförmiges Bläschen an der Oberfläche des Eierstocks; enthält das reife Ei.

GnRH Gonadotropin Releasing Hormone: Im Hypothalamus gebildetes Hormon. GnRH setzt FSH und LH frei.

Hitzewallungen Symptom der Wechseljahre; tritt hauptsächlich nach der Menopause auf.

Hyperplasie Zellwucherung infolge mangelnder Regulation.

Hypertonie Bluthochdruck.

Hypophyse Hirnanhangsdrüse. Endokrine Drüse, liegt unter der Hirnmasse auf der Schädelbasis im so genannten Türkensattel; produziert Hormone, die Wachstum und Funktion der Keimdrüsen anregen und steuern.

Hypothalamus Teil des Zwischenhirns; wichtiges Regulationszentrum für Wärme, Schlaf-Wach-Rhythmus, Blutdruck, Atmung, Schwitzen; bildet u.a. GnRH, das in der Hypophyse die Ausschüttung von FSH und LH stimuliert.

Hysterektomie Operative Entfernung der Gebärmutter.

Infarkt Plötzliche Unterbrechung der Blutzufuhr in den Herzkranzgefäßen. Folge: Absterben des Herzmuskelgewebes in dem nicht durchbluteten Bezirk.

Inzidenz Anzahl der Neuerkrankungsfälle einer best. Erkrankung innerhalb eines bestimmten Zeitraums

Kalzitonin oder Calcitonin; Hormon, das in speziellen Zellen der Schilddrüse gebildet wird und den Kalziumspiegel senkt.

Kalzium oder Calcium; Erdalkalimetall, wichtigster Mineralstoff zum Aufbau der Knochen.

Karzinom Krebs. Bösartige epitheliale Geschwulst; zerstört gesundes Gewebe. Einteilung nach Zelltyp.

Klimakterium Synonyme: *Perimenopause, Wechseljahre.* Übergang vom fortpflanzungsfähigen zum nicht fortpflanzungsfähigen Alter der Frau.

Kollagen Stark quellendes Gerüsteiweiß; enthalten im Bindegewebe, in Sehnen, Knorpel und Knochen.

Kontraindikation Gegenanzeige; verbietet Verabreichung eines Arzneimittels unter bestimmten Voraussetzungen.

Kontrazeptivum, orales Siehe Antibabypille.

Koronare Herzkrankheit Verengung der Herzkranzgefäße mit der Folge der Mangeldurchblutung und geminderten Sauerstoffversorgung des Herzmuskels; Beispiel: Angina pectoris.

Kürettage Ausschabung. Entfernung der Gebärmutterschleimhaut mit scharfem Löffel (Kürette) zu diagnostischen oder therapeutischen Zwecken.

Laktase Milchzucker (Laktose) spaltendes Enzym. Fehlt Laktase, dann kann der Milchzucker nicht verwertet werden.

LH Luteinisierendes Hormon; wird im Hypophysenvorderlappen gebildet und bewirkt Follikelreifung, Follikelsprung und Entwicklung des Gelbkörpers.

Libido Sexueller Appetit.

Lipoproteine Proteine, die aus Eiweiß und einem Fettanteil bestehen, z.B. Cholesterin und Triglyzeride. Man unterscheidet u.a. Lipoproteine geringer Dichte (Low Density Lipoproteins = LDL, ungesund) und Lipoproteine hoher Dichte (High Densitiy Lipoproteins = HDL, gesund).

Makuladegeneration Erkrankung der Macula lutea (gelber Fleck der Netzhaut des Auges)

Mammakarzinom Brustkrebs. Risikofaktoren sind u.a. zwei Krebsgene, die mutieren können und dadurch gefährlich werden.

Mammographie Röntgendiagnostische Technik zur Untersuchung der weiblichen Brust.

Menarche Zeitpunkt der ersten Regelblutung.

Menopause Zeitpunkt der letzten Regelblutung.

Menstruation Monatliche Regelblutung, Menses, Periode.

Menstruationszyklus Zeit vom ersten Tag der Menstruation bis zum letzten Tag vor der nächsten Menstruation.

Myom Gutartige Muskelgeschwulst der Gebärmutter.

Neurotransmitter Botenstoffe im Nervensystem; z.B. Noradrenalin, Dopamin, Azetylcholin, Serotonin.

Nootropikum (Mz. Nootropika) Medikamente zur Verbesserung der Hirnleistung bei Altersdemenz.

Osteoarthritis Knochen- und Gelenkentzündung.

Osteoporose Verminderung des Knochengewebes bei erhaltener Knochenstruktur durch verstärkten Knochenabbau und verminderten Knochenanbau.

Östradiol Stärkstes natürliches Östrogen; in den Eierstöcken gebildet.

Östrogene In den Ovarien gebildete weibliche Geschlechtshormone: Östradiol, Östron, Östriol.

Östrogene, konjugierte An verschiedene Substanzen gebundene Östrogene, um deren Transport und Ausscheidung im Organismus zu verbessern.

Ovar (Mz.: *Ovarien*) Eierstock.

Ovarektomie Operative Entfernung der Eierstöcke.

Papanicolaou-Zelldiagnostik Nach dem amerikanischen Arzt PAPANICOLAOU (1883 – 1962) benannte Färbemethode für Zellmaterial aus dem Muttermund (Abstrich) zur Früherkennung von Zervixkarzinomen.

Perimenopause Zeitraum kurz vor und nach der Menopause.

Periode Siehe Menstruation.

pH-Wert Wasserstoffionenkonzentration einer Lösung; besagt, ob eine Lösung (Blut, Urin etc.) sauer, neutral oder alkalisch ist. Je kleiner die Zahl (unter 7), desto saurer die Lösung.

Physiologie Lehre von den normalen Körperfunktionen.

Placebo Scheinmedikament.

Plattenepithel Flache Zellen der äußeren Haut und der Schleimhäute (z.B. Scheide, Mundhöhle etc.).

PMS Prämenstruelles Syndrom, ca. sieben bis zehn Tage vor der Periode auftretende Symptomatik – z.B. Schwellungen von Brüsten und Gelenken, Hautveränderungen, Gewichtszunahme, Reizbarkeit, Depressionen –, die mit Einsetzen der Menstruation verschwindet.

Postmenopause Lebensabschnitt nach der Menopause.

Präkanzerose Potentielles Vorstadium einer Krebserkrankung.

Progesteron Gelbkörperhormon; wirkt mit Östrogen zusammen auf viele Vorgänge der weiblichen Fortpflanzung, auch beim Menstruationszyklus.

Proliferation Wucherung von Zellen.

Prospektivstudie Langzeitstudie über mehrere Jahre zur Erfassung von Risikofaktoren.

Pubertät Übergang von der Kindheit zum geschlechtsreifen Alter.

REM-Phase Schlafphase, in der geträumt wird und die mit schnellen Augenbewegungen (Rapid Eye Movements) einhergeht.

Rheumatoide Arthritis Schleichend oder schubweise verlaufende chronische Polyarthritis.

Saugbiopsie Synonym: *Aspirationsbiopsie.* Verfahren, bei dem mit einer Sonde oder einer sehr feinen Nadel (Feinnadelbiopsie) Gewebeproben aus Organen (z.B. Gebärmutter) für die histologische Untersuchung entnommen werden.

Scheide Synonym: *Vagina.* Muskel-Bindegewebe-Schlauch. Begattungs- und Geburtskanal.

Sedativum (Mz.: *Sedativa*) Beruhigungsmittel.

Spasmolytikum (Mz.: *Spasmolytika*) Medikamente, die den Tonus der glatten Muskulatur (Magen, Darm, Blutgefäße, Bronchien) senken, z.B. Prazosin®.

Stressinkontinenz Synonym: *Belastungsinkontinenz.* Unwillkürlicher Harnabgang beim Lachen, Niesen, Husten etc.

Substitutionstherapie Ersatz fehlender Substanzen, z.B. von Hormonen, durch Arzneimittel.

Testosteron Stärkstes natürliches Androgen.

Tranquilizer Beruhigende, angstlösende Medikamente, die meist auch muskelentspannend wirken (Benzodiazepin-Typ).

Tryptophan Essentielle Aminosäure.

Ultraschalluntersuchung Synonym: *Sonographie* Auffinden und Sichtbarmachen krankhafter Veränderungen im Körper mit Hilfe von Ultraschallwellen; funktioniert nach dem Echolotprinzip.

Uterus Gebärmutter.

Vagina Scheide.

Vaginitis, atrophische Synonym: *Colpitis senilis.* Altersbedingte Schrumpfung der Scheide (Östrogenmangel) und in der Folge oft Infektionen.

Verhütungsmittel, orale Siehe Antibabypille.

Wechseljahre Klimakterium, Perimenopause.

Zervix (uteri) Gebärmutterhals.

Zyste Geschwulst mit mehr oder weniger flüssigem Inhalt.

Literaturhinweise

ATKINS, R.: Dr. Atkins' Gesundheitsrevolution. Länger und gesünder leben – Das Handbuch der komplementären Medizin. Kreuzlingen/München 1989.

CABOT, S.: Die Frau. Das große Gesundheitsbuch. Beratung, Vorsorge, Therapie. München 1994.

FORTH, W., D. HENSCHLER, W. RUMMEL, U. FÖRSTERMANN u. K. STARKE: Allgemeine und spezielle Pharmakologie und Toxikologie. 8., völlig überarb. Aufl., München – Jena 2001.

HOBOHM, Uwe: Wegweiser zur Krebsheilung. Ein Überblick über schulmedizinische und ergänzende Therapien. Kreuzlingen/München 2001.

HOFFBAUER, Gabi: Älter werden nur die anderen. Wie Sie fit und gesund bleiben. Kreuzlingen/München 2001.

HUBER, J.: Die Hormontherapie. Gesundheit, Jugendlichkeit, blühendes Aussehen. Kreuzlingen/München 1990.

KLEINE-GUNK, B.: Brustkrebs vorbeugen: So vermindern Sie Ihr Risiko, Stuttgart 1999.

KRÄMER, K.L., M. STOCK und M. WINTER: Klinikleitfaden Orthopädie. 2., erw. Aufl., Jungjohann Verlagsgesellschaft, Neckarsulm/Stuttgart 1993.

KRAUS, L., u. J. CARSTENS: Heilpflanzen. Kleine Teekunde für den Hausgebrauch. Alltagsbeschwerden selbst behandeln. Stuttgart 1993.

LÔO, H., u. TH. GALLARDA: Depressionen. Bergisch Gladbach 2000.

MASTERS, W.H., und V.F. JOHNSON: Die sexuelle Reaktion. Reinbek 1986.

NORFOLK, D.: Nie mehr müde und erschöpft. Frisch und vital in 28 Schritten. Kreuzlingen/München 2000.

ORLOCK, C.: Bereit für die Unsterblichkeit? Stuttgart 1997.

ORLOFF, Judith: Die Kraft in mir. Fünf Schritte zu körperlicher, emotionaler und sexueller Gesundheit. Kreuzlingen/München 2000.

POLLMER, U., u. S. WARMUTH : Lexikon der populären Ernährungsirrtümer. Revid. Aufl., Frankfurt am Main 2000.

RAVNSKOV, U.: Mythos Cholesterin. Die neuen größten Irrtümer. Stuttgart, Herbst 2002.

RIETBROCK, N.H., H. BEY, H.E. LOHRMANN: Fragen Sie Ihren Arzt oder Apotheker. Therapie im Dialog mit dem Patienten. Darmstadt 2000.

SCHENKEL, L.: TTS-Estradiol zur physiologischen Hormonsubstitution in der Menopause. Schweiz. Rundschau Med. (Praxis) 74, 11: 277 (1985).

SOUCI-FACHMANN-KRAUT: Lebensmitteltabelle für die Praxis. Stuttgart 1991.
VALET, A., K. GOERKE UND J. S. STELLER: Klinikleitfaden Gynäkologie, Geburtshilfe. 2., völlig neu bearb. Aufl.., Neckarsulm/Stuttgart 1992
WALTER, J.: Wechseljahre – Chance oder Problem? Stuttgart 1992.
ERNÄHRUNGSBERICHT 2000. Hrsg. Von der Deutschen Gesellschaft für Ernährung e.V., Frankfurt am Main. Druck und Vertrieb: Druckerei Henrich GmbH, 60528 Frankfurt a.M.
FIT, ELASTISCH UND GESUND. Das tägliche Training. (Von der Royal Canadian Air Force entwickeltes Übungsprogramm) Hamburg 1984.
ZEITSCHRIFT FÜR ALLGEMEINMEDIZIN 70, 11 (1994): Schwerpunktthema Wechseljahre (Die Wechseljahre – ein Kulturphänomen. Die Medikalisierung der Wechseljahre. Der Nutzen der Knochendichtemessung bei der Osteoporose-Früherkennung. Mammographische Früherkennung des Brustkrebses. Mamma-Karzinom: Früherkennungs-Glaube und Wirklichkeit).

Sachregister

Zu den Autoren

Prof. Dr. med. Lila Nachtigall, seit mehr als drei Jahrzehnten eine renommierte Ansprechpartnerin in Fragen Frau und Gesundheit, lehrt und forscht an der New York University School of Medicine in den Bereichen Geburtshilfe und Gynäkologie und ist Direktorin des Women's Wellness Center des Medical Center der New York University. Darüber hinaus war sie Präsidentin der North American Menopause Society.

Joan R. Heilman ist eine in New York lebende hochqualifizierte Fachautorin für medizinische Themen.

Professor Dr. Dr. med. Johannes Huber leitet die Endokrinologische Abteilung der Universitätsklinik für Frauenheilkunde in Wien.

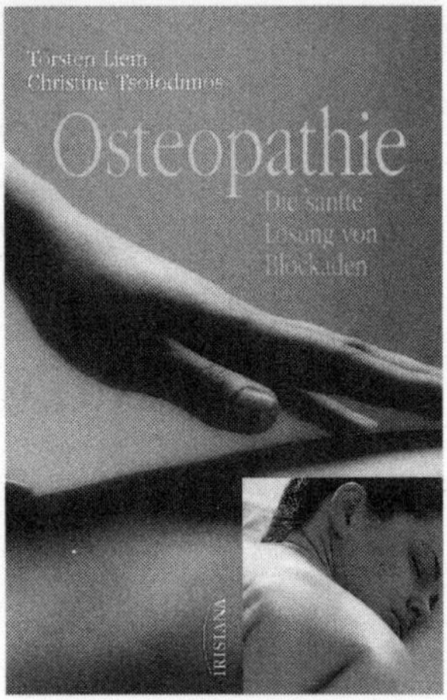

Torsten Liem / Christine Tsolodimos

Osteopathie

Die sanfte Lösung von Blockaden

160 Seiten, Broschur, ISBN 3-7205-2123-0

Was haben Kopfschmerzen mit verstauchten Knöcheln zu tun? Warum tut der Rücken weh, wenn die Niere krank ist? Osteopathen erspüren Krankheitsursachen und behandeln Beschwerden mit sanften Handgriffen. So lassen sich Verspannungen in Muskeln und Gelenken lösen und Verkrampfungen in Geweben lockern.
Das Wissen um die Wechselwirkungen zwischen inneren Organen, Knochen und Gelenken ist die Grundlage der Osteopathie, einer ganzheitlichen, effektiven und sanften Therapie aus den USA, die auch bei uns immer mehr mit großem Erfolg angewandt wird.